U0288935

乳房的一生

王建东　郝晓鹏　黄利虹　主编

科学技术文献出版社
SCIENTIFIC AND TECHNICAL DOCUMENTATION PRESS

·北京·

图书在版编目（CIP）数据

乳房的一生 / 王建东，郝晓鹏，黄利虹主编. —北京：科学技术文献出版社，2023.5

ISBN 978-7-5189-8906-5

Ⅰ.①乳…　Ⅱ.①王…　②郝…　③黄…　　Ⅲ.①乳房—普及读物　Ⅳ.① R323.2-49

中国版本图书馆 CIP 数据核字（2022）第 013798 号

乳房的一生

策划编辑：王黛君　责任编辑：王黛君　宋嘉婧　责任校对：王瑞瑞　责任出版：张志平

出　版　者	科学技术文献出版社
地　　　址	北京市复兴路15号　邮编　100038
编　务　部	（010）58882938，58882087（传真）
发　行　部	（010）58882905，58882868
邮　购　部	（010）58882873
官　方　网　址	www.stdp.com.cn
发　行　者	科学技术文献出版社发行　全国各地新华书店经销
印　刷　者	北京地大彩印有限公司
版　　　次	2023 年 5 月第 1 版　2023 年 5 月第 1 次印刷
开　　　本	710×1000　1/16
字　　　数	352千
印　　　张	27.5
书　　　号	ISBN 978-7-5189-8906-5
定　　　价	78.00元

编　委　会

主　编：王建东　郝晓鹏　黄利虹

副主编：（按照姓氏笔画排序）

王　涛　白熠洲　华　彬　刘　蜀　何湘萍　张　强
张安秦　张董晓　薛　妍

编　委：（按照姓氏笔画排序）

丁　彧　丁松涛　于俊平　马祥君　王　丽　王　涛
王小波　王心丽　王建东　王建新　方延曼　付　娜
付　鑫　白熠洲　巩睿智　朱彩霞　华　彬　刘　蜀
刘安阳　刘树松　李　艳　李　阳　杨　锦　杨　婷
杨　鑫　肖锦怡　吴雪雪　何湘萍　邹佳黎　张　立
张　轶　张　强　张会强　张安秦　张俊美　张董晓
陈玉辉　金　潇　周　玉　周金妹　周富林　郝兴霞
郝晓鹏　姚学政　郭丝锦　郭丽萍　郭鱼波　郭凌云
黄利虹　商木岩　梁　欢　梁俊青　韩　旎　富莉萍
谢四梅　鲍迎秋　黎东梅　薛　妍　魏云涛

了解乳房健康知识，迎接美好人生

乳房是女性美的象征，也是传递母爱的第一座桥梁。在患有乳腺疾病的患者中，乳腺癌已成为女性健康的"头号杀手"。作为危害女性身心健康的第一大恶性肿瘤，乳腺癌患病人数在我国呈逐年上升趋势，且患者群体渐趋年轻化。我们有理由更加关注乳腺癌，关注乳腺，呵护乳房健康。

2020年，参与到乳腺癌精准治疗、全程管理所涉及的不同科室的作者们同心协力，倾情奉献自己的学识、热情，出版了《乳腺癌的真相》，书中详尽介绍了乳腺癌的诊断金标准、治疗方式的选择和生活照护，对于广大女性如何更好地预防乳腺癌，患病后如何更好地治疗及康复都给予了科学的指导。图书出版后，反响热烈，广大女性朋友、健康者和乳腺癌罹患者，以及专业从业医生都对此书给予了极高的评价。

如今，作者们奋楫再出发，出版了这本贯穿整个生命周期的乳房健康知识全书《乳房的一生》。全书分为乳房的各年龄段发育及保健、常见乳房疾病、从中医角度看乳房健康三个部分，详细地介绍了婴幼儿期、儿童期、青春期、成年期、妊娠期、哺乳期、更年期、老年期常见的乳腺问题与乳腺疾病。除此之外，还与中医理论知识相结合，对疾病治疗与预后过程中的常见问题做出了权威性解答。书中关于"乳腺癌"的部分，也是对《乳腺癌的真相》的有益补充。

《乳房的一生》这本科普书的出版问世，体现了临床一线的医生们对乳房健康的关注上升到了一个新高度，时间跨度更广、覆盖面更全。希望每一位翻开这本书的读者都能从中了解乳房健康知识，迎接更美好的人生。

中国临床肿瘤学会副理事长兼秘书长
中国临床肿瘤学会乳腺癌专家委员会前主任委员　　江泽飞
中国抗癌协会乳腺癌专业委员会候任主任委员

定期乳腺检查，科学呵护乳房健康

乳房是女性一大标志性器官，在女性生命中担任着重要的角色，但也是女性发生恶性肿瘤最常见的部位。随着我国社会经济的发展与人民生活方式的改变，女性的工作压力不断加大，晚婚晚育、长期摄入不健康食品、运动量小、接触电离辐射等因素的影响，使得女性乳腺健康问题日渐突出。

但是我国女性对乳腺疾病的认识还非常不足。不少女性认为，子宫肌瘤、乳腺增生、乳腺炎，都是乳腺的癌性病变，实际上这是一个重大的误区。所以，我国女性对乳房的自我检查，以及专业查体的知识了解得少之又少。

《乳房的一生》这本科普图书是以乳房的发育为时间主线，阐述了乳房在各个年龄段可能出现的疾病，以及如何预防和治疗，受众非常广泛，适合想了解乳房知识的所有朋友，以及受乳房相关疾病影响的患者们，对于相关专业的医生也具有较高的参考价值。本书以问答的形式，从不同时期介绍乳房的常见问题，从临床上经常会产生误解的知识点上进行深入浅出地介绍，贴近读者的切实需要，回答简洁明了，还有专门章节介绍乳房常见疾病，如非哺乳期乳腺炎、乳腺癌等，对乳房的一生有了科学、系统、全面的梳理。

衷心祝愿《乳房的一生》这本书能够为广大读者带来帮助，享受健康生活。

北京大学第一医院主任医师，教授
中华医学会外科学分会常委　　　刘荫华
中华医学会外科学分会乳腺外科学组组长

在生命象限中重新审视生命

在生命的象限中有无数个选择题，我们总是努力期望找到最优解，当然，经济学常识告诉我们，从来就没有最优解，只有次优解。大多数人因为有了选择，才会出现艰难、纠结、痛苦、欣慰等情绪，也是因为选择，它指引我们如何更好地审视自己，审视环境，审视生命。

我是肿瘤患者的家属，我的夫人已经与癌共舞 10 多年。我的父母、岳父母都很健康、高寿，并没有什么慢性病、遗传性疾病，只有我的夫人似乎遭遇了"不公"。与其怨天尤人，不如检讨自己，激发出第二次生命，这是我们能做的。这 10 多年，每一天似乎都是捡来的，我们珍惜每一缕阳光、每一个笑容、每一次成长。

受过学术训练的人，考量任何一个问题，都要去找影响变量。有些变量具有相关性，有些则是因果性。疾病的相关因素无非来自先天、后天。当下的我们无法改变先天的基因，能够努力改变的只能是后天的心态、生活方式、生活环境。而与疾病有明确因果关系的变量，应该交给专业的、可信的、值得托付的医生团队，提出针对性治疗方案。生命的周期决定了我们终归会有一天化为尘埃。在那一刻到来前，如何避免有病乱投医的慌乱、如何避免走投无路的窘迫、如何完成自我的和解与救赎……这些问题的背后，我们把它抽象成为物质决定意识，意识服从于科学认知。

我的夫人在2010年9月的体检中查出左乳有肿块，怀着不敢相信与恐惧的心理，寻访了北京、上海两地的名医，10月初果断做了乳腺根治术。2012年12月，她在一次偶然的PET-CT检查中，查出了肝脏上有脓聚点。随后MRI检查，确诊肝脏上有大如指甲盖儿、小如黄豆粒儿的转移点多个。谁成想，肝转移竟然已悄然来临，太糟糕了！

一次次如晴天霹雳般的坏消息接踵而至，没有哪个家庭在面对癌转移的时候都能心如止水，因此，慌乱与措手不及随之而来。生活中遇到某些琐碎的问题，你可以选择逃避，也可以选择正视，而恶性肿瘤找上门，不仅不能逃避、正视，还要能找到解题的钥匙。

在确诊为乳腺癌之前，我的夫人2010年初有IgA肾炎的表现，在中国人民解放军总医院（原301医院）住院治疗，出院后在北京中医药大学东直门医院求医于吕仁和先生。第二次在中国人民解放军总医院住院治疗已是5月份再次出现尿血等症状后，临出院时出现过一次药疹的反应，但谁都没有把免疫力降低与恶性肿瘤的潜伏联系在一起。偶然的机缘，药疹复发的夫人在北京协和医院找到了李雪梅主任。李主任是当时唯一提示要检查一下是否有肿瘤的医生，可惜的是，我们并未放在心里，直到3个多月后的年度体检，证明了我们是多么愚钝。

生活从来不会给出后悔药，亡羊补牢未为晚矣。吕仁和先生说："我的传统医学手段对你目前的状况暂时无能为力，你们还是去看看现代医学的解决方案吧。"在咨询了上海的沈镇宙先生、北京的江泽飞先生等若干大专家后，摆在我们面前的是两种方案，一是先手术再决定是否化疗，二是先化疗再决定是否手术。这如同扔硬币一样的抉择摆在面前，如何二选一，让我们极度煎熬。家庭会议让我们最终还是保守地选择了常规方案——第一种。我们现在回头再看，也无从判断当时是否选择错误，只能是愿赌服输。作出抉择，并去考虑抉择之后的动作、路径与执行。

在中国医学科学院肿瘤医院王翔主任团队精湛的手术处理后，病理与免疫组化结果很快也出来了，浸润型Ⅲ级，ER、PR指标95%以上的强阳性，HER2(++)，FISH(−)，左腋下淋巴清扫后发现1/24转移，不适于靶向治疗，可考虑化疗与内分泌治疗。徐兵河主任的内科化疗方案随后执行了4期，顺带着把IgA肾炎的症状也解决了。当然，痛苦是患者本人的隐忍，也有孩子看到妈妈剃光了一头长发后的痛哭。值得欣慰的是发现得早，治疗得好，预后相对乐观，就当是一场感冒！

谁都无法说清，怎么就在两年后出现了肝转移。我的夫人原本是个女强人，已经放下了所有的工作，按理说不像之前打拼时心力消耗了，儿子也如愿被选进梦想的学校，我的事业也蒸蒸日上，在外人看来，这个家庭虽然经历了挑战，但仍是足够幸福的。那是因为什么心情郁结呢？我们能怎么办，该怎么办呢？

专家会诊的意见是：虽然是肝脏上的表现，但确认并非肝脏原发。毫无疑问，医生依然是要针对肝脏及全身做出一个综合方案。我们在沮丧之后，仍然选择了保守化疗方案。这是因为，我们不愿意把所有方案用尽，而不预留后手，这是我们的初衷。当然，三苯氧胺的内分泌方案也作出调整。一期不能承受的化疗，加之从未有过的天气重度污染，我们的心情跌至谷底。随后在调整了方案的4期化疗进行的同时，家庭会议确定，孩子放弃自己心仪的中学，申请去美国读书，妈妈陪读。之所以在朋友的建议下做出这样无奈的决定，是因为我们面对疾病太无能为力，能做的实在太少。可控的保证是，至少在有生之年，还能陪伴、见证孩子的成长，激发自己活下来、好好活的生命力。

乳腺癌的治疗，全球方案趋同、药物基本同步，到美国后的治疗仍然沿用中国医学科学院肿瘤医院的方案。区别是，专家要提前预约，会有心理疏导。当然，费用也是昂贵的。为了节省费用，每半年一次的复查仍然回国来做，美国专家认可中国的治疗方案与各项检查结果。

家人遇上肿瘤挺不幸的，但我们这个家又可以说是幸运的：我们碰到了一批顶尖负责的专家，夫人肝转移得到了控制，内分泌治疗已经坚持 10 多年；孩子如愿以偿进入常春藤大学；我自己也开创了新事业。这份幸运来之不易，能够总结的经验教训就是不做科学小白。正确认知，客观评估：找对的人，做对的事，不做小白鼠，不极端冒进，达观面对重生的每时每刻！

《乳房的一生》不仅着重笔墨阐述了乳腺癌的相关知识，还将乳房一生的旅程做了一个系统、全面的梳理，愿您读到本书和本文，能够直面疾病困厄，重新拾起继续生活的勇气和希望。在科学认知、预防与控制乳房相关疾病方面能有所共鸣。

原中央电视台主持人　　郎永淳

资　深　媒　体　人

目　录

第 **1** 部分

乳房的各年龄段
发育及保健

婴幼儿期

婴幼儿期乳房保健知识

婴幼儿期常见乳腺疾病

○ 副乳　7

○ 先天性乳腺发育不全或缺失　8

儿童期

儿童期乳房保健知识

儿童期常见乳腺疾病

青春期乳房常见异常表现及处理

青春期常见乳腺疾病

成年期

成年期乳房保健知识

成年期常见乳腺疾病

○ 乳头溢液　83

○ 乳房包块　87

妊娠期

妊娠期乳房保健知识

哺乳期

哺乳期乳房保健知识

哺乳期乳房常见异常表现及处理

哺乳期常见乳腺疾病

〇 哺乳期乳腺炎　133

更年期

更年期乳房保健知识

更年期常见乳腺疾病

老年期

老年期乳房保健知识

老年期乳房常见异常表现及处理

老年期常见乳腺疾病

第**2**部分

常见乳房疾病

非哺乳期乳腺炎

乳腺癌

早期乳腺癌

○ 新辅助治疗　215

晚期乳腺癌

○ 基础知识　259

第3部分

从中医角度看乳房健康

中医与乳房的相关知识

中医日常养护乳房

第**1**部分

乳房的各年龄段
发育及保健

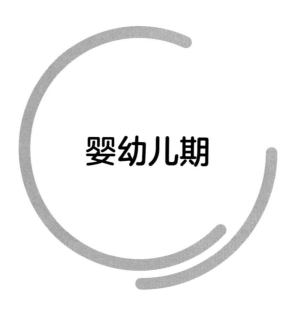

婴幼儿期

　　我是本书的主角。我是人体的一个重要组成部分，我的名字叫"乳房"。

　　由于在孕妈妈体内时长期接触较高水平的雌激素与孕激素，所以在出生后的 4～7 天，我可能会出现不同程度的肿胀，表现为乳头下方可触及的 1～2 cm 大小的硬结，甚至可能有乳汁样的分泌物。这是一种正常的生理现象，随着宝宝体内激素水平的降低，3～4 周之后即可逐渐消失，所以请不要挤我、揉我，以免造成感染。此后，我便处于一种相对"静止"的状态，默默地等待青春期的到来。

婴幼儿期乳房保健知识

带娃不易，每对父母都曾度过一段颇为艰难的"新手"时期。宝宝看起来娇嫩又脆弱，怎么给他 / 她最好的照顾呢？尤其是易被忽视的婴幼儿乳房护理，父母们又会经历怎么样的误区和弯路呢？下面给大家介绍一些常见的婴幼儿期乳房保健知识。

1. 胚胎期乳房发育的 4 个阶段

第 1 阶段　在胚胎发育的第 6 周，胚体长约 11.5 mm 时，其腹面中线两侧出现两条对称突起的嵴，为原始表皮局部增厚，自腋下至腹股沟形成两条对称的"乳线"。"乳线"上有对称的外胚层细胞局部增殖突起，形成乳腺始基，此种发育直到胚胎长 21 mm 时停止。

第 2 阶段　在胚胎发育的第 9 周，长约 26 mm 时，"乳线"上的乳腺始基逐渐消退，仅胸前区的一对继续发育。该对乳腺始基的外胚层细胞增殖成团，形成乳头芽。当胚胎长 32 ~ 36 mm 时，乳头芽表面的上皮细胞逐渐分化，呈鳞状细胞样，并开始脱落。而乳头芽周围的胚胎细胞继续增殖，将乳头芽四周的上皮向外推，形成乳头凹。

第 3 阶段　在胚胎发育的第 3 个月，长 54 ~ 78 mm 时，乳头芽继续发育增大。当胚胎长 78 ~ 98 mm 时，乳头芽基部的基底细胞向下生长，形成乳腺芽。乳腺芽延伸形成索状输乳管原基，日后形成永久性乳腺管。该变化一直持续到胚胎长达 270 mm，乳头凹的上皮逐渐角化、脱落，形成孔洞。乳腺芽继续向下生长，伸入结缔组织中，形成管腔，发育为乳腺管，并开口于乳头凹的乳洞部。

第 4 阶段　在胚胎发育的第 6 个月，长约 335 mm 时，输乳管原基进一步增殖、分支，形成 15 ~ 20 个实性上皮索，伸入表皮内。在胚胎发育的第 9 个月，实性的上皮索有管腔形成，衬以 2 ~ 3 层细胞，乳腺管末端基底细胞成团，形成腺小叶的始基，为日后乳腺小叶的前身。与此同时，乳头下的结缔组织不断增生，使乳头逐渐外突。乳头周围皮肤色素沉着加深并扩大，形成乳晕。至此，胚胎期乳腺基本发育。而原始乳腺小叶芽继续维持到青春期，在雌激素作用下形成末端乳管和腺泡。

在上述胚胎发育过程中，从腋下到腹股沟的"乳线"上退化不完全的乳腺始基，未来均可发育形成副乳。在显微镜下，副乳内可见正常的乳头结构、乳管、平滑肌，在真皮深部也可见乳腺腺体组织。副乳平时不被察觉，在妊娠和哺乳期常因胀大被发现。

2. 乳头上有白色的小点一定要挤掉吗？

不要紧的。白色的小点主要是宝宝从母体获得的雌激素作用形成的，所以男女宝宝都会有，属于正常生理现象。随着时间的延长，体内的激素会代谢消失，此类情况绝大多数会自行消退，不用处理，定期观察即可。

3. 乳房肿大揉一揉、热敷一下就好了？

不建议。一部分新生儿在出生后几天，乳房处出现隆起，有时会伴有少量白色乳头溢液或一过性阴道流血，这是母体激素作用造成的。出生后数周内，新生儿体内的激素水平会逐渐降低，乳房肿大的现象也就自动消失了，这是一种正常的生理现象。另有一部分婴幼儿乳房发育以后，并没有出现其他第二性征发育的表现，身高增长也没有明显加速，这种情况一般称作单纯性乳房早发育，男女婴均可出现。若确诊是单纯性乳房早发育则不需要任何治疗，多数在2岁内可以自行消退，请不要按摩、挤压、热敷婴幼儿娇嫩的乳房。

4. 乳房发育就是性早熟吗？

不一定。大部分单纯性乳房早发育在医生的帮助下，定期观察、随访就可以了，至于是不是单纯性乳房早发育建议让医生来做判断，一旦发现乳房发育呈进行性变化（如乳晕颜色加深、乳房进行性增大等）或有其他性征出现（如出现毛发增多、阴蒂增大等性激素增多或男性化的特征）、身高生长突然加速等青春期发育表现，提示为真性性早熟，则一定要就医检查。可能需要通过骨龄检查、子宫卵巢超声、性激素水平及颅脑影像学等进一步明确病因。

5. 乳头内陷要用手多捏一捏吗？

不要捏。婴幼儿的乳头内陷不必在意，挤压几乎没有效果，反而还会容易引起感染。人体是非常微妙的，都会自我调整，所以小时候乳头内陷，随着发育，长大之后就有可能自然而然地恢复正常了。如果到了青春期乳头还内陷的话，那时就得重视起来，需咨询专业医生进行干预处理。

6. 出生后一定要挤压乳头吗？

当然不需要。民间有说法，认为"女婴出生后，应该挤一挤乳头，以免日后乳头内陷不能喂奶""男婴如果不挤的话，遇到阴雨天气就比较痒"等。其实，乳头是否凹陷，取决于其乳腺的发育情况，并不在于出生后的那一下挤压。而出生后挤压乳头，很容易引起婴幼儿皮肤破损，使皮肤表面的细菌乘虚而入，造成婴幼儿的乳房感染。因此，一定不要自行挤压婴幼儿的乳头。如果发现婴幼儿的乳头有任何异常，均应到专科医生处就诊。

7. 婴幼儿也会得乳腺炎吗？

是的。婴幼儿乳腺炎非常少见，多数与不正确的护理或挤压乳头有关，其多见于足月出生两个月内的婴幼儿（2～8周），表现为乳腺组织感染，多数为单侧发生，女婴多见。有红、肿、疼痛、硬结等局部表现，8%～28%

的患儿还会有全身症状，如发热、呕吐、昏睡、易激惹等。少见脓肿形成，罕见发生蜂窝织炎、骨髓炎、筋膜炎、脑脓肿和败血症。家长需要警惕婴幼儿乳腺炎的发生，如有怀疑，应及时到医院进行诊治。

8. 婴幼儿乳房的日常护理

（1）注意保持乳房的清洁与干燥。给宝宝清洗乳房时，一定要避免用力挤压或擦洗，以免损伤宝宝娇嫩的皮肤。

（2）干净柔软的纯棉衣服可避免将宝宝细嫩的皮肤磨破。

（3）请不要按摩、挤压、热敷、抚摸婴幼儿娇嫩的乳房，以免引起感染。

9. 如何预防性早熟?

（1）避免进食人参、蜂王浆、燕窝、花粉、阿胶、人胎盘保健品等补品。

（2）避免进食不是专科医生开出的"长高长壮"的补剂和口服液。

（3）避免进食油炸类食品，过高的热量会在婴幼儿体内转变为多余的脂肪，体脂过多易促进性早熟。

（4）孕妇和乳母不使用含性激素的补品及护肤品，婴幼儿避免使用含有性激素的护肤品，服用避孕药的年轻家长应将避孕药放置在孩子拿不到的地方。

（5）避免睡眠时开灯，当过多的光线照射婴幼儿的眼睛时，会导致松果体分泌的褪黑素减少，引起睡眠紊乱，从而可能导致促卵泡激素提前分泌，诱发性早熟。

（6）尽量避免过早让孩子接触爱情影片或爱情小说，长期接触此类作品将刺激孩子的性发育中枢，可导致性征提早出现。

（7）减少环境因素的影响。避免使用含有雌激素活性的内分泌干扰化学物质的婴幼儿用品，常见的如二噁英、双酚 A（BPA）、邻苯二甲酸二（2-乙基己基）酯（DEHP，一种塑化剂）以及铅等；避免接触洗涤剂、农药、塑料制品、塑料工业向环境排放的物质及其分解物，此类物质可能导致青春期提前。

婴幼儿期常见乳腺疾病

○ 副乳

1. 什么是副乳？

副乳又称为异位乳腺，是最常见的先天性乳腺发育畸形，其发生率为 1%~6%，男女均可发生，比例为 1∶5。副乳大多为发育不完善的组织，有的仅有乳腺组织，有的仅有乳头（不完全型副乳腺），但偶尔也有发育完整的乳房腺体，包含乳头、乳晕及腺体（完全型副乳）。

2. 为什么有副乳？

早在胚胎发育至第 6 周时，在其腹面两侧，自腋窝顶部，经正常乳房位置至腹股沟的"乳线"上就开始出现 6~8 对乳腺始基。随着胚胎的发育，除胸前一对乳腺始基继续增殖发育成正常的乳腺外，其余的乳腺始基均逐渐退化并消失。若这些乳腺始基没有完全消失，少数则继续发育或不完全发育形成副乳腺。副乳腺好发于腋窝及腋前线，其次为胸壁及腹股沟，双侧或单侧均可发生。

3. 宝宝有副乳或副乳上有小乳头怎么办？

多数副乳发生在正常乳房的外上位置，一般是腋窝比较常见。由于婴幼儿乳房尚未发育，在婴幼儿期副乳腺可无任何临床表现，或仅见一色素沉着区伴局部皮肤稍增厚，类似小小的乳头，一般无须治疗，注意保持局部清洁，避免摩擦。

如果腺体逐渐增大，出现疼痛不适，或者怀疑有肿瘤，应及时到医院就诊处理。

○ 先天性乳腺发育不全或缺失

1. 什么是先天性乳腺发育不全或缺失？

乳腺发育不全是指乳腺处于低水平发育或不发育。乳腺先天性缺失又称为"乳房缺失"，当乳腺组织缺失而乳头存在时，则称为"无乳腺畸形"。

2. 先天性乳腺发育不全或缺失的临床表现有哪些？

关于乳腺发育不全有多种描述，可分为以下几种类型：单侧乳腺发育不全，对侧正常；双侧不对称性发育不良；单侧乳腺发育不良，对侧增生；单侧乳腺、胸腔、胸肌发育不全（Poland 综合征）。

3. 先天性乳腺发育不全或缺失的发病机制有哪些？

胚胎发育过程中，胸前区缺少乳腺始基的形成，或者随着胚胎的发育，胸前区的乳腺始基发育停滞或退化消失，造成出生后一侧或双侧乳腺发育不全或缺失。

4. 先天性乳腺发育不全或缺失会影响哺乳吗?

由于乳腺组织先天性发育不全或缺失,缺乏产生乳汁的"工厂",通常不能正常哺乳。

5. 先天性乳腺发育不全或缺失的患者应如何治疗?

除 Poland 综合征外的乳腺发育不全或缺失通常不需要治疗。但是乳腺发育不全或缺失不仅仅影响正常的生育哺乳,更重要的是,其可能严重影响患者的心理。因此,当患者对自身乳房具有美观要求时,可选择进行乳房重建手术。对于无合并胸廓畸形的单纯乳腺发育不全或缺失的患者,可在成年时通过皮瓣移植或乳房假体植入等手术重塑乳房外形。

○ 先天性乳头内陷

1. 什么是先天性乳头内陷?

先天性乳头内陷是一种常见的乳房畸形,指乳头部分或全部凹陷于乳晕平面以下,发生率约为 10%。

2. 先天性乳头内陷的临床表现有哪些?

根据乳头内陷的严重程度,可分为以下 3 型:轻度(Ⅰ型),乳头部分低于乳晕平面,用手可轻易将内陷的乳头牵出,并短暂维持凸出的状态,牵出后乳头大小与正常人相近,乳头颈尚存;中度(Ⅱ型),乳头完全低于乳晕平面,仍可用手牵出,但解除外力作用后,乳头不能维持凸出的状态,很快再次回缩,乳头较正常人稍小,大多数缺失乳头颈;重度(Ⅲ型),乳头完全埋在乳晕平面以下,无法通过手法牵拉出乳头。先天性乳头内陷通常累及双侧,少数为单侧发病。然而在婴幼儿期乳头乳晕复合体尚未发育完全,临床上很难诊断先天性乳头内陷,通常于青春期或成年后确诊。

3. 先天性乳头内陷的发病机制有哪些?

目前认为先天性乳头内陷的病因为:①乳头中胚层发育障碍,乳头、乳晕的平滑肌发育不良,乳头下纤维组织及乳腺导管缩短,向内牵拉乳头;②乳头下方组织薄弱,缺乏支撑组织的撑托而不能使乳头突出。

4. 先天性乳头内陷会导致什么不良后果及危害?

首先,先天性乳头内陷影响乳房的美观,使女性缺乏自信,影响女性的心理健康。同时,乳头长期内陷,乳头分泌物及脱落的表皮细胞没有被及时清除,会反复刺激乳头皮肤,可能诱发乳头、乳晕炎症,湿疹等疾病,严重者炎症可沿乳腺导管向乳腺内扩散,导致乳腺炎的发生。慢性炎症的刺激又会导致乳腺导管缩短,进一步牵拉乳头使乳头内陷更为严重,形成恶性循环。此外,母亲乳头的正常发育是母乳喂养的重要因素之一,乳头内陷可影响新生儿对乳头的含接和吸吮,造成母乳喂养困难,甚至无法进行哺乳。

5. 先天性乳头内陷可以通过哪些非手术方法改善?

临床上对先天性乳头内陷的矫正方法越来越多,可视其严重程度选择保守治疗或手术矫正。轻、中度乳头内陷患者可通过牵拉使乳头突出,因此,可尝试通过非手术方式矫正乳头内陷。非手术方法包括手法牵引和器械牵引。手法牵引即不借助器械，单纯通过手法牵引乳头。器械牵引包括使用乳头内陷矫正器、悬吊牵引法、利用吸奶器或注射器等进行负压吸引等方法。非手术方法不影响哺乳功能，但治疗周期较长、复发率较高。青春期是纠正乳头内陷的重要时期，每日牵拉乳头数次，乳头逐渐向外凸起，在一定程度上可改善乳头内陷。

6. 先天性乳头内陷是如何手术矫正的?

对反复进行牵拉吸引效果不佳者可考虑进行手术矫正。手术矫正方式包括：①通过"8"字、"十"字缝合或荷包缝合法，在乳头颈周围形成狭窄环，拉拢皮下及腺体组织，使乳头下撑托组织增加；②松解、离断乳头下回缩的纤维组织及乳腺导管；③运用皮瓣移植或其他填充物填充乳头下的空腔，加强乳头基底的支撑力以矫正乳头内陷。

7. 乳头内陷矫正术后会影响哺乳吗?

是的。手术矫正乳头内陷可能离断乳头下部分甚至全部乳腺导管，导致术后哺乳功能出现不同程度的影响。

○ Poland 综合征

1. 什么是 Poland 综合征?

Poland 综合征又称波兰综合征，是一种少见的先天性发育不良性疾病，是一种独特的单侧畸形。患者多表现为单侧胸大肌缺损、乳房发育不良、胸

11

壁皮下组织缺如、肋骨软骨发育不良，而同时又伴有手指异常（短指、并指），又称胸大肌缺如短指并指综合征。

2. 哪些人容易得 Poland 综合征?

Poland 综合征发病率为 1/100 000 ~ 1/10 000，男性发病率要高一些，是女性的 2 ~ 3 倍。多数发病位于右侧。

3. 什么情况下怀疑患有 Poland 综合征?

Poland 综合征的临床表现存在个体差异。当出现以下情况时即考虑 Poland 综合征可能：①患侧胸大肌发育不良或缺失；②胸肌附着于胸骨的末端缺失；③同侧乳腺如乳头、乳晕和乳房组织发育不全或缺失；④同侧手指短而有蹼（并指）；⑤同侧腋窝腋毛缺失。当怀疑 Poland 综合征时，建议专科医院就诊明确缺陷部分、程度及修复治疗计划。

4. Poland 综合征的乳房畸形患者能哺乳吗?

一般不可以。患有 Poland 综合征的女性由于乳房发育不全，乳腺组织较少，甚至无乳腺组织，多不能正常哺乳。

5. 患有 Poland 综合征的女性婴儿如何进行乳房矫正? 何时矫正?

对于患有 Poland 综合征的女性婴儿，乳房发育不良在功能上没办法矫正，仅仅是在形态上进行矫正，包括乳房重建和胸部凹陷矫正。这些要在患者成年且健侧乳房充分发育后完成，以此来调整两边乳房大小的一致性。由于女性患者在乳房再造时需同时矫正胸部凹陷，需要大量的组织，因此应选用能提供足够组织量的肌瓣或皮瓣，必要时可联合应用乳房假体或扩张器。

6. Poland 综合征的发病原因是什么？如何预防？

Poland 综合征的发病原因不明，目前比较公认的是胚胎发育异常。多认为是在怀孕第 6 周时，胚胎供血的干扰导致了同侧的锁骨下动脉或它其中的一个分支发育不良。锁骨下动脉发出胸部动脉营养胸大肌及胸壁软组织，以及肱动脉营养上肢。因此，锁骨下动脉发育不良的程度决定了这种疾病的异常程度和严重性。胸部动脉发育不良会引发胸部主要肌肉组织缺如、乳房发育不良，而肱动脉发育不良会引发手部的畸形。胚胎顶端外胚层嵴的结构异常，也可能影响肢体发育。其次为遗传因素，家族性 Poland 综合征病例的报道，提示了该疾病存在遗传的可能性。但由于发病率低，病例散发，尚不能确定发病机制。还有可能是环境因素的影响，有研究显示母亲在怀孕期间吸烟、外伤、手术会使胎儿患 Poland 综合征的概率增加。因此对于有家族性 Poland 综合征的家庭，计划备孕前要做好遗传咨询和评估，同时孕期要保证健康的生活方式，做好产检。

○ 尺骨 - 乳腺综合征

1. 什么是尺骨 - 乳腺综合征？

尺骨 - 乳腺综合征（ulnar mammary syndrome，UMS）为常染色体显性遗传性疾病，是一种罕见的影响肢体、顶泌汗腺、牙齿、毛发和生殖器发育的多效性发育障碍。其特征为尺骨缺损，乳腺和大汗腺发育不良，以及生殖器异常，部分报道合并青春期延迟、牙齿异常、身材矮小和肥胖。

2. 哪些人容易得尺骨－乳腺综合征?

尺骨－乳腺综合征为常染色体显性遗传性疾病,发病率非常罕见,新生儿约为 1/25 000。只要双亲之一是患者,他们的子女就有可能患病。若父母双方均是患者或一方为致病基因的纯合体,其子女发病概率高达 75% ~ 100%,男女均可发病。

3. 尺骨－乳腺综合征有哪些临床表现?

上肢畸形是尺骨－乳腺综合征患儿出生时最常见的特征。患者的上肢畸形类型表现多样,有些表现为小指末节指骨发育不全、弯曲或手指缺失,有些表现为尺骨缺失或发育不全和肱骨缩小。畸形可以是双侧的,但经常是不对称的。下肢畸形尚未见报道。

尺骨－乳腺综合征的乳腺畸形包括乳腺组织发育不全、乳晕或乳头发育不全、乳头内陷、顶泌汗腺发育不全等。顶泌汗腺发育不全可导致排汗减少和体臭。部分患者可伴有同侧相应的腋毛缺失。不过尺骨－乳腺综合征的乳腺畸形和顶泌汗腺特征在青春期前可能不明显。青春期延迟和生殖器缺陷多见于男性,包括小阴茎、披肩样阴囊、隐睾。此外,身材矮小也很常见,垂体激素分泌缺乏被认为是可能的原因。其他发育异常包括牙齿异位、发育不全或尖牙缺失。心脏畸形在少数患者中有报道。此外,患儿多有典型面部特征,包括宽脸、宽鼻尖和宽鼻底及逐渐变细至突出的下巴。

4. 什么情况下怀疑患有尺骨－乳腺综合征?

患儿出生时合并上肢畸形,在排除其他原因后均应考虑尺骨－乳腺综合征的可能。对于上肢畸形不严重的患者,如出现生殖器发育异常、青春期延迟、身材矮小、乳房发育不良等也应考虑尺骨－乳腺综合征的可能,此外注意患儿的面部特征，是否有宽脸、宽鼻尖、宽鼻底、下巴突出等面容。

5. 尺骨－乳腺综合征的发病原因是什么？

尺骨－乳腺综合征是常染色体显性遗传性疾病，是由 *TBX3* 基因（*T-box 3*）突变引起的。*TBX3* 基因编码的产物已被证明在胚胎发育和多器官系统的形态发生中具有重要作用。

6. 尺骨－乳腺综合征该怎么治疗？

本病治疗主要是对症处理，包括：①对于畸形上肢患者行整形手术治疗；②对于隐睾症患者行睾丸固定术；③对于男性性腺发育不良患者给予替代性睾酮治疗。

7. 如何预防尺骨－乳腺综合征？

本病重在预防。父母双方任何一方患有尺骨－乳腺综合征的，其子女出现病症的概率高达 50% ~ 100%。如打算生育，建议双方行基因型检测，必要时在胚胎期进行一些干预。妊娠期间要严格产检，包括常规超声、胎儿腹腔镜等查看胚胎有无肢体畸形。对羊水细胞及绒毛细胞进行 *TBX3* 基因突变分析。

8. 尺骨－乳腺综合征的乳房畸形影响哺乳吗？

是的。尺骨－乳腺综合征患者的乳房由于发育不全伴乳头内陷等，多无哺乳功能。

9. 尺骨 – 乳腺综合征的乳房畸形如何矫正？何时矫正？

基本原则同 Poland 综合征，不同的是尺骨 – 乳腺综合征因不伴有同侧胸大肌的缺失，通常不需要同时修复胸壁畸形，对组织量要求不高。可选择的方式包括假体植入、自体脂肪移植、自体皮瓣乳房重建术、乳头内陷矫正术。如患者因乳房发育不对称而产生心理障碍，可以提前放置容量可以调整的植入物，定期行容量扩张。

○ 乳腺肥大

1. 男性新生儿也会患乳腺肥大吗？

是的。约 60% 的新生儿，即使是男性婴儿也会患乳腺肥大，即新生儿出生后 5 ~ 7 天乳头下方会出现 1 ~ 2 厘米大小的硬结，类似长了小乳房。

2. 新生儿乳腺肥大的病因是什么？

胎儿在妊娠早期即出现促性腺激素释放激素（GnRH）、促卵泡激素（FSH）和黄体生成素（LH）的分泌，下丘脑 – 垂体 – 性腺轴（HPGA）的调节功能在妊娠中期也已形成，妊娠晚期胎儿循环血中高水平胎盘源性雌激素对下丘脑和垂体的分泌功能有抑制作用，脐带血 FSH 和 LH 浓度较低；出生后胎儿血中母体来源的性激素突然撤退，对下丘脑和垂体分泌的抑制作用突然消失，故胎儿出生 1 周内促性腺激素水平升高，FSH 和 LH 分泌增加，引起雌二醇、睾酮的分泌高峰，从而导致了"小青春期"现象。在升高的激素水平的刺激下，部分新生儿的乳房也就出现了相应的肥大。

3. 新生儿乳腺肥大需要治疗吗？

不需要。新生儿乳腺肥大是一种生理现象，无须特殊的处理。新生儿出生后 2 ~ 3 周，胀大的乳房会明显减小或消失，但家长们需注意不要去挤压新生儿的乳房，避免新生儿乳腺炎的发生。

4. 新生儿乳腺肥大对后续儿童的生长发育是否有影响？

没有。新生儿乳腺肥大是暂时性的生理现象，不会对孩子后续智力、运动发育等造成不良影响。

5. 孩子才 5 岁就乳腺发育了，这是乳腺早发育吗？

乳腺早发育是指女童在 8 岁以前乳腺开始发育而不伴有其他第二性征。我国婴幼儿乳腺早发育的发病率约为 1.6%，近年来它的发病率总体有上升趋势。单纯性乳腺早发育多数为双侧，也可为单侧，多见于 2 岁以内的婴幼儿，过早发育的乳房常在 3 ~ 5 个月后消退。

6. 乳腺过早发育的发病原因是什么？

婴幼儿乳腺早发育的发生和持续存在可能与下丘脑 – 垂体 – 性腺轴（HPGA）相关，也就是说婴儿 6 月龄后 HPG 轴可能尚未处于静默状态。HPG 轴的不稳定 / 延迟静默受遗传因素、营养因素和生活环境等因素的影响，在遗传易感的基础上 HPGA 对环境中的微量雌激素或类雌激素的物质高度敏感。

7. 乳腺早发育的类型有哪些？

乳腺早发育分为经典型和非典型。80% 的乳腺早发育属于经典型，常见于 2 岁以下女婴，并以"小青春期"（小青春期现象具体参见本节问题 2）为病因基础。非典型或变异型一般在 4 ~ 7 岁发病，它是介于典型乳腺早发育和中枢性（真性）性早熟之间的一种非渐进性发育的中间状态。

8. 生活中注意什么能预防乳腺过早发育？

（1）尽量避免接触内分泌干扰物，如少使用一次性塑料及饭盒、不将用塑料包裹的食物进行微波炉加热、使用玻璃材质的奶瓶等。

（2）不建议儿童开灯睡觉，且减少其面对电脑及电视机的时间。

（3）不要服用营养滋补品，不要摄入过多高蛋白类食物、含激素类食物，少食用大豆类制品。

（4）避触接触含有激素类物质的护肤品、化妆品、沐浴乳等。

（5）对于有性早熟家族史的家庭，在条件允许的情况下，可以进行相关基因检测，如 Kiss-1 基因、GPR54 基因、LHR 基因、FSHR 基因等，以便明确性早熟的类型，早期干预，改善预后。

9. 单纯性乳腺早发育如何诊断？

（1）第二性征仅表现为乳房发育，经内分泌科医生查体判断为 Tanner Ⅱ 及以上者，多为单侧性，呈进行性，以后也可静止或消退。

（2）无中枢性性发育启动依据：化学发光法检测基础黄体生成素（LH）< 3.0 U/L，且与促卵泡激素（FSH）的比值小于 0.6。

（3）没有性腺发育依据：子宫卵巢 B 超显示单侧卵巢容积 ≤ 1 mL，直径 > 4 mm 的卵泡数目少于 4 个；随访 1 年除乳房发育无显著进展，且无其他第二性征出现。

10. 单纯性乳腺早发育如何处理?

诸多研究表明,婴幼儿单纯性乳房早发育特别是 2 岁以下患儿总体呈良性转归,大部分发病过程为自限性,发育的乳房多数在 1 年以内消退;不过它也有转化为中枢性性早熟的可能,概率为 13% ~ 20%,故也需要对这部分患儿进行长期随访,随访中如发现患儿乳房持续增大、阴道分泌物增多,或出现阴道出血、乳晕和小阴唇着色等症状或体征时,应进行细致的辅助检查,包括促性腺激素释放激素激发试验、盆腔超声,必要时进行垂体和下丘脑磁共振成像检查等进一步诊断,全面认识经典型乳房早发育患儿的自然病程、转归特点及可能的影响因素,以指导临床规范诊治。

○ 新生儿乳腺炎

1. 新生儿乳房也会发炎吗?

是的。新生儿乳腺炎是一种不常见的胸部皮肤或软组织感染性疾病,多见于女婴单侧乳房,多在出生 4 周内发病。养成正确的乳房保健和护理习惯,有助于减少新生儿乳腺炎发生。

2. 新生儿乳腺炎的病因有哪些?

前面提到新生儿乳腺肥大在两性间均可发生,新生儿乳腺炎的发病多数与患儿家属不适当挤压乳房有关,也可能与细菌直接侵犯患儿皮肤引起感染有关,这些都会引起乳腺芽的破坏及新生儿乳腺炎的发生。

3. 新生儿乳腺炎的症状有哪些？如何诊断？

新生儿乳腺炎首先表现为患侧乳房肿块、皮肤红肿、疼痛、局部皮温升高等，有的孩子病情进展会出现乳腺脓肿，还可能出现发热、厌食、吐奶等症状，部分乳腺炎还可能引起全身感染，导致败血症。

4. 新生儿乳腺炎该怎么治？

本病多为革兰阳性球菌感染，尤以金黄色葡萄球菌常见，故应合理使用抗生素控制感染；肿块期也可使用莫匹罗星软膏或红霉素软膏等外用；脓肿形成期则可行脓肿穿刺或小切口切开引流，后者术后有瘢痕形成可能。新生儿乳腺炎一般呈局限性疾病，乳腺脓肿定期换药痊愈较快，不过严重者也可致败血症。

○ 婴幼儿期乳头溢血

1. 婴幼儿期会有乳头溢血吗？

会，但婴幼儿乳头溢血极为少见，国内更是鲜有报道，目前为止仅接收过几例这样的患儿。

2. 婴幼儿乳头溢血的病因是什么？

婴幼儿乳头溢血病因不明，个别的文献报道认为乳腺组织对于母亲激素或高水平的激素反应异常，导致乳管扩张、导管周围炎和纤维化等，然而确切的病因并不清楚。

3. 婴幼儿乳头溢血要做手术吗？

在大多数的个案报道中，大部分婴幼儿乳头溢血的症状持续 3 ~ 6 个月之后就会消失。这一征象被认为是一种良性病变，是一种自限性的生理过程。建议家长在详细的体格检查、乳腺超声和细胞学检查后消除顾虑，但需要进行适宜的随诊，直至症状消失；避免不必要的侵入性检查及手术治疗。文献报道部分患儿接受了手术活检，其病理结果类似成人的乳腺导管扩张症，故活检或手术切除不被推荐，特别是女性儿童，避免造成其心理和机体的创伤，以及乳房外观的缺陷或哺乳功能的影响。

○ 乳腺良性肿瘤

1. 婴幼儿期也会出现乳房肿瘤吗？

很少见。婴幼儿期乳腺发育处于静止状态，出现乳房肿瘤的情况非常罕见。尽管如此，仍然需要警惕婴幼儿期出现乳房肿瘤的可能，尤其需要和婴幼儿期乳房肥大相鉴别。

2. 婴幼儿期的乳房肿瘤有哪些特征呢？

婴幼儿期乳房肿瘤与成人明显不同，具体表现为：①发病率极低，很罕见；②为良性肿瘤；③男女均可发病；④预后良好。

3. 婴幼儿期常见的乳房良性肿瘤有哪些？ 其临床表现是什么？

（1）血管瘤是先天性良性肿瘤，多发生于婴儿出生时或出生后不久，除了乳腺亦可发生于身体其他部位。乳腺血管瘤是婴幼儿期最常见的良性肿瘤，临床表现为局部圆形或分叶状肿物，边界清楚，伴乳腺局部皮肤色泽改变。血管瘤本身并没有危险，但由于血管瘤是畸形的血管，管壁薄，营养差，可出现局部皮肤破损、溃疡、出血等现象，继发形成血栓和血肿等情况；血管瘤还可以向周围组织侵犯扩展，隆起，压迫肋骨，引起胸疼症状。对于全身超过 5 处以上皮肤血管瘤的患儿建议常规行腹部超声检查。

（2）乳腺纤维腺瘤多见于年轻女性。婴儿期及绝经后女性发病罕见。婴幼儿期乳腺纤维腺瘤目前国内仅报道 1 例，病因不明。临床表现为乳房内有光滑、可移动、边界清楚的肿物。

（3）导管内乳头状瘤多表现为单侧血性乳头溢液伴或不伴乳房可移动性肿物。患儿乳头溢血常见病因为导管扩张，少数见于乳腺脓肿，一般可以自行消失，因此首先要排除导管扩张、乳腺炎等因素，避免乳房按摩。

（4）婴幼儿肌纤维瘤病又称先天性泛发性纤维瘤病，发病罕见，好发于男性婴儿。本病特点为多发性实性真皮和皮下结节，发生于出生时或生后不久。常合并头、颈和躯干部肌纤维瘤病，部分患儿发生骨损害。皮肤病变外观呈紫色斑丘疹，类似血管肿瘤。皮下病变最常表现为无痛性、活动性肿物。超声检查提示界限清楚的肿块，病损中心或周围常伴有钙化。

（5）婴儿纤维性错构瘤是指瘤组织由纤维组织、原始间叶细胞小巢和成熟的脂肪组织构成。多见于男性婴幼儿，一般出生时即存在或发生于 3 岁内。表现为坚硬的皮下肿块，可活动。部分患儿的肿物可凸出皮肤表面。除了乳腺，患儿腋窝、肩部、会阴、胸部亦可发生。超声多表现为边界清楚、回声不均匀的低回声。

4. 当婴幼儿期出现乳房肿物时，如何鉴别是肿瘤还是单纯乳房肥大？

一般而言，第一，要注意病变是单侧还是双侧。对于单纯性乳房早发育，多见于双侧发病，少数为单侧发病；而乳房肿瘤多为单侧发病。第二，看发病时间及动态变化。婴幼儿期乳房良性肿瘤可表现为出生就有或后天发生，多数表现为进行性增大；而新生儿乳房肥大多于出生后 3～5 天出现，男性婴儿一般 2～3 周之后消退，女性婴儿可能持续数月。单纯性乳房发育多见于青春发育期，婴幼儿期多为一过性，多会慢慢复原。第三，看肿块位置。婴幼儿期乳房发育引起的肿物多为圆形质韧肿物，位于乳头后方；而乳房肿瘤位置并非固定于乳头后方，肿物质地可软或硬。另外看是否伴有皮肤改变或者身体其他部位肿物，如血管瘤、肌纤维瘤病等。排除新生儿肥大后，均应及时就诊。

5. 婴幼儿期乳房良性肿瘤该如何治疗？

婴幼儿期乳房良性肿瘤如果进展缓慢，排除体内激素异常，超声未见明显恶性征象的可选择观察，其他情况均建议行肿瘤切除术。手术的意义，一方面是获得病理检查，排除恶性病变；另一方面是为了减少肿瘤对正常乳腺发育造成影响。

6. 婴幼儿期乳房良性肿瘤手术后会复发吗？

手术后复发与否与肿物的性质及切除范围有关。目前文献资料提示对于婴幼儿期常见的良性肿瘤行切除术后，多预后较好，复发少见。

7. 婴幼儿期乳房良性肿瘤会影响乳房发育吗？

单纯切除肿瘤，减少对正常乳腺组织的破坏，一般不会影响乳房发育。

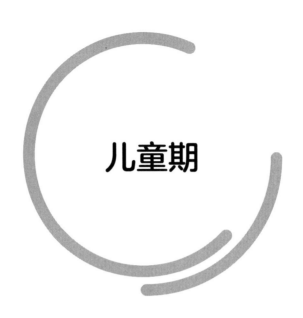

儿童期

　　我是一只乳房，今天，我有很多心里话想跟我的小主人和她的爸爸妈妈说，希望他们能懂我，呵护我，让我健康的成长发育，让小主人快乐无忧的长大成人。

　　小主人，在您还是一个胚胎的时候，我和我的孪生姐妹就一直默默地陪伴着您，等待着和您一起来到这个美好的世界。从小主人呱呱坠地开始，我就会开启不同的人生。如果您是男主人，那我就停止生长，默默地陪伴在您身边；如果您是女主人，我在您不同的生长时期会有不同的表现，为您带来不同的功能和体验。在陪伴您的过程中，我看着小主人迎来人生中一个又一个的重要时刻，我既兴奋又满足。

　　然而，在成长发育过程中，我也会遇到很多的烦恼，这些与小主人的生活环境、饮食习惯、作息规律、情绪控制等都有很大的关系。当遇到烦恼和困难时，我会感觉到疼痛，会长硬结、皮疹，还"流泪"，而这些也会给您带去痛苦和伤害，甚至夺走您的生命。

　　亲爱的小主人，以及小主人的爸爸妈妈，我很珍惜能够陪在小主人身边的机会。为了我的健康，小主人的快乐，你们家庭的幸福，我找到了一群研究乳房的医学专家，请他们将我的一切告诉你们，教会你们呵护我的方法，让我们一起幸福生活！

儿童期乳房保健知识

1. 儿童期乳腺的正常生理及解剖

还在妈妈肚子里的时候，我们的乳腺就在悄悄地发生着变化。在胚胎发育至第 6 周时，从腋窝到腹股沟间形成原始的乳线，或者称为"乳带"，乳线在胸壁上发育成乳腺嵴，而其他部位的乳线逐渐退化，所以我们只有一对乳房。但是有些人原始乳带不完全退化或散布，就形成了副乳，有 2% ~ 6% 的女性被发现具有副乳头或腋窝乳腺组织。

在出生后 4 ~ 7 天，宝宝的乳头可以挤出乳汁属于正常现象。随着母体胎盘激素的降低，乳腺复旧，这一现象自 3 ~ 4 周开始消失。在儿童时期的早期，乳腺的末梢小泡则进一步分支，延伸进入导管结构。

2. 家庭生活环境及心理因素对于乳房发育有哪些影响？

一项医学研究表明，童年压力可能会导致人体免疫功能失调，使其对基底细胞癌的免疫反应减弱，从而导致癌症的发生。同样，在另一个研究中发现，儿童目睹家庭暴力或父母之间频繁的口头辩论，以及父母滥用药物与较差的精神身心健康均可使儿童体内的炎症因子指标增高，从而导致肿瘤的发生。因此童年处于逆境，如在冲突、混乱的家庭环境中成长的儿童可能会因炎症因子指标的升高而增加乳腺癌的患病风险。所以作为父母，在小朋友成长的过程中，我们要努力为孩子创造一个良好的生活环境，让其在轻松愉快的家庭氛围中成长，从而有一个健康的心理状态。"家和万事兴"，同样"家和疾病避"。

3. 加强锻炼为何从娃娃抓起?

进行体育锻炼可以降低包括乳腺癌在内的许多疾病发生的风险。一项研究表明,对比成年期最高和最低体育活动类别的乳腺癌发病率,其相对风险为 0.88。也就是说,加强体育锻炼可以减少乳腺癌的发病率。而另一项针对 50 884 名 35 ~ 74 岁女性的队列研究发现,在 5 ~ 19 岁的人群中,每周参加 7 小时以上的运动或锻炼的人群,与每周运动时间小于 1 小时的人群对比,其乳腺癌风险有所降低($HR = 0.75$;$95\%CI$:$0.57 \sim 0.99$),即在 5 ~ 19 岁,较高的体育锻炼水平与患乳腺癌的风险呈负相关。因此在儿童时期,更需要关注及加强锻炼,以降低罹患乳腺癌的风险。从小锻炼好,疾病不来找。

4. 如何对小朋友的饮食进行指导?

(1)蔬菜、水果及纤维:增加蔬菜的摄入可降低总体死亡率和心血管疾病的死亡率。增加蔬菜、水果及纤维的摄入可降低大肠癌、乳腺癌和胰腺癌的发生率。最近的系统评价将较高的纤维摄入与较低的乳腺癌风险联系在一起,每天每增加 10 g 纤维,可使风险降低 5%。纤维可通过减少雌激素和雄激素在肠内的再吸收来降低其循环水平从而降低风险。

(2)鱼、肉、奶制品:食用肉类较多的妇女患乳腺癌风险略高,但是具体原因尚不知晓;每天每增加 100 g 红肉,风险增加 4%;每天每增加 30 g 加工肉,风险增加 3%。患乳腺癌的风险似乎与红肉中的饱和脂肪或致癌性杂环胺含量无关。因为在家禽和鱼类中也发现了杂环胺,它们分别对乳腺癌的患病风险具有中性和保护作用。$\omega-3$ 脂肪酸、二十碳五烯酸(EPA)和二十二碳六烯酸(DHA)与乳腺癌的患病风险减少相关;每周每增加 0.7 g 含 $\omega-3$ 脂肪酸的食物可将风险降低 5%。每周两份含鱼油的食物可提供 3.5 g $\omega-3$ 脂肪酸,可降低 25% 的风险。最近的一项荟萃分析表明,高乳制品摄入者(> 3 份 / 天)与低乳制品摄入者(< 1 份 / 天)相比,乳腺癌患

病率低 16%。

（3）豆制品：一项研究分析中提出，摄入大豆制品可预防乳腺癌的发生。另外三项研究对青少年摄入大豆能够降低乳腺癌的发病率获得了一致性结论，每项研究均显示大豆或植物雌激素摄入量高的女性患乳腺癌的风险降低。人们越来越早地认识到生命早期暴露于植物雌激素中对乳腺癌的发生很重要，其可能通过改变激素环境发挥作用。儿童期摄入大豆可能通过激素机制影响患乳腺癌的风险。另外一项研究同样证实，在童年、青春期和成年时期摄入大豆与降低患乳腺癌的风险有关，且童年摄入的影响最强、最稳定。

因此，在为宝宝设计膳食食谱的时候，我们要加强蔬菜、水果及大豆制品等的摄入，并且适当食用优质蛋白及脂肪。病从口入，把好入口关，可把疾病来防范。

5. 哪些小朋友需要更加关注乳房的情况？

在儿童时期因恶性肿瘤接受过放疗者，其后罹患乳腺癌的风险显著增加。因霍奇金淋巴瘤接受放疗后其乳腺癌的平均发病年龄会提前，发病中位年龄提前至 32~35 岁。专家建议该部分人群应将乳腺癌筛查提前至 25 岁，每年进行一次临床乳房检查及乳腺 MRI 检查。

6. 小朋友可以接受哪些乳腺影像学检查？

对于小朋友而言，可以做 B 超、MRI（在镇静处理后进行）、CT（在病情需要时使用，但要用铅板把重要部位挡住，如甲状腺、生殖腺等）。

儿童期常见乳腺疾病

○ 乳房畸形

1. 儿童期乳房畸形是什么原因引起的？

随着我国经济的发展，人民生活水平的提高，我国居民的饮食结构已经发生了很大的变化。部分儿童喜欢高蛋白饮食，而且从很小就开始吃一些补品，经过测量，他们的体重指数（BMI）多数超出正常范围。其次，肉食及补品中含有激素类物质，服用后造成血液中激素水平增高，也是导致儿童乳腺发育的一个因素，此类患者一般不需要治疗。乳房肥大一般都是一过性的，经过改善饮食结构可以治愈。另外，一些误食避孕药、经常接触雌激素化妆品的儿童也可发生乳房肥大。

2. 儿童期乳房畸形包括哪些类型？

儿童期乳房畸形主要包括以下几种类型：①单纯性乳腺发育症；②早熟性儿童乳房肥大。

○ 乳房硬结或良性包块

1. 儿童期乳房出现硬结伴有疼痛是什么原因？

乳房硬结的形成大多数是由于现在生活水平的提高，再加上一些含有性激素的食品被婴幼儿摄入，很容易造成婴幼儿乳房过早发育。若乳房出现肿大，触摸时有硬结，也有可能是正常的生理发育现象。青春期后，随着卵巢功能的增强，女性性激素分泌逐渐增加，乳房受性激素的刺激开始发育，在这个时期，女孩乳房会出现疼痛，以胀痛为主，乳房增大，乳晕色素增多。

2. 儿童期乳房出现硬结该怎么处理?

如果是 2 周岁以上，或者孩子既往没有乳核，突然之间长了乳核，考虑是受到外源性雌激素的影响，也不排除是先天垂体分泌激素异常引起的，需要做两项检查，即子宫、卵巢及乳房的彩超，明确发育的详细情况，以及明确目前孩子体内雌激素对性器官的影响；还需要做骨龄检查，明确雌激素水平上升之后，对孩子的身高是否有影响。根据这两项检查结果，明确目前的严重程度，如果是轻症可给予口服中药来治疗，同时要注意生活中避免大量雌激素的饮食。如果对孩子身高影响大，而且激素水平比较高，彩超异常，必要时需要通过应用促性腺激素释放素类似物来控制性发育。

3. 儿童期乳房良性包块是什么原因引起的?

儿童期乳房良性包块有乳腺囊肿、乳腺纤维瘤等疾病，但其发生率较少。乳房良性包块可能由发育异常、炎症、损伤及增生性疾病等引起。

4. 儿童期乳房良性包块的早期症状有哪些?

早期症状可能有乳房疼痛、乳腺肿块、乳腺皮肤及乳头的变化、乳头溢液或溢血、上肢水肿及腋窝淋巴结肿大等。

5. 儿童期乳房良性包块怎样治疗?

当儿童期出现乳房包块,并明确为乳房良性包块后,若为乳腺炎病变引起,应积极行抗感染治疗,并观察炎症变化情况,必要时可手术治疗;若为乳腺囊肿,当囊肿病变较小时应随诊观察,病变较大或难以明确诊断时,可选择手术治疗;若为乳腺纤维腺瘤,也应当根据纤维腺瘤的大小及生长情况,合理地选择定期复查或手术治疗;若为生长较快的包块,如叶状囊肉瘤,则应积极行早期手术切除。

○ 乳头溢液

1. 儿童期乳头出现溢液是怎么回事?

乳头溢液分为生理性和病理性两种。儿童期误服避孕药或镇静药引起的双侧乳头溢液属于正常的生理现象;一侧或双侧、来自一个或多个导管口的自然溢液,间断性持续数月甚至数年,多为病理性乳头溢液。乳头溢液可由乳腺导管本身病变、乳腺恶性肿瘤、乳腺良性病变和乳腺炎病变引起。常见的病因是乳腺囊性增生病及乳腺导管扩张症,约占半数病例;其次是导管内乳头状瘤。

一般认为儿童期乳头溢液良性病变可能性较大,15%～20%的血性溢液有患癌的可能,浆液、乳汁样或水样溢液良性病变可能性大;有分泌物而无肿块常属良性,若伴有肿块应考虑癌症肿块的可能;服用雌激素、氯丙嗪及避孕药等,乳头溢液为双侧多导管性,呈清亮浆液或乳汁样分泌物,停药后可自愈。

2. 儿童期乳头溢液该怎么处理?

首先要了解乳头溢液的起病情况和溢液的性状,并进一步进行详细体格检查,明确乳头溢液的性状及溢液乳管的大概位置,是否合并乳腺肿块等情况,若明确有乳头溢液,特别是血性溢液,应完善乳管镜检查,如果没有条件开展乳管镜检查,可以根据具体情况给患者进行溢液涂片细胞学检查、乳管造影或乳腺钼靶摄影(乳腺 X 射线摄影)等检查。

根据乳头溢液的性状,结合乳管镜的检查结果,若为乳汁样、浆液性及水样溢液的患者,如果乳管镜未发现乳管内有明显隆起性或占位性病变,不需手术治疗,密切观察即可。若为血性溢液的患者,如果乳管镜未发现乳管内有明显隆起性或占位性病变,可暂不予特殊处理,但应交代患者需定期复查,若血性溢液经久不愈或有明显增多趋势,可考虑手术治疗。不论何种溢液,若乳管镜发现有乳管内隆起型或占位性病变,一律建议患者手术治疗。乳头溢液伴有肿块者,尤其是乳晕旁肿块且挤压肿块可见液体溢出者,无论乳管镜下是否有阳性发现,一律建议患者手术治疗。

○ 乳房皮疹

1. 儿童期乳房出现皮疹是什么原因?

可能是乳腺湿疹、乳腺真菌病(乳腺假丝酵母菌病、乳腺隐球菌病),以及乳腺传染性软疣、乳腺硬皮病、乳腺寄生虫病(乳腺丝虫病)等造成的。

2. 儿童期乳房皮疹该怎么处理?

(1)乳腺湿疹:应去除一切可疑的致病因素,避免各种外伤刺激,如热水烫洗、用力搔抓、过多使用肥皂、不适当的外用药等。应避免过劳及精神紧张，避免辛、辣、腥、膻等食物。保持皮肤清洁，避免继发感染。

内用疗法：可给抗组胺药和镇静安定药。

外用疗法：①急性湿疹：无渗出时可用炉甘石洗剂等，也可用3%硼酸溶液或3%马齿苋煎液作冷湿敷；有渗出时，亦可采用上述溶液湿敷，当渗液减少后，可外用20%～40%氧化锌油。②亚急性湿疹：有少量渗出时继续湿敷，干燥结痂后，选用乳剂、油剂和糊膏等，如3%～5%黑豆馏油糊膏、糠馏油糊膏、皮质类固醇激素乳剂等。有感染时可在上述药物中加入新霉素或氯霉素等。③慢性湿疹：可使用焦油类药物，如黑豆馏油、煤焦油等软膏。含有抗生素的皮质类固醇软膏也可应用。

（2）乳腺真菌病（乳腺假丝酵母菌病、乳腺隐球菌病）：①一般治疗：加强营养，给予适量维生素B和维生素C，慎用皮质激素及免疫抑制药，以增强抵抗力，避免二重感染。积极治疗全身性疾病。②病原治疗：根据不同真菌可选用青霉素、四环素、磺胺类药、两性霉素B、罗红霉素、氟尿嘧啶、克霉唑、大蒜素、曲古霉素等。③手术切除：对界限清的真菌性肉芽肿可行手术切除。

○ 儿童期乳腺炎

1. 儿童期会不会出现乳腺炎？

儿童期会出现乳腺炎。儿童期乳腺炎并不常见。女童及男童均可能发生乳腺炎。

2. 儿童期乳腺炎是什么原因引起的？

刺激、创伤、异物或解剖缺陷，如导管扩张或囊性病变可能导致感染。

如果存在发热、疼痛和其他伴随的炎症发现，则可以在临床上诊断该病。

3. 儿童期乳腺炎怎样治疗？

对于可疑情况，需要进行超声检查以进一步评估。金黄色葡萄球菌是最常见的致病菌，占致病菌的 75%；其次的致病菌为革兰阴性杆菌（如大肠杆菌）。因此最初建议使用针对金黄色葡萄球菌和革兰阴性杆菌的抗生素，如阿莫西林克拉维酸钾，感染对抗生素反应良好。当发生脓肿后，应进行手术引流，并辅以 7 ~ 10 天抗生素抗感染治疗。

4. 儿童期乳腺炎应该怎样预防？

避免不良挤压乳房及皮肤损伤，注意个人清洁卫生。若出现乳房皮肤破损，需进行局部清洁消毒。

○ 儿童期乳腺癌

1. 儿童期会不会发生乳腺癌？

儿童也会患乳腺癌，在儿童中，大多数的恶性肿瘤是由转移性疾病或血液恶性肿瘤导致的，如霍奇金淋巴瘤和非霍奇金淋巴瘤、肝细胞癌和神经母细胞瘤等；原发性乳腺癌则极为罕见，包括浸润性乳腺癌、导管内癌等。

2. 儿童期乳腺癌是什么原因引起的？

病因尚不明确，目前研究表明，家族史，既往个体癌症史，胸部辐射治疗史，或有饮酒、吸烟等个人不良习惯，均可能引起乳房病变。

3. 儿童期乳腺癌的临床表现是什么？

儿童期乳腺癌的主要表现是发现一个硬的、不规则的包块，有时活动度较差。此外，可以观察到局部皮肤或乳头受累、收缩，有分泌物或皮肤水肿和淋巴结病变。

4. 儿童期乳腺癌怎样治疗？

儿童期乳腺癌的治疗尚无共识或指南，仍参照成人乳腺癌的治疗指南，但手术被认为是主要治疗方法。应基于临床特征、病史、家族史和临床表现，做组织学检查、活检或手术干预。针对有高危临床病史的患者（如有其他恶性肿瘤病史），即使影像学特征没有可疑的病灶，应仔细考虑乳腺癌家族史、胸部照射史或基因突变，进行活检。空心针活检在儿童人群中具有较高的准确性，尤其是在纤维腺瘤和叶状瘤的鉴别诊断中。如果组织取样不完整或空心针活检诊断困难，则需要手术切除。其他的治疗方法也包括放疗、化疗、内分泌治疗、靶向治疗、免疫治疗等。但有研究表明，儿童期乳腺癌的治疗与成人乳腺癌相比存在显著差异。在接受保乳手术的浸润性癌患者中，儿童期乳腺癌患者接受放射治疗的不到 50%。儿童放疗的使用受到限制，是因为放疗在儿童期引起继发性恶性肿瘤的风险较高。此外，儿童期乳腺癌患者接受化疗的概率较高。

5. 儿童期乳腺癌的预后如何？

目前关于儿童乳腺癌预后的资料尚不统一。有资料报道，由于能够早期发现，乳腺癌的病程多较缓和。儿童期最常见的原发性乳腺癌组织学亚型是分泌性乳腺癌，其预后相对较好。另有研究表明，存在浸润性癌的儿童期乳腺癌和成人乳腺癌患者具有相似的总生存期。

6. 儿童期乳腺癌怎样预防?

在儿童的每个阶段，乳房检查都应是体格检查中不可缺少的一部分，并应纳入年度体格检查项目。家长要准确掌握体格检查的方法。同时，培养健康的生活方式，养成良好的个人习惯，不吸烟、不饮酒等。

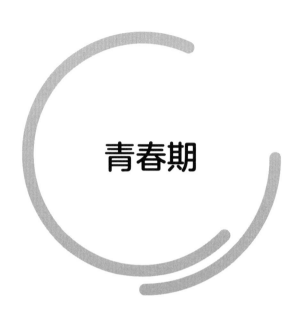

青春期

　　成长总是来得悄无声息，无忧无虑的童年时光就像池塘里的波光还在泛着涟漪，青春期却已在不经意间迈着轻盈的步伐向我们迎面走来。我的小主人突然发现我已经开始了跃跃欲试的成长，我们对未来可能发生的一切既渴望又担心。

　　青春期来临，我受体内各种内分泌激素的影响，进入生长和发育最快的时期。我和我的小主人可能都会有很多不一样的感受。比如，小主人会开始对我产生好奇，经常抚摸我，偶尔会觉得我凹凸不平，偶尔她还会感觉到一些胀痛。我们在一起成长的过程中，小主人也常常把我和别人的比较，有的个头更大，有的身材更挺拔，有些还躲着不出来，看起来灰头土脸的。

　　在这个时期，我第一次有了属于自己的衣服，小主人会为我买各种好看的衣服，而且见到帅气的男生，我和小主人都会涨红脸不好意思。我开始变得越来越挺拔，小主人也因为我的成长而变得越来越自信。有些时候，小主人还会专门吃一些木瓜、豆浆之类的，觉得可以帮助我茁壮成长。

　　青春期是我和小主人身体和心理启蒙的开始，我们相依相偎，一起度过美好而羞涩的年华，我们彼此都需要一段时间的适应，但彼此带给对方的，都是最美的青春。我的小主人对我肯定还有非常多的疑问，希望医生们能帮帮我的小主人，让她更加深入地了解我。

青春期乳房保健知识

1. 青春期乳房正常发育的表现

乳房发育个体化差异非常明显，故仅以年龄为基础进行组织变化上的区分是不合适的，针对乳房外形的描述，Tanner 将乳房从童年到成年的演变划分为 5 个阶段（表 1）。

表 1　乳房从童年到成年的 5 个阶段

阶段	年龄	发育状况
I	青春期前	青春期前的乳头突起，无可触及的乳腺组织或乳晕色素沉着
II	（11.1±1.1）岁	乳晕区出现乳腺组织，乳头和乳晕从胸壁明显隆起
III	（12.2±1.09）岁	容易触及的腺体组织数量增长，伴有乳房直径增大。乳晕色素沉着。乳房和乳头轮廓保持在一个独立的平面
IV	（13.1±1.5）岁	乳晕增大，色素沉着加深。乳头和乳晕形成乳房平面上的第二隆起
V	（15.3±1.7）岁	青春后期的发育，平滑的轮廓，无乳晕和乳头突起

此时期乳房发育个体差异显著，少数女孩发育可从单侧开始，有时被误以为是肿瘤，因此，青春期女孩两侧乳房可以不对称。

部分青春期男孩可在乳晕下触及一圆盘状疼痛硬块，单侧常见，一年左右硬块可自行消退，如继续发育增大，则为男性乳腺发育症。

2. 女孩几岁乳房开始发育？一般多少岁发育结束？

青春期乳房发育的时机是激素介导的，一般发生在 8～13 岁，平均年龄为 10.3 岁。具体的时机因人而异，可能与种族和体重指数（BMI）等多种因素相关。例如，黑人女孩青春期乳房开始发育的平均年龄为 9.5 岁，而白人女孩的平均年龄为 10.3 岁。肥胖或 BMI 过高也是青春期乳房过早发育的重要因素。对于 BMI 正常的女孩而言，8 岁之前出现乳房发育被认为是过早发育，13 岁之后仍未发育被认为是延迟发育。其他许多因素与青春期乳房发育延迟密切相关，包括家族史、慢性疾病或遗传疾病、营养不良、剧烈运动等。

女孩乳房的发育是第二性征发育的开始，是性变化从开始到成熟的重要过程，历时 2 ~ 5 年。一般在乳腺发育成熟时，约 30% 的女孩尚无月经，通常认为，月经的开始就是性器官和乳腺成熟的标志。但个体的差异性颇大，发育快的人，1 ~ 2 年即可完成，发育缓慢者，前后可达 10 年之久，更有人可能到初次妊娠时才发育完成。

3. 青春期乳房发育的影响因素有哪些？

下丘脑分泌的促性腺激素释放激素进入下丘脑 – 垂体 – 性腺轴系统，刺激腺垂体的嗜碱性细胞释放促卵泡激素和黄体生成素，标志着女孩在 10 ~ 12 岁开始进入青春期。

月经初潮后的 1 ~ 2 年，卵巢分泌的雌激素刺激乳腺导管上皮纵向生长，末梢导管形成萌芽，促进乳腺小叶进一步生长。同时，血管分布增多，脂肪沉积，导管周围结缔组织体积增大、弹性增加。随后卵泡逐渐成熟，黄体释放孕激素，雌激素、孕激素一起介导了乳腺组织导管 – 小叶 – 囊泡的完全发育。

乳房的生长发育主要受生殖内分泌系统的多种激素的影响，如促性腺激素、生长激素、催乳素，卵巢分泌的雌激素和孕激素，还有肾上腺和甲状腺分泌的激素等的作用，乳房的发育才能充分、完善。在多种激素的共同作用下，女孩的乳房开始正常发育，过程中还受遗传因素、环境、营养、体质等多方面因素影响，个体差异很大。

4. 束胸有哪些危害?

女孩子到了十二三岁,在雌激素的作用下,乳房和乳头开始发育,由于个体发育的情况不同,有些女孩子的胸部特征比同龄的其他女孩更加明显。为了不让自己"鹤立鸡群"或被同学议论,有很多女孩子选择束胸,避免胸部丰满带来的羞涩与尴尬。但殊不知束胸的危害有很多,希望各位父母及老师们能够了解其中的关键,并正确引导青春期正在发育的孩子们。

青春期是女性身体发育的关键时期,胸廓不断增大,肺活量也增大的同时,呼吸功能增强。这个时候选择束胸,必然会影响胸廓的增大与扩张。胸廓里面有肺、心脏、血管等人体重要的内脏器官,束胸会把这些重要脏器给限制住,对孩子的健康发育产生严重影响。其次,肺组织因为循环障碍不能充分舒展,肺活量变少,从而妨碍人体全身的氧气供应,易产生脑缺氧,头部会发木。青春期的孩子大多活泼好动,如果束胸后再进行激烈运动,很容易出现胸闷、气短、昏厥等呼吸困难的情况,严重者甚至有猝死的风险。

长期束胸会对乳房和胸部造成过分压迫,使乳房内血液循环受到阻碍,导致乳房下部血液淤滞,进而引起疼痛、胀满等不适。这尤其对青春期发育阶段的少女影响更大,会直接影响其乳房发育,导致女性出现乳房扁平、乳头内陷等乳房发育不良现象,继而影响日后的乳汁分泌,造成哺乳困难。此外,束胸易诱发乳腺炎或乳腺导管扩张等病症。

故意压挤、垫高乳房对乳腺功能也有影响。挤乳沟使得乳房中的纤维束和乳腺导管长期受压,结果是减少或阻止乳房内淋巴回流,引起局部气血不畅,同样可发生乳腺增生性疾病。

5. 青春期少女选择哪种胸罩合适?

青春期是女孩胸部发育的关键时期,乳房也会出现不同程度的变化。那在青春期不同的乳房发育阶段,如何选择合适的胸罩呢?

乳房发育初期（11～12岁）：女孩子的乳房一般是在11～12岁开始发育，胸部有小包耸起，如果不穿胸罩，孩子看到自己的身体变化会害羞，有逃避感，于是会出现不自觉弯腰驼背的姿态，不仅体型不美，也会导致脊椎变形。这个年龄段的女孩子通常活泼好动，建议选择面料质地温和透气、弹性好、佩戴舒适的纯棉背心胸罩，保证胸部的健康发育。

乳房发育中期（13～16岁）：这个阶段是女孩子乳房发育最快的时候，这个时期胸部可能每天都在变化，不少女孩在此期间胸部已经凸起明显，建议选择无钢圈的，带有杯型的，或者带有胸垫的少女胸罩，要有一定的稳定承托效果。活动中胸部不晃动，胸罩也不压胸，让胸部有足够的发育空间。

乳房发育晚期（17～18岁）：女性在17～18岁进入乳房发育最旺盛的阶段，这时候需要警惕乳房发育不对称的情况。如果穿着不合体、不舒适的胸罩，不仅会影响乳房的正常发育，还会出现乳头内陷、乳房左右不对称等情况。这个阶段需要根据个体乳房发育的情况，有针对性地去选择少女胸罩。有钢圈的承托性会更好，比较适合大胸的女生；无钢圈的舒适性好，小胸的女生建议选择无钢圈的。此外，要注意的是，这时候少女的胸部发育还是不成熟的，不要去选择那些性感的成人胸罩进行穿戴。

6. 可以选择钢圈胸罩吗？

对于青春期女孩，如何选择内衣是一个被经常提起的问题。有的人认为，青春期女孩正值乳房发育期，钢圈内衣可以承托和稳定胸部，避免胸部在发育时走形，还有提升罩杯的效果。但是也有人认为，不应该穿有钢圈的内衣，因为钢圈内衣"勒"太紧，会压迫乳房血管，导致乳腺癌。

其实，乳房的外形、大小是由个体本身和遗传决定。对于乳房正在发育的青春期女孩，内衣的选择应该以佩戴舒适为主。内衣的舒适程度往往与剪裁及材质有关。钢圈内衣是否会影响乳房血供进而导致乳腺癌这一观点，目前国内外尚无相关研究能够证实。胸部供血较为集中的区域主要在锁骨区域，第 6、第 7 肋骨和肌膈动脉区域，而淋巴较为密集的区域是腋下至锁骨的位置，乳房本身也有互相串联的淋巴组织。此外，肋间神经（沿肋骨分布在肋间肌肉上的神经）是乳腺皮肤感觉的主要支配神经。从乳房血管、淋巴组织和神经行走的路线来看，它们都不在一个正常胸罩的钢圈和围带能压迫到的范围内。所以，从理论上来说，有钢圈的胸罩不会造成乳腺癌。

最后，对于正处于乳房发育期的青春期女孩，内衣穿着舒适是第一前提。应该在不影响乳房发育及舒适的前提下选择内衣。

7. 各种类型、材质胸罩的优缺点是什么？

我们从杯型设计和面料材质两个方面来描述各类胸罩的优缺点。

（1）杯型设计

1）1/2 罩杯：又叫半杯胸罩，这类胸罩呈半球状。肩带多为可拆卸式，具有平均的承托力，因为前幅不受约束，使胸部看起来更浑圆。适合胸部较娇小的人穿戴，可以搭配露肩、吊带的衣服及晚礼服。

但由于罩杯包裹胸部面积较小，因此承托性和稳定性较差，提升效果不强。

2）3/4 罩杯：不完全包裹胸部，可以包住乳房约 3/4 的面积。具有平均的承托力，因为增大了侧压力与集中力，乳房的聚拢效果较好，可呈现乳沟，几乎适合所有胸型穿戴。但肩带多为固定或不可拆卸式。

3）全罩杯：可以把胸部完美地包裹起来，能防止副乳、胸下垂。全罩杯的胸罩底围和侧围比较宽，能更好地支撑胸部。通常适合过大或大而下垂的胸部。

（2）材质面料

1）棉：遇水后棉的尺寸会缩小或变大，拉伸弹性皆差且易皱。汗酸也会使棉的弹力减低，发生变黄现象。棉容易疲劳变形，吸收汗液后不易挥发。由于这些客观存在的劣势，棉无法运用到胸罩的超声波工艺中，只有锦纶和氨纶可以。

优点：吸汗、透气、保暖性强，易于染色和印花。

不足：掉色、缩水、多次洗涤后易变形。

2）丝：是以蚕丝为原料纺织而成的各种丝织物的统称。与棉布一样，它的品种很多，个性各异。它可被用来制作各种服装，尤其适合用来制作女性胸罩。它的长处是轻薄、合身、柔软、滑爽、透气，色彩绚丽，富有光泽，高贵典雅，穿着舒适。但缺乏弹性，不好清洗。

优点：触感、质料俱佳，不起静电，同时也吸汗、透气。

不足：不好清洗。

3）莫代尔：是采用天然木材或者其他材料纺丝加工而成的纤维，因纤维本身及生产过程中所使用的材料均可回收再利用，是新时代环保产品，也被叫作再生纤维素纤维。

优点：柔软、通爽、细腻、穿着舒适不掉色。

不足：易起球，保形性和耐磨性较差，且具有较强的可燃性。

4）锦纶：俗称尼龙，是世界上出现的第一种合成纤维。锦纶是把尼龙材料拉成很细的纤维，再织布而成的。根据尼龙的材料不同，常见的是锦纶6和锦纶66。锦纶面料的弹性及弹性恢复性极好，其耐磨性居各类面料之首，比同类产品其他纤维面料高很多倍，因此，耐用性极佳。

优点：弹性及弹性恢复性极好、耐磨性好，吸湿性好。

不足：耐热性、耐光性差，易折皱。

8. 青春期穿大一号的胸罩会帮助乳房长大，而穿小一号或适合的胸罩会影响乳房发育？

每个人的体形、乳房大小各不相同，因此必须学会选购尺寸合适的胸罩，使人无压迫紧束感。胸罩的大小选择应参照3个尺寸：一是乳房基底部位的胸围（乳下线）；二是乳房顶端的胸围（乳上线）；三是两个乳头之间的最短距离（乳头间距）。如果胸罩能同时符合你身体的3个尺寸，就非常合身了。由于乳房和胸部还在继续发育，应及时更换胸罩，千万不要片面追求体形美，而勉强佩戴不合适的胸罩。有些女孩乳房发育较迟、较小，即使到了青春期乳腺发育仍达不到丰满的程度，若过早佩戴胸罩，尤其是有硬衬、海绵等填充物的胸罩，就会影响乳房的继续发育，有时硬衬还会擦伤乳头。

9. 乳房按摩到底会不会让胸部变大，胸型变好看？

女性乳房在发育过程中，其中起关键因素的是雌激素，这种激素是由卵巢分泌的，意思也就是说由女性自己分泌的。另外乳房其实与脂肪组织的多少关系十分密切，其中乳房是由脂肪组织、纤维组织、乳腺和导管一起构成的。部分女性由于乳房先天发育不良、乳腺腺体较少或体型纤瘦等原因，乳房体积较小，无法通过按摩达到丰胸的目的。乳房体积正常的女性哺乳后或体型肥胖的女性减重后出现乳房的松弛和缩小，通过适当的按摩可能获得一定的丰胸效果。所以我们在按摩的过程中可能会刺激到血液循环，或者是淋巴循环，但是试图通过按摩就能促进雌激素的分泌让胸部变大、胸型变好看，这是不可能的。

10. 乳房按摩能否促进乳房血液循环，排出"毒素"？

不是的。乳房按摩并不适用于所有女性，有些患者为了排残乳或是排除乳房内的毒素选择去乳房按摩，但这并没有什么科学依据。对于乳房残乳的现象，大部分通过科学回乳的方法都会使乳房分泌的乳汁越来越少，残存的乳汁也会逐渐地被吸收，而无须排残乳。对于排除乳房内毒素的情况也是没有科学依据的，如果手法不正确反而容易导致乳房的炎症，将乳管内一些分泌物挤压至乳管外，诱发乳腺炎症的发生。乳房按摩有什么好处呢？主要是对一些哺乳期的妇女有一定好处的，通过乳房按摩可以实现通畅乳腺管的作用，从而使乳汁分泌的越来越多。还可以预防乳房炎症的发生，乳腺增生患者适当进行乳房按摩、乳房热敷也可以起到缓解疼痛症状的目的，还可以促进血液循环。因此要根据患者自身的情况来选择乳房按摩，即使做乳房按摩也建议选择正规的场所。

11. 乳房按摩到底有益还是有害？害处有哪些？

对于乳腺增生的患者，如果出现乳房胀痛不适，可以适当按摩，能够缓解疼痛。乳房按摩可以加速血液循环，增进胸部肌肉的协调活动，减少淤血等问题，有利于女性乳房健康，让胸部富有弹性。在哺乳期的时候还可以通过按摩来实现通畅乳管的目的，促进乳汁的分泌，预防乳腺炎的发生。同时在自我按摩乳房的过程中，会及早发现乳房周围是否存在肿块，也是提前预防乳腺疾病发生的要点。对于没有不舒服、仅为了追求所谓的保健而进行的按摩是没有必要的。过度用力的按摩手法、强烈的刺激会引起乳腺炎、乳房肿块等疾病，并且长期刺激会导致乳腺的肿物过度增生，甚至出现癌性病变。建议在按摩前要先做个乳腺彩超，看看乳腺是否健康。而且不宜过度、长期做乳房按摩，以免刺激乳房导致病变。

12. 为了乳房变大变好看，是否需要大补？

少女乳房发育与体内激素密切相关，垂体前叶产生的激素，直接作用于卵巢，使其产生雌激素、孕激素，促使乳房长大。生长激素、胰岛素等也是乳房发育不可缺少的成分。因此，平胸女孩只要能科学搭配饮食，就能让乳房健康成长，并不需要大食大补。如今的女性越来越重视滋补保养，却忽略了雌激素摄入量过高是诱发乳腺癌的重要因素，所以有些补品不宜多吃。

13. 适合青春期乳房发育的膳食搭配推荐

青春期是人体发育的重要时期，许多因素都会对发育好坏有很大的影响，如运动、教育、饮食、环境、家庭等，其中营养因素是最重要的因素之一。

（1）多吃蛋白质食物。对于女性而言，可以让鱼、肉及鲜奶等食物成为日常饮食中的主打食物。除此之外还有黄豆、花生、杏仁、桃仁、芝麻等。

（2）多吃维生素食物。橙子、葡萄、西柚、番茄等，这些食物中都富含大量的维生素 C，经常食用可让你拥有健康的乳房。

（3）多吃胶质食物。各种富含有胶质的食物，比如，蹄筋、海参及猪脚等，这些食物中所含有的丰富蛋白质及胶原蛋白都可以有效促进胸部发育。

14. 减肥会让乳房变小吗？

是的。在减肥的时候，随着全身脂肪含量的下降，胸部的脂肪也会减少，而全身脂肪分布较集中的地方就是胸部。女性的胸部 80% 以上都是脂肪组织，所以减肥的人乳房是一定会变小的。但是如何能够在减重之后，乳房虽然变小，但是会变得更加紧致和挺拔？这就要求我们在减肥的时候，一定要重视胸部的运动。比如，可以专门的训练胸大肌、胸小肌，多做俯卧撑、举哑铃等上肢的运动。这样可以很好地增加胸部的肌肉，来掩盖脂肪组织的减少，同时能让女性的胸部变得更加紧致和挺拔。

15. 什么运动能帮助乳房发育变大？

乳房里面没有肌肉存在，可以做俯卧撑使胸肌增加，胸肌的增加会使乳房更加突出，变得丰满富有弹性。还可以做举哑铃的运动，举哑铃和俯卧撑丰胸的道理是相同的，都是对胸部肌肉的锻炼。多做些扩胸运动，虽然不能使乳房瞬间变大，但对保持乳房的形态非常重要。这些简单的扩胸运动，能让乳房后方的胸部肌肉变得比较发达，同时能让乳房显得挺拔而饱满。

16. 青春期适合乳房正常发育的运动推荐

乳房发育期，女孩们可以进行适当的锻炼，如加强健胸锻炼，做健美操或跳健美舞可使身体发育匀称，乳房健美。特别是锻炼胸大肌可使胸部隆起，促进乳房发育，形成女性优美曲线。多做锻炼胸部肌肉为主的一些动作（扩胸运动），不仅可以促进乳房发育，还可以让乳房看起来更挺拔。平时的体态姿势也要注意"挺胸收腹不驼背"，整体的仪态会更好。推荐的运动有：①双臂屈伸：先在双杠双臂屈肘支撑，身体尽量下垂，把胸肌充分拉长，然后用力支撑起。②俯卧撑：双手撑地，两脚并拢支持，作双臂屈伸动作。③飞鸟运动：仰卧在板凳上或床上，两手握哑铃，两臂平伸，依靠胸肌收缩力量直臂上举，放松，还原。

17. 哪些药物会使乳房变大？

很多丰胸产品都有可能含有激素，其丰胸效果越明显，隐藏的风险也越大。维生素 E 能促进性激素分泌，蜂王浆内的活性成分能够增加体内雌激素等，都可以通过改善内分泌对乳房保健起到间接作用。同时，雌激素引起的乳房变化只是一时之效，外源性雌激素会影响体内雌激素的分泌，一旦停用，后果会很严重；若长期使用导致体内雌激素过量，则可能会发生全身的多处部位色素沉着、乳腺增生疼痛、乳腺纤维腺瘤等。月经也会受到影响，还会增加乳腺癌的风险，因此药物丰胸需谨慎。

18. 避孕药、激素类药物、中成药对青春期乳房发育有没有影响?

避孕药本质是孕激素和雌激素，促进胸部发育也是雌激素、孕激素等多种激素的协同作用。研究表明哺乳期妇女长期服用避孕药物，可使母乳内雌激素、孕激素水平增高，幼儿长期服食激素含量较高的母乳，就会导致幼儿体内激素水平突增，从而出现早期发育情况。长期吃避孕药，容易导致体内各种激素不平衡，影响乳腺发育，所以，在利用激素、激素类药物、中成药及其他药物时，应该考虑到其对乳腺等器官的影响。

19. 性生活能否使乳房变大?

在性兴奋过程中，乳房内部血管充血，乳腺导管、腺叶膨大，内部纤维出现不随意收缩，导致整个乳房体积增大，乳头、乳晕挺起，形成性爱过程中乳腺的一过性变大。随着性爱过程的结束，上述作用消退，乳腺大小回归正常，所以性生活是不会让乳房永久性变大的。

20. 性生活对青春期乳房发育有什么影响?

①抑制乳腺增生。和谐愉悦的性生活可促使女性体内激素分泌增加，调节内分泌平衡，抑制乳腺增生。②加快血液循环。性生活过程中血液循环加快，能促使皮肤细腻柔润，对乳房更是有奇妙的健美作用。③预防或治疗某些乳腺疾病。长期性生活和谐的女性，体内对肿瘤具有防御性作用的 T 淋巴细胞含量处于最佳状态；同时可以促进机体内啡肽分泌增加，巨噬细胞抗干扰素的能力增强，从而有助于预防乳腺癌的发生和发展。

21. 青春期乳房发育如何进行心理疏导与调节？

青春期的乳房发育标志着少女开始成熟，是正常的生理现象。隆起的乳房也体现了女性体形所特有的曲线美，更重要的是为日后哺乳提供了条件。因此，要学习正确的乳房保健知识，克服羞怯心理，把胸挺起来，展示自己充满自信的笑脸。不要因自己乳房发育过大而感到害羞，穿紧小束胸的胸罩，这样不仅妨碍胸廓发育，而且还压迫乳房组织，影响乳腺的正常发育。步入青春期的少女，不只身体发生变化，心灵也在成长。

22. 月经与乳房发育有什么关系？

乳房发育与月经来潮都是女孩进入青春期的表现，是卵巢分泌性激素的结果，两者有着非常密切的联系。雌激素能促使乳房中乳腺管细胞迅速增生和发育，脂肪也迅速增加；孕激素则使乳腺的腺泡明显发育。雌激素和孕激素还直接影响到女孩子月经周期的变化，并伴随有乳腺组织的变化。因此，在月经来潮前，由于雌激素和孕激素的水平均升高，乳腺组织增生活跃，出现新的腺泡，乳腺管上皮增生，管腔也扩大，末端腺管内出现分泌物，此时乳房会出现轻度增大的现象，产生发胀的感觉，有时还会有轻度的胀痛，并能触摸到结节。月经来潮后，由于雌激素和孕激素都减少，乳腺组织的改变也逐渐减轻、消失。此时，乳房也会变得松软，结节、胀痛的症状也随之消失。

23. 家长在女孩青春期乳房发育中应该扮演什么样的角色和起到什么样的作用？

在整个青春期，要鼓励和指导孩子大方、自然地与异性交往，在保护自己、尊重对方的基础上，积累与不同异性交流、共处的感受和经验。家长要珍惜和呵护孩子在青春期的情感发育，使之成为孩子成年后吸引与选择终身伴侣的美好开端。青春期和孩子谈性，好的沟通时机是美妙沟通的开始。青春期是女孩乳房发育的阶段，家长们应该及时替她们解决这些小困惑，从心理和生理上给予全方位的关怀和支持，让青春期的女孩们少一点疑惑，多一点自信和快乐。

青春期乳房常见异常表现及处理

1. 乳房虽然发育，但比同龄人小很多是什么原因？

乳房过小主要是由腺体组织的缺少所致，此外还与皮下脂肪及结缔组织发育不充分有关。

乳房过小可分为先天性和后天性。先天性乳房过小多因胚胎期乳腺始基受压迫而乳腺发育不良。后天性乳房过小多由一些乳腺内在因素或乳腺芽受损害造成。另外，乳房的发育还取决于整个营养状况和健康状况。如果女孩在生长发育的关键时期处于营养不良或严重的疾病等状态，可能会影响到乳房的发育。性腺器官分泌不足，或乳腺对性激素不敏感，也可能是乳房过小的原因。很多身体瘦长、乳房平坦，而卵巢内分泌功能正常的女孩，可归于此类。除此之外，遗传因素也是不可忽视的重要一环。

2. 乳房虽然发育，但比同龄人大很多是什么原因？

我们已经知道，青春期乳房发育个体差异是非常大的，如果乳房过度发育会使乳房体积过度增大，不仅会导致乳房下垂和形体臃肿等外观的欠雅，更会造成患者生活行动不便及身体的不适，带来身心痛苦。

乳房肥大也称"巨乳症"、乳房过度发育、腺体及脂肪结缔组织过度增生，是临床上常见的乳房疾病之一。乳房肥大多见于妊娠期后或青春期女性，双侧乳房同时增大最多见，也偶见单侧体积增大导致不对称，且常伴发有不同程度的乳房下垂。

女性乳房肥大的发病机制尚不明确，自发起病的女性乳房肥大患者体内激素水平在正常范围内，但如果患者存在肥胖、超重的情况，尚不排除体重过重是其发病的原因之一。乳腺组织局部雌激素增多或雌激素受体含量增高，都可能使乳腺组织对雌激素敏感性增加，引起乳房肥大。也有一些学者认为这类乳房肥大的发生与孕激素和催乳素相关，尤其是妊娠相关的乳房肥大。

3. 月经期前乳房胀痛是什么原因？

在月经来潮前出现乳房胀痛，这属于正常的生理现象，是经前期综合征的一种表现，与体内激素水平有一定关系。一般来说，吸烟、咖啡因摄入、压力过大等因素与乳房疼痛具有一定相关性。

我们一般把乳房疼痛的患者分为 3 类：周期性乳房疼痛、非周期性乳房疼痛和乳房外疼痛。如果是周期性月经前胀痛，往往与体内激素水平的刺激有关，在不影响正常生活的情况下，可通过注重调节自身情绪、保持心情舒畅、不要太过劳累、避免受凉、不要经常熬夜、减少咖啡因摄入，以及适量运动等，在一定程度上减轻症状。

4. 胖瘦和乳房大小有关系吗？

不一定。目前的观点来看，个体的胖瘦与乳房大小并不存在必然联系，但一些巨乳症存在肥胖、超重的情况，不排除体重过重是这类乳房肥大发病的原因之一。

5."太平公主"是什么原因?

青春期平胸首先应该考虑乳房未发育成熟的可能,此外受遗传因素、环境、营养、体质等多方面因素影响,乳房发育个体差异也很大。

在排除了上述情况的前提下,最常见的就是遗传因素。就像每个人的身高既受后天成长环境影响,也与先天遗传有关一样,乳房发育的最终大小也与很多先天因素有关。除此以外,由于乳腺发育主要依赖于雌激素的作用,当患有垂体肿瘤或卵巢疾病导致雌激素水平下降时,可能出现乳腺发育不明显,从而引起平胸。乳腺对性激素不敏感也会导致乳房发育过小,很多身体瘦长、乳房平坦,而卵巢的内分泌正常者,便属于此类。

另外,平胸与饮食、营养因素也有一定关系,乳房主要由乳腺组织和脂肪构成,若进食过多蛋白质及纤维素类食物,会导致体内脂肪含量较低,从而出现乳房内脂肪组织少,也可能导致平胸。幼儿期或青春发育时的乳房感染,也会导致平胸。

6.乳房一大一小是什么原因?

由于激素水平的波动及乳房作为激素作用终末器官的敏感性差异,发育中的乳房出现两侧不完全对称是比较常见的情况。在已经排除单侧乳房发育不全、发育闭锁、单侧乳腺脓肿或肿块等病理性情况后,如果女孩能够避免情绪不良或心理障碍等负面影响,那作为家长或医生来说,预期管理可能就足够了。在乳房完全发育结束之前,过多、过早干预可能是不适宜的。

当然,如果乳房发育已经完成,仍然存在双侧乳房较明显的不对称,适宜的隆乳手术或缩乳术是值得考虑的。

青春期过程中,考虑到女孩因此引发的自卑感或负面情绪甚至心理障碍等,也可以穿戴内衬乳垫的内衣或义乳等,提高自信心。

7. 青春期乳房、乳头发痒正常吗?

不一定。青春期乳房发育个体差异大,乳房、乳头偶有瘙痒不一定都是乳房本身的疾病所致,可能的原因有以下几种。

(1)接触性皮炎:与内衣的材质、松紧、摩擦等有关。

(2)病原体:螨虫等。

(3)洗澡次数过多,局部皮肤分泌的油脂过分缺失,皮肤干燥。

(4)乳房占位性病变压迫阻塞局部血液循环。

(5)肝功能受损,灭活雌激素障碍。

(6)乳头局部皲裂,损伤后修复过程中,都可使乳头发痒。

(7)焦虑、抑郁等不良情绪。

(8)过敏原:其他部位可能存在瘙痒,乳头更为敏感。

8. 乳房正常发育,但乳晕特别小(大),并且颜色浅(深)是正常情况吗?

多数情况下属于正常情况。乳晕是乳头周围皮肤色素沉着较深的环形区。乳晕的直径为 3~6 cm,色泽各异,青春期呈玫瑰红色,妊娠期、哺乳期色素沉着加深,呈深褐色。怀孕后乳晕的范围往往会增大,颜色加深,颜色加深主要是内在色素沉积和局部刺激加速了皮肤老化所致,随着时间的延长,颜色也可能逐渐淡化。但乳晕的大小和颜色因人而异,并不能单纯依据女性乳晕的大小和颜色判断其罹患疾病的情况。保持乳晕的颜色应主要着眼于局部清洁和减少刺激,如避免戴过紧的胸罩等。

由于乳晕在女性生活中裸露机会较少,女性乳晕的形态似乎可以忽略,但由于在同性或配偶面前仍有一些裸露的机会,所以如乳晕发育或后天异常,将直接损害女性的自信心,因此医生有责任帮助女性建立完整的乳晕形态。

9. 乳晕有毛长出怎么办?

乳晕是乳头周围皮肤色素沉着较深的环形区。乳晕部皮肤本身就具有毛发和腺体结构，包括汗腺、皮脂腺及乳腺等。所以，当乳晕区开始长出一些嫩嫩的毛发时，属于正常的生理发育过程，不需要过多的担心。

10. 青春期出现乳汁怎么办?

作为女孩的第二性征，乳房在青春期已经明显得到发育，乳房内部有腺泡和腺管，腺泡细胞有泌乳功能，腺管是乳汁的通道。

正常乳汁的分泌受垂体分泌的催乳素和催产素共同调控。催乳素作用于乳腺组织内的腺泡，刺激腺泡细胞分泌乳汁；催产素能促进乳腺管平滑肌收缩，使存在于腺泡内的乳汁经过导管流到乳窦，让乳汁从乳窦排出，形成喷乳反射。

乳房发育过程中并不分泌乳汁，青春期女孩泌乳是一种异常现象，一般来说，要警惕高催乳素血症和垂体瘤的可能。

高催乳素血症是一种下丘脑 - 垂体功能紊乱性疾病，女性主要表现为闭经、溢乳、月经稀发、不孕等。催乳素具有促使乳腺分泌乳汁的生理活性，高催乳素血症患者中溢乳发生率为 70% ~ 98%。溢乳为显性或挤压乳房时出现水样、浆液样或乳汁样溢液，多数情况下分泌量不多，重者也可自行流出。

催乳素瘤是最常见的具有内分泌功能的垂体瘤。催乳素瘤可分泌过量的催乳素，从而导致妇女闭经或月经紊乱、泌乳、停止排卵、不孕等症状。通过头颅影像学检查及测定血清里催乳素的含量来进一步确诊。

可能尚存在其他一些少见因素导致的青春期溢乳，但往往会伴随着病理性症状的出现，因此家长应该引起重视，及早带孩子来医院行进一步的检查和治疗。

11. 出现多乳房、多乳头的原因是什么？该怎么办？

副乳腺是除正常乳房外异常发育的乳腺组织，有的甚至会形成乳头、乳晕、乳腺组织俱全的多余乳房。副乳腺是先天性发育异常或畸形所致，是发育过程中残留的胚胎痕迹器官。

胚胎第 6 周（胚胎长 8 mm）时，在腹面双侧腋下至腹股沟线上，原始表皮增厚，形成两条对称的乳线。发育过程中，胸部以外的乳线逐渐萎缩消失，如果萎缩不完全或继续生长，则形成副乳腺。另有少数副乳腺发生在乳线之外的部位。

副乳腺在青春期女孩身上往往以可触及的腋下局部肿块为主要表现，在月经期可表现为局部胀痛、触痛等，有乳头者可出现乳头溢液，这是因为副乳腺和正常乳腺一样，受垂体、卵巢、肾上腺皮质等内分泌调节，故症状或体征往往从青春期开始较明显。

对小而无明显症状的副乳腺，外科医生认为一般不需治疗。但应注意其所含乳腺组织有发生各种乳房疾病的可能，故需随访观察。国内专家认为，出现以下情况可能需要考虑手术干预：①随月经周期出现胀痛，服药无效者；②副乳腺包块较大，影响美观者；③病史长，有乳腺癌家族史等乳腺癌易患因素者；④副乳腺出现肿瘤等继发疾病者。考虑到青春期女孩乳房发育存在的个体差异，手术往往选择在副乳发育成熟后的青、中年时期实施。

12. 乳房虽然发育，没有乳头是什么情况？

女孩发育过程中的无乳头畸形，往往伴随着无乳房畸形一同出现，而无乳头畸形的女孩，往往也存在乳头乳晕复合体的缺失。胚胎的乳头乳晕复合体通常要等到怀孕第 8 个月后才会发育，因此很难在早期产检中进行鉴定。

可能导致无乳头畸形的原因很多，报道最多的是外胚层发育不良性无乳头畸形。这种遗传性疾病的特点是外胚层发育不良，导致皮肤及其附件发育不良。其他与无乳头畸形相关的报道还可见 Al–Awadi/Raas–Rothschild 综合征，其特点是由基因突变或环境因素而导致的四肢骨骼部分缺失或严重发育不良。波兰综合征、鼻后孔闭锁 – 无乳头综合征、头皮 – 耳 – 乳头综合征等也会出现无乳头畸形。这些疾病的特点是，无乳头畸形往往不单独出现，常常合并皮肤、肌肉等外胚层来源组织的缺失。

针对无乳头畸形的情况，如果患者有需求，往往可以手术重建乳头乳晕复合体，手术技术成熟，方法较多。可切取乳房皮肤及皮下组织的一部分拉拢、缝合、重建乳头乳晕，也可以取小阴唇、足趾趾腹、耳垂、耳郭皮肤加软骨等再造乳头，用文身法将蘸有棕色染料的针刺入乳晕部的皮肤内，形成类似的乳晕，与健侧乳头、乳晕颜色相匹配。

13. 青春期乳房下垂的原因是什么？

正常乳房的形态包括：①扁平型；②半球型；③标准型；④圆锥型；⑤下垂型。其中，下垂型是女性最不乐见的乳房形态。导致胸部下垂的元凶，一是外部的地心引力；二是乳房悬韧带的松弛。

一般来说，重力作用是乳房下垂的外因。和平胸的女生相比，胸大的女生下垂的风险相对更大，因为地心引力与质量成正比。而乳房下垂真正内在的原因，是乳房悬韧带松弛。通俗地说，胸部是靠乳房悬韧带牵引住，以抵抗地心引力的，但往往在经历青春期的发育、哺乳期的涨奶、体内蛋白组织的流失后，韧带会发生老化、弹性下降等，对于乳房的支持作用大大减弱。所以乳房下垂往往也发生在哺乳后或老年时期。

乳房依附的组织是胸大肌、胸小肌，以及一些其他小的胸部肌群，如果胸肌群萎缩或力量不足，那么乳房也就会松垮下垂。所以，想要改善胸型，我们应该去训练胸部的肌肉，特别是中胸部和下胸部的肌肉，它们靠近乳头线，锻炼它们会让你的胸部挺翘。

乳房悬韧带承托着我们胸部的重量。胸部的剧烈运动，会让韧带拉长或损伤，从而造成乳房下垂。一件合适的运动内衣，能够保护胸部，保证胸部在运动时既不晃动也不受到压迫。需要注意的是，体重过快增加或下降也会引起乳房悬韧带松弛，所以稳定体重也相当重要。

14. 青春期乳房过早衰老怎么办？

通常女孩认为的乳房早衰，一是乳房皮肤松弛，二是乳房提前出现下垂的形态。目前没有科学数据说明青春期性器官发育快会导致其加速衰老。

前文已经提到，因为地心引力、自身体重、胸部大小等外部原因及乳房悬韧带松弛的综合作用，可能引发乳房早衰的表现。青春期女孩可以通过选择合适的内衣，加强胸肌的锻炼，合理搭配膳食营养等加以改善，不需要过分担忧。

15. 乳头无色溢液、黄色溢液及血性溢液是什么原因？

因乳头溢液到医院就诊的女性中，95% 是由良性原因引起的。通常来说，恶性肿瘤相关的乳头溢液多为自发性，通常发生于一个导管，呈持续性，并且是血性的或检验发现含有血液。

一些青春期少女乳腺发育成熟后，乳腺导管上皮生理活动比较活跃，导管可能产生分泌物从乳头溢出，多无血。某些药物也可能引起乳头溢液，如避孕药、镇静药等，还有一些内分泌疾病也可能出现乳头溢液，如垂体瘤，应该注意有没有颅内症状。

乳头溢液常见的乳房疾病有乳腺导管扩张、乳腺肿块样囊肿、乳腺囊性增生症、乳腺导管内乳头状瘤，甚至包括乳腺癌等。乳头溢液的颜色、性状多样，若非血性溢液，则是癌的可能性小一些，但不能完全排除。乳头血性溢液最常见的情况是导管内乳头状瘤，也有一些是乳腺导管内乳头状癌，但良性的概率还是大一些。

对于乳头溢液，家长还需要关注以下几点：①自发还是诱发；②单侧乳房还是双侧乳房；③单个导管还是多个导管；④溢液的性质：水样、黏液样、浆液样、血清样、血性、清亮、乳汁样、绿色、深蓝色等；⑤溢液的频率和液体量。这些信息对于医生判断乳头溢液的原因非常重要。

16. 乳头内陷是什么原因？乳头内陷并出现分泌物是什么原因？

乳头不能凸出而是向内凹陷，称为乳头内陷。乳头内陷的程度因人而异，轻者仅表现为不同程度的乳头低平或回缩，受刺激后可凸出或可挤出乳头；重者表现为乳头完全陷于乳晕内，无法被牵出，呈火山口状，并常伴有分泌物或异味。内陷的乳头即使挤出，一般也较细小，常无明显的乳头颈部，并呈分裂状。

乳头内陷可以是先天性的，也可以是获得性的。获得性的原因根据常见程度，依次为导管扩张、导管周围乳腺炎、乳腺癌、乳腺结核等。

乳头内陷后出现分泌物，可能的原因一是同正常乳头溢液一样，导管上皮增生活跃引起，或是某些药物、内分泌疾病引起；二是获得性乳头内陷的原发病因导致的乳头溢液，如非哺乳期乳腺炎或乳腺脓肿、合并导管内病变的，导管内脓液及分泌物会经乳头排出。

17. 摸到乳房肿块怎么办？

很多青春期女孩，会在洗澡或睡觉前无意间摸到一个乳房肿物。

"天哪，我乳房长肿块了，会不会是乳腺癌？"这种情况会让人情绪紧张，甚至整晚失眠，拿出手机在网上各种搜索，自己诊断得了"乳腺癌"。事实究竟如何呢？首先，您自己摸到的不一定是肿块。因为不是专业医生，很多人没有掌握正确的乳房触诊方法。采取抓捏的方法检查乳房，往往会将腺体误认为肿块。其次，如果触摸到的确实是肿物，我们可以在肿物两头一起推动，看看肿块会不会"跑"，以此来判断肿物活动度是否良好；再摸一下肿物表面是否光滑，看看您触摸到的肿物是否和皮肤"粘"在一起。最后看看是否能摸清楚肿物的形状，肿物周围是否是光滑的，肿物是否与周围组织"长"在一起。如果您摸到的肿物是会"跑的"、光滑的、没有和皮肤"粘"在一起，那么初步可以判断肿物是良性的可能性大。但需要强调的是，我们在这里教您的触诊方法只是在无法立即就医的前提下，缓解紧张情绪的判断方法。一旦发现乳房肿物，请及时就医，听取专业意见。肿物性质的诊断需要专科医生查体，并结合影像学检查，最后通过病理学来进行最终诊断。

18. 哪些因素容易对青春期乳房的发育产生影响？

胚胎时乳房组织发育不良，影响了以后乳腺的增生；卵巢功能发育不良，分泌的雌激素和孕激素减少，乳腺组织由于得不到足够的激素刺激而影响发育。这些女孩除乳房扁平外，常伴有月经过少或闭经等症状。以上两类乳房发育不良经过性活动、妊娠及哺乳，乳房即可增大，并能够分泌乳汁；由于保持体重、体型，过度控制饮食，在体重明显下降的同时，乳房的发育也会受到影响。有的女孩束胸，也会限制乳房的发育。

青春期常见乳腺疾病

○ 克兰费尔特综合征

1. 什么是克兰费尔特综合征?

克兰费尔特综合征（KS）是男性最常见的性染色体疾病，1942 年，由 Klinefelter 首次报道了该类患者。KS 发病是以性染色体不分离而致患者多一条 X 染色体为遗传学背景，可能是卵细胞在成熟分裂过程中，性染色体不分离，形成含有两个 X 的卵子，这种卵子若与 Y 精子相结合即形成 47，XXY 受精卵。

2. 克兰费尔特综合征的临床表现

KS 患者临床表现多样，常于青春期或成年期时才出现异常。患者体型较高，下肢细长，皮肤细白，阴毛及胡须稀少，腋毛常常没有，呈类阉体型。约半数患者两侧乳房肥大。患者外生殖器常呈正常男性样，但阴茎较正常男性短小，两侧睾丸显著缩小，多小于 3 cm，质地坚硬，性功能较差，精液中无精子，患者常因不育或性功能低下求治。智力发育正常或略低。

3. 克兰费尔特综合征的治疗

尽管补充雄激素在 KS 患者中是一项常规治疗，但治疗效果及患者结局缺乏循证医学评估。雄激素补充治疗可以改善激素缺乏的相关症状，但对基因异常的相关症状无明显作用。早期的激素补充是否会对未来生育治疗的效果造成不良影响目前存在争议。

○ 青春期男性乳腺发育

1. 青春期生理性男性乳腺发育正常吗？

是的。青春期生理性男性乳腺发育是雌激素水平升高，游离睾酮产生延迟及组织对雌激素敏感性增高所致。该时期的青少年心理处于敏感期，女性第二性征的出现易产生焦虑和社交困难。发育通常持续 6 ~ 12 个月，大部分生理性男性乳腺发育可自行消退，仅有 10% 左右延续至成年。因此，健康教育及心理疏导的作用尤为重要。

2. 青春期男性乳腺发育的原因有哪些？

男性乳腺发育是男性乳腺组织的良性增生，其特征是一侧或双侧乳房增大，乳晕下可触及实性触痛性包块。尽管大多数男性乳腺发育患者无明显症状，但会对患者的心理造成较大影响。雌激素直接刺激乳腺导管的发育，而睾酮则抑制乳腺生长。有效雌（雄）激素水平的失衡是男性乳腺发育的根本原因。

除生理因素外，多种药物可以导致男性乳腺发育，如抗雄激素药物、外源性雌激素等，还有一些抗逆转录病毒药物、化疗药物、心血管药物、胃肠道药物、中草药等也会引起男性乳腺发育。临床也会常见一些能引起男性乳腺发育的疾病，包括性腺衰竭、甲状腺功能障碍、肝硬化、肾功能不全、肿瘤、过度肥胖等。对于药物或其他疾病引起的男性乳腺发育，停药或针对病因的治疗往往更加有效。

3. 青春期男性乳腺异常发育怎么判断？

男性乳腺异常发育的评估其主要目的是与假性乳房发育进行区分，并且排除男性乳腺癌的可能，确定导致男性乳房异常发育的原因。

通过将乳晕下组织与相邻的皮下脂肪（如腋前褶皱处脂肪）比较，可以帮助区分真实的乳腺组织（男性乳房异常发育）与脂肪。男性乳房异常发育应该是乳头下方一团对称的、质韧的腺体组织，如果乳头下方组织触感更倾向于像脂肪，则考虑假性乳房发育的可能性更大。家长还应注意男孩第二性征发育情况，应注意阴毛的数量和分布，阴茎的大小和发育，以及睾丸的大小。

4. 青春期男性乳腺异常发育要做哪些检查？

（1）病史

①局部乳房相关：乳房增大的程度；乳房疼痛或触痛的时间；出血、溃疡等病理性症状。②全身性疾病：近期体重变化；肝脏疾病；慢性肾功能衰竭或透析病史；甲状腺功能亢进；性欲改变；性腺功能减低；药物使用；毒品接触史；外源性雌激素等。

（2）体格检查

①男性化特征：声音、面容、毛发、肌肉、体格发育等。②乳房触诊：真假性乳房发育的鉴别；可疑乳腺癌；乳腺疼痛。③生殖器检查：睾丸大小、是否合并隐睾；阴茎大小及发育状态；阴毛发育。④慢性肝病或肾病导致的皮肤变化。⑤甲状腺检查及甲状腺功能亢进的检查。

（3）实验室检查

①肾功能。②肝功能。③甲状腺功能。④血清睾酮水平、黄体生成素、促卵泡激素、催乳素水平、雌激素等。⑤肿瘤标志物。⑥肾上腺激素水平。

（4）影像检查

①乳腺 X 线。②乳腺 B 超。

5. 青春期男性乳腺异常发育的治疗方法有哪些?

生理性男性乳腺发育大多能自行消退,一般无须治疗。药物引起者停药后即可消失,病理性者着重治疗原发病。

对于以脂肪增加为主的假性乳腺发育,首要建议是减轻体重,如果减轻体重后乳房情况未见好转或仍然被增大的乳房困扰,则可考虑行整形手术。无症状青春期男性乳腺发育或长期无症状的男性乳腺发育无须治疗。

对于患有新发或伴有持续疼痛的男孩,应进行进一步评估,以确定可能导致疼痛的原因。伴有症状的男性乳房发育症,如乳房疼痛、压痛或出于美容原因都应进行治疗,因为乳房肿大可能在许多年轻男性中引起相当大的社交焦虑。

药物治疗可选择雌激素受体拮抗剂,如三苯氧胺。雄激素治疗对雄激素缺乏者可以减轻其乳腺发育,但在雄激素水平正常的患者中,常因雄激素在体内转化为雌激素反而加重乳腺发育,因此并不推荐。芳香化酶抑制剂能抑制体内雄激素的芳香化,从而减少雌激素的生成。

男性乳房过大、胀痛不适引起精神负担者,经药物治疗无效或疑有肿瘤者,乳腺发育超过 12 个月,睾丸大小已经达到成年人大小,可以考虑手术治疗。手术可通过乳晕下切口作皮下乳腺切除术,但术后可有乳头内陷或偏斜伴感觉减退。瘢痕明显者也可使用脂肪抽吸术治疗,术后乳房形态自然,瘢痕小而隐蔽。

6. 青春期男性乳腺异常发育有哪些表现?

原发性男性乳腺异常发育表现为乳晕下导管组织及纤维组织增生。部分患者乳房增大呈现脂肪堆积,无明显腺体,为假性乳房发育。原发性男性乳腺发育一般多无症状,但部分患者会因外形困扰或担心恶变而产生焦虑。少数患者也可有触痛、胀痛等轻度症状。

一般根据临床表现进行分级，目前应用最多的是 1973 年由 Simon 等提出的乳房分级：① 1 级，为轻度乳房增大，无明显皮肤冗余。② 2 级，为中度乳房增大，其中又将有无皮肤冗余分出 2 个亚级，2a 无皮肤冗余，2b 伴皮肤冗余。③ 3 级，为乳房明显增大，伴皮肤冗余。

7. 真性乳腺发育和假性乳腺发育怎么区分？

男性乳腺发育主要是乳晕下腺体组织的增生，因此，根据乳房的内容物，可以分为真性乳腺发育和假性乳腺发育。单纯的脂肪堆积，无明显乳晕下腺体组织，即为假性乳腺发育，这种情况的患者多为全身性肥胖，并且无乳房疼痛或触痛。

真性乳腺发育的患者可触及有弹性的或坚实的盘状组织，以乳头为中心向四周延伸，并且手指合拢可感觉到阻力，而假性乳腺发育手指合拢时无阻力感。如果查体无法区别时，可进行乳腺超声检查，其可直观地显示乳腺大小、形态和内部回声，同时还可直观地显示乳房中是否有肿块，以及肿块的性质、部位、大小、形态、边界及血流信号等，对真、假性乳腺发育的鉴别准确可靠。

○ 乳腺增生症

1. 乳腺增生症、乳腺纤维囊性变、纤维囊性乳腺病这几个是不同的病，还是一类病？

我们经常会听周围人说"我有乳腺增生""医生我有乳腺增生症""我有纤维囊性乳腺病"等。这常常会使我们疑惑。下面就给大家解答一下相关困惑。首先，我们来看一下"乳腺增生"与"乳腺增生症"。这是两个经常被提到的名词，乳腺增生其实算是一个病理学领域名词，即乳腺导管和小叶增生。但目前在国内有些地方却成为临床诊断，只要伴或不伴乳房疼痛或影像学提示乳腺增生、小叶增生，都会被定义为乳腺增生。而乳腺增生症是乳腺正常发育和退化过程失常导致的一种良性乳腺疾病，本质上是由乳腺主质和间质不同程度地增生及复旧不全所致的乳腺正常结构紊乱。除这两者以外，还有"乳腺病""乳腺增生病"等多种称谓，2016年国内《乳腺增生症诊治专家共识》经专家投票决定采用"乳腺增生症"这一名称。

在国外，并没有乳腺增生症这个概念。国外将症状上可以伴或不伴有乳房疼痛，乳房触诊呈现包块及条索状感觉，可能伴有触痛，可能与月经周期、情绪相关的症状称为乳腺纤维囊性改变（fibrocystic change of the breast）、纤维囊性乳腺病（fibrocystic breast disease，FBD）。

由上可知，对于乳腺增生症，国内外称呼不同，在国内由于命名混乱，可能会导致很多女性过于恐慌，甚至一头雾水。中华预防医学会妇女保健分会乳腺保健与乳腺疾病防治学组已经将名称规范为乳腺腺病、纤维囊性乳腺病、乳腺纤维囊性改变、良性乳腺结构不良、硬化性腺病、乳腺囊肿、慢性囊性乳腺病、乳腺囊性增生病、乳房纤维硬化症、乳腺增生等。医学院校常用的外科学教材中称之为乳腺囊性增生病或乳腺病将上述名称统一称为乳腺增生症。

对于青春期女性，乳房呈现与月经相关的周期性疼痛是一种正常生理表现，大可不必恐慌。保持良好的情绪，充足的睡眠，健康的饮食即可。

2. 怎么判断自己是不是得了乳腺增生症？

乳腺增生症的主要临床表现有乳腺疼痛、结节状态或肿块，部分患者合并乳头溢液。疾病早期患者主诉的疼痛可为与月经周期相关的周期性疼痛，而乳腺囊性增生病患者常为定位明确的非周期性疼痛。乳腺结节状态包括颗粒状结节、条索状结节及局限性或弥漫性腺体增厚等，结节常为多个，可累及双侧乳腺，亦可单发。肿块一般较小，形状不一，可随月经周期性变化而增大、缩小或变硬、变软。少许患者伴有乳头溢液，常为淡黄色、无色或乳白色浆液。

对于青春期女性，相关影像学检查首选乳腺 B 超即可，如有需要再行乳腺 MRI 检查。超声表现多为回声增粗、增强，内可见低回声结节，结节边界不规则，界限欠清晰，后方回声无衰减或有轻度增强，彩色多普勒仅见少量点状或短棒状血流信号。实性病变呈局限性低回声，囊肿表现为无回声的液性暗区，边界光滑锐利，有明显的病变后方回声增强效应。

3. 乳腺增生症是否需要治疗？

大多数乳腺增生症无须治疗。对于疼痛轻微的青春期女性，可以定期观察，半年复查一次乳腺超声即可。对于疼痛影响工作、生活及睡眠的女性，可予以口服乳腺增生相关药物治疗。对于以下情况者，需要手术。

（1）如乳腺超声或 MRI 提示为囊肿，需行细针穿刺抽吸，抽吸后行细胞学检查以排除恶性病变。

（2）如乳腺超声或 MRI 提示为实性占位，需行手术或者组织学穿刺，以明确性质。如提示为乳腺增生症或其他良性病变，可予以随访观察或按相应病变的处理原则治疗。如提示为非典型性增生，予以密切随访、药物干预或手术干预。如提示为乳腺恶性疾病，按恶性疾病的处理原则规范化治疗。

4. 乳腺增生症会癌变吗？

单纯的乳腺增生症不会恶变，只需随访观察即可。随着乳腺癌发病年轻化的趋势，对于青春期女性来说，可以定期复查。

对于病理提示非典型增生的情况，首先要明确，若非典型性增生是癌前病变，需要更加密切的随访。其次还要明确是否有恶性肿瘤，特别是乳腺癌家族史。

○ 青春期乳腺纤维腺瘤

1. 青春期乳腺纤维腺瘤是怎么发生的？

发生在月经初潮前的乳腺纤维腺瘤称为青春期乳腺纤维腺瘤，年龄一般在 14 岁前后，该瘤与经期关系密切。其发生可能与内分泌调节障碍、雌激素突增有一定关系。

2. 青春期乳腺纤维腺瘤有哪些表现？

本病的特点之一是月经初潮前肿物已发生。本病初始肿瘤较小，增长缓慢，月经来潮后，乳腺发育成熟。乳腺纤维腺瘤受迅速增多的雌激素反复作用而明显增大，通常直径大于 5 厘米，迅速增大的肿瘤挤满乳腺。有的可见乳头移位，乳腺皮肤紧张、发亮、温度增高，常见乳腺皮肤表面静脉曲张。肿瘤可呈半球形或不规则的分叶状。

3. 确诊青春期乳腺纤维腺瘤需要哪些检查？

大多数青春期乳腺纤维腺瘤首选乳腺彩色多普勒超声检查。但是少部分青春期巨型纤维腺瘤，由于肿物较大，占据乳房较多，挤压皮肤，导致活动度较差时，容易被误诊为乳腺恶性肿瘤，需要行乳腺磁共振成像检查以帮助鉴别，并明确肿物与胸壁是否粘连。青春期乳房开始发育，腺体致密，X 线无法穿透致密乳房，一般不行乳腺钼靶检查。

4. 青春期乳腺纤维腺瘤如何治疗？

手术是青春期纤维腺瘤的主要治疗方式。并且由于青春期纤维腺瘤瘤体巨大，为了避免瘤体持续快速增大，影响乳房外形，医生一般都会建议患者尽早手术。出于美观原因，往往会选择乳晕弧形切口或乳房下皱襞切口，将手术对外观的影响降到最低。

5. 青春期乳腺纤维腺瘤如何预防？

青春期纤维腺瘤主要与个体体质相关。多发生于卵巢功能逐渐成熟的青春期，与体内雌激素环境不稳定有关，雌激素过多是发病的重要因素。少数复发的病例，与初次手术切除范围过小有关。所以，手术时一并切除瘤体周围组织可降低该病复发的风险。

6. 青春期乳腺纤维腺瘤是否会发生癌变？

青春期乳腺纤维腺瘤由上皮组织和纤维组织两种成分构成。虽然上皮组织癌变的概率很小，但纤维组织恶变的可能性略大，有发展成为肉瘤的可能，总的来说恶变率在 5% 左右，因此一旦诊断为青春型乳腺纤维腺瘤，一般仍建议手术切除。术后通过病理与肉瘤鉴别。

7. 怎么确定我长的"肿块"是纤维腺瘤而不是其他？

对于青春期女性，纤维腺瘤为最常见的肿瘤。对于比较表浅，大于1 cm 的肿瘤可被自行触及。乳腺纤维腺瘤有着几个明显特点：肿物表面光滑，到处跑（活动度好）；能够摸得清肿物的形状，如圆形或椭圆形（与周围组织边界清楚）；没有和皮肤长在一起（与皮肤无粘连）；并且皮肤颜色不会有改变。当然，如果自己判断不清。建议咨询乳腺专科医生。

8. 乳腺叶状肿瘤是什么？和纤维腺瘤有什么区别？

乳腺叶状肿瘤属于双向分化的纤维上皮类病变。2003 年世界卫生组织（WHO）将其命名为叶状肿瘤。在所有乳腺肿瘤中，乳腺叶状肿瘤仅占 0.3%～0.9%，占所有纤维上皮性肿瘤的 2%～3%。可发生于从青春期到绝经后的任何年龄，分为良性、临界病变和恶性三大类。目前对乳腺叶状肿瘤的病因尚不清楚，一般认为与月经状态、有无生育、婚姻状态及是否使用避孕药等因素相关。终生未婚、未育的妇女及育龄时使用口服避孕药的妇女，绝经后妇女患乳腺叶状肿瘤的危险性更高。乳腺叶状肿瘤的临床表现无特异性，一般病史较长，生长缓慢，表现为无痛性单侧单发结节状的实性肿块，边界清楚、质韧，一般呈进行性生长，肿瘤大小差别很大，直径小者不到 1 cm，大者甚至可达 20 cm，平均 4～5 cm，直径＞4 cm 的肿瘤更倾向于乳腺叶状肿瘤。乳腺叶状肿瘤的治疗主要靠手术切除。

叶状肿瘤与纤维腺瘤均为纤维上皮性肿瘤，二者在临床表现及影像特征方面有相似之处。后者发病高峰年龄为 15～25 岁，较叶状肿瘤早，多发病灶者较叶状肿瘤常见，病程较长，多缓慢增大或无变化，自然消退或快速增大者较少见。影像学特征二者相似，但叶状肿瘤的平均直径较纤维腺瘤大。叶状肿瘤与纤维腺瘤有相似的组织学特点，叶状肿瘤中可见因明显的管内型生长及丰富的间质细胞而形成的成熟的叶状结构，间质细胞通常呈弥漫性生长，但有时也主要集中于上皮性裂隙周围。二者的鉴别主要依赖病理学结果。对于青春期的女性，如果自行触及肿物应及时就诊，不应自行盲目判断，以免引起不必要的恐慌。

○ 乳腺导管扩张

1. 乳腺 B 超提示乳腺导管扩张，但没有任何症状或仅伴有乳房疼痛，一定需要手术吗？

不是的。作为一名乳腺外科医生，在门诊坐诊时经常会遇到焦虑的患者拿着一张写有"乳腺导管扩张"的乳腺彩超报告前来咨询。首先，我们来了解一下乳腺导管的功能。乳腺导管在哺乳期主要承担着运输乳汁的功能，所以，在哺乳期乳腺导管肯定是扩张的，扩张程度和导管内乳汁含量相关。所以，在哺乳期导管扩张很正常。不过，确实有少部分处于非哺乳期的青春期女孩，行乳腺彩色超声检查时，也会提示导管扩张，并且有时候乳头会有清亮的液体溢出。针对这种情况，如果只是单纯提示导管扩张，超声并没有发现扩张的导管内有瘤体存在是不需要任何处理的，只需定期随访观察即可。针对乳房疼痛，如果疼痛轻微并且与经期相关，可以选择改善饮食及调整心情与睡眠。如果疼痛严重，影响工作生活及睡眠，需要一定的药物干预。如果扩张的导管内有瘤体存在，才可能需要手术处理。如果没有看见瘤体，超声提示导管扩张，并且乳头溢液为血性，也需要及时就医进一步检查。

2. 乳腺导管扩张和乳腺导管扩张症是一个意思吗？

不是的。乳腺导管扩张，是一个乳腺彩色超声下的描述性诊断。行乳腺彩色超声检查时，只要超声医生看到乳腺导管有扩张，哪怕没有任何症状，都会进行描述。如果超声没有发现扩张的导管内有瘤体，患者也不存在乳头血性溢液，是不需处理的。

乳腺导管扩张症是一种常见的乳房良性疾病。有学者也称之为浆细胞性乳腺炎，认为二者是同一种疾病，有学者则认为是同一种疾病的两个阶段。目前，关于二者的关系，学术界暂未达成共识。编者更支持第二种看法，即同一种疾病的两个阶段。乳腺导管扩张症是以乳头附近主导管引流停滞为基础而命名，当病变发展到一定时期，导管周围出现以浆细胞浸润为主的炎症时，才为浆细胞性乳腺炎。其病因暂时不明确，可能的原因为乳头内陷畸形或发育不良，哺乳期有乳汁潴留或哺乳困难，炎症、外伤及乳晕区手术等累及乳管，乳房退行性变致乳管上皮细胞退化、萎缩脱落、收缩无力等，还可能与自身免疫和内分泌功能失调有关。

其临床表现分为3个阶段：①慢性炎症阶段：以导管扩张为主，管腔内及管周有炎症反应；②亚急性炎症阶段：导管内和管周的炎症不断加重，并有轻微的疼痛，似乳腺囊肿或慢性小脓肿，但无明显脓液；③急性炎症阶段：乳房肿块伴有疼痛、肿胀、皮肤发红，全身轻度发热。

慢性炎症阶段为乳腺导管扩张症，急性炎症阶段为浆细胞性乳腺炎，亚急性炎症阶段为两阶段的过渡。

3. 乳腺导管扩张和乳腺增生症有什么关系？

乳腺导管扩张，是一个乳腺彩色超声的描述性诊断。

乳腺增生症是乳腺正常发育和退化过程失常导致的一种良性乳腺疾病，本质上是乳腺主质和间质不同程度地增生及复旧不全所致的乳腺正常结构紊乱。

两者是相互独立的两个概念，可以同时存在，也可以单独存在。

4. 有了乳腺导管扩张就会得乳腺癌吗？

不是的。如果是单纯的乳腺导管扩张伴或不伴清亮溢液，仅需定期随访即可。

如果超声发现扩张的导管内同时存在瘤体或有血性溢液，则需要手术切除病变导管及瘤体并行病理检查，来进一步明确肿瘤的性质。

○ 幼年型乳头状瘤病

什么是幼年型乳头状瘤病？怎么治疗？

幼年型乳头状瘤病好发于年轻女性的乳腺肿瘤，发病的平均年龄是 23 岁。它是以导管上皮乳头状不典型增生和大量的囊肿为特点。除触及肿块外其他症状较少，有的病例可有疼痛和乳头溢液。此病具有一定遗传特性，部分病例的直系或非直系亲属患有乳腺癌，少部分病例日后会发展为乳腺癌。手术为主要治疗方式。诊断以病理诊断为主。

○ 乳腺表皮样囊肿

1. 乳房无缘无故红肿是什么原因？

一般来说，乳房红肿主要见于哺乳期妇女，由哺乳期乳腺炎所致。对于青春期女性，如果出现乳房红肿热痛有以下几个原因：第一，浆细胞性乳腺炎；第二，肉芽肿性小叶性乳腺炎；第三，乳腺表皮样囊肿。前两者临床上比较难鉴别，主要是依靠病理学进行诊断，治疗也相对比较复杂。表皮样囊肿过去也叫皮脂腺囊肿，其实就是俗称的乳房粉瘤，此病症通常是由于皮脂腺排泄管堵塞，以及皮脂腺囊肿上皮被逐渐增多的内容物填充而形成。一般高于皮肤表面，发病部位慢性增大，囊肿和皮肤有粘连的情况。当出现细菌入侵之后患者还会出现局部红肿热痛的症状，触摸的时候还会有波动感，有时还会伴有明显的体温升高，脓肿破裂后可闻及臭味。

2. 乳腺表皮样囊肿感染、破裂怎么办？

乳腺表皮样囊肿如果出现反复的感染的话，可以使用红霉素等抗生素软膏外用。破裂后，可先口服抗炎药治疗，并每日换药，保证伤口充分引流。囊肿是无法自愈的，需炎症消退后行手术切除，这样创伤比较小。

O 肉芽肿性小叶性乳腺炎和浆细胞性乳腺炎

肉芽肿性小叶性乳腺炎和浆细胞性乳腺炎是什么？如何预防和治疗？

肉芽肿性小叶性乳腺炎是一种非细菌性感染，非干酪样坏死，局限于乳腺小叶，形成肉芽肿为主要特征的乳腺慢性炎症性疾病。

浆细胞性乳腺炎，又称导管扩张症，是乳腺的一种慢性非细菌性炎症，是由各种原因引起的乳腺导管腔内分泌物淤滞、异常增多、乳腺导管扩张及分泌物溢出。可在导管周围出现无菌性炎症及肿块，且乳头有粉刺样或浆液性溢液，病变中可找到大量淋巴细胞浸润。

两者临床表现相似，均会出现乳房皮肤发红、乳房疼痛、乳腺脓肿、乳房肿块及乳腺窦道等表现，二者主要依靠病理学来明确诊断。

在治疗上，两者治疗方式各有异同。根据《非哺乳期乳腺炎诊治专家共识》，可使用广谱抗生素控制急性炎症反应。在未知感染菌种和药敏结果之前，采用大剂量联合广谱抗生素治疗，获得药敏结果后，依药敏结果选用敏感的抗生素，非急性期的患者不需长期接受广谱抗生素治疗。

浆细胞性乳腺炎行手术治疗，手术宜在无明显急性炎症表现、肿块稳定且局限时进行。对反复发作形成窦道、病理学检查确诊为导管扩张症或浆细胞性乳腺炎的患者可采用抗结核治疗。

肉芽肿性小叶性乳腺炎也可行手术治疗，但目前多数共识认为先使用激素缩小病灶然后再手术，主要以类固醇激素治疗为主。

两种疾病虽然是乳腺良性疾病，但是诊断依赖病理学，治疗上较为复杂，复发率高，使用抗结核及激素类药物不良反应大。故诊断及治疗需咨询专科医生，在专科医生指导下进行。

目前，两种疾病的病因尚不明确。故预防手段有限，可能的预防手段有戒烟和避免吸二手烟、避免乳头内陷、保持乳房卫生等。

○ 生理性乳房疼痛

1. 什么是生理性乳房疼痛？

女性在不同时期由生理变化引起的暂时性乳房疼痛称为生理性乳房疼痛。对于青春期女性，主要有以下两种。

第一，青春期乳房胀痛，多发生在 9～13 岁，先是乳头隆起，可在乳头下的乳房组织中出现蚕豆大小的圆丘形硬结，伴有轻微胀痛，在女性初潮后一般会随着乳房的发育成熟而自行消失，不需要特殊治疗。

第二，经前期乳房胀痛，许多女性月经来潮前双乳胀痛，轻者乳房胀满发硬压痛；重者乳房受轻微撞击或震动即感胀痛难忍，原有颗粒状或结节感更加明显。这是由经前体内雌激素水平增高、乳腺增生、乳腺间组织水肿所致。月经开始后雌激素水平下降，乳房胀痛随之消失。

2. 生理性乳房疼痛怎么治疗？

青春期少女生理性乳房疼痛，一般无须治疗。但如果疼痛长时间不缓解或者有持续加重的趋势，建议及时就医检查。在医生的指导下用药。

3. 生理性乳房疼痛如何进行心理疏导?

青春期是一个敏感的年纪,伴随着互联网时代带来的资讯爆炸,很多青春期的女孩不愿与父母交流,出现乳房疼痛后求助于互联网,自行搜索出很多信息,看到内容会过度恐慌,怀疑自己是不是得了乳腺癌,这些负面的情绪会影响生活、学习及睡眠。所以,当青春期出现乳房疼痛后,能够正确认识并进行心理疏导尤为重要。前述的内容中,我们已经说到,青春期主要存在两种生理性乳房疼痛,青春期乳房胀痛和经前期乳房胀痛。首先,我们来了解这两种胀痛出现的原因。

青春期乳房胀痛:月经初潮前 2 ~ 3 年乳房就可以开始发育,这时候少女的体内分泌雌激素,雌激素作用到乳房,促进乳房腺泡、腺管的发育,而使血管增多,毛细血管的通透性增加。在雌激素作用下,乳房会开始充血,从而导致紧绷,乳房会感到胀痛。先是出现乳头的隆起,然后是乳房组织内出现各种大小的圆形硬结,有轻微的胀痛感。这个过程乳房会变得异常敏感,平常都有紧绷的感觉,特别是在受到外力作用的时候,会感觉特别的疼痛。随着乳房逐步发育成熟,特别是月经来潮以后,体内会产生另一种激素,叫作孕激素,可以缓和雌激素的作用,阻止乳腺的增殖,将减轻水肿,这样乳房趋于平衡,就不会再感觉到特别的疼痛。

经前期乳房胀痛:月经来潮前乳房胀痛主要是由经前体内雌激素水平增高,乳腺增生,乳腺间组织水肿引起的。当月经来潮后,体内雌激素水平下降,乳房会变得柔软松弛,胀痛感也就逐渐消失。

由上面的介绍,我们可以知道,青春期乳房胀痛和经前期乳房胀痛是两种正常现象。处于青春期的孩子不必恐慌。虽然现在互联网上信息量很大,但是由于青春期正处于认识世界的过程,很多女孩并不具备分辨信息的能力。此外,如果出现了疼痛,我们可以积极与家庭中的女性亲属沟通,毕竟她们也经历过青春期这个过程。并且保持充足的睡眠、足够的运动,以及健康的饮食,这些可以使我们有良好的情绪来面对生理性乳房疼痛。

○ 乳腺癌

1. 吃什么食物能够减少青少年患乳腺癌的风险？

当我们吃更多的蔬菜时，会减少许多癌症的风险。西兰花、豆芽和卷心菜等蔬菜具有抗癌作用。西红柿含有番茄红素，可以阻止体内的自由基。茄子含有一种抗氧化剂，可以切断癌细胞的血液供应。

2. 月经初潮和绝经年龄提前或较晚，会更容易得乳腺癌吗？

是的。如果女性月经初潮小于 12 岁或大于 17 岁的话，那么乳腺癌的发病风险则会增加 2.2 倍左右。而如果绝经年龄大于 55 岁或小于 45 岁，那么发生乳腺癌的风险也会增加 1 倍。所以，月经初潮和绝经年龄过早与过晚，都是影响乳腺癌的主要危险因素。

3. 青春期会得乳腺癌吗？

青春期得乳腺癌的概率非常小。

青春期常见的乳腺疾病是乳腺囊性增生症、纤维腺瘤等。但需要提高警惕的是，有极少数的乳腺增生症，会发展为不典型增生。其中，中度、重度不典型增生还有可能会演变为乳腺癌。为了及早发现可能存在的乳腺癌，我们要提高警惕，要学会自我检查乳房，防患于未然。乳腺癌是女性高发的、危害极大的恶性肿瘤，世界范围内有明显的发病率上升的趋势，而且近年来呈现出发病年龄年轻化的趋势。但我们只要提高警惕，及时发现癌前病变并处理，就可以做到防患于未然。

4. 青春期得了乳腺癌预后怎么样？

乳腺癌的预后与以下这些因素有关。

（1）癌基因：*HER-2/neu* 的表达和乳腺癌的预后有一定的关系。

（2）肿瘤侵害范围：①肿瘤大小；②腋淋巴结转移；③远处转移。

（3）雌、孕激素受体状况。

（4）肿瘤的病理类型和分化程度。

（5）其他组织病理学性质。

乳腺癌的预后与多种因素有关，确诊后应该积极配合治疗。青少年和年轻患者往往肿瘤临床 TNM 分期更晚，病理类型更具侵袭性，包括 HER-2 阳性乳腺癌和三阴性乳腺癌（TNBC）的发病率更高。年轻乳腺癌具有独特的生物学行为，与老年乳腺癌可能有着不同的疾病过程。

5. 青春期的花季少女得了乳腺癌必须切除乳房吗？

不一定。结合病灶大小、位置等多方面评估，同时具有保乳意愿且无保乳禁忌证是可以保留乳房的，包括临床 I 期、II 期的早期乳腺癌，肿瘤大小属于 T_1 和 T_2，且乳房有适当体积，肿瘤与乳房体积比例适当，术后能够保持良好的乳房外形的早期乳腺癌患者等。对于多灶性乳腺癌（同一个象限的多个病灶），也可尝试进行保乳手术，所以并非得了乳腺癌就必须切除乳房。

6. 青春期的男孩子会得乳腺癌吗？

青春期男性也可能会得乳腺癌。乳腺癌并不是仅存在于女性身上的，也会存在于男性身上，如果家族中有女性乳腺癌患者，那么有血缘关系的男性成员很可能也会有遗传基因。男性乳腺癌的主要症状与女性乳腺癌的症状相似，但是男性患有乳腺癌一般难以被发现，是因为男性胸部较小，肿块不易被重视。所以如果是感觉到胸部有肿块等异常情况，建议您及时到医院就诊明确病因。

7. 青春期乳腺癌的高危因素有哪些?

（1）一级亲属中的乳腺癌家族史，包括母亲、姐妹和女儿。

（2）与月经的关系，如月经初潮过早或过晚。

（3）不恰当使用雌激素，应用某些药物如避孕药、保健品等，导致外源性雌激素摄入增多。

（4）生活方式，如喝酒和抽烟，酒精摄入量和乳腺癌呈线性关系。

（5）饮食因素，肉类、煎蛋、黄油、奶酪、甜食、动物脂肪等可增加乳腺癌危险。

（6）锻炼不足。

8. 乳腺癌是传染性疾病吗?

不是。一方面，恶性肿瘤的发生可能与长期不良生活习惯和环境污染有关；另一方面，根据相关研究，5%～10% 的乳腺癌与基因遗传有关，家族中母亲或姐妹有人患乳腺癌，其女儿或姐妹患乳腺癌的概率比一般女性高 3 倍左右。但是乳腺癌是不会传染的。定期体检是预防的关键，保持良好的健康习惯，保持体质健壮，机体良好的免疫力仍会卓有成效地对抗癌细胞的入侵。

9. 我妈妈是乳腺癌患者，我该怎么办?

作为子女，应该勇敢地和妈妈一起面对，为母亲加油鼓气。同时要对母亲的心理进行疏导，让她可以正确面对自身的病情，更好地鼓足勇气，抵抗病魔，配合治疗，提高获得治愈的机会，更好地恢复。儿女需要和家人一起对母亲进行更加细心的照顾，让她感受到子女及家庭带来的温暖，缓解疾病带来的心理负担。

10. 青春期肉瘤（恶性分叶状囊肉瘤）和乳腺癌有什么区别？

乳腺分叶状囊肉瘤临床少见，形似纤维腺瘤、巨纤维腺瘤，属乳腺纤维上皮型肿瘤。我们可以通过一些特征将其与乳腺癌进行区别。

（1）叶状囊肉瘤生长缓慢，而乳腺癌病程较短。

（2）叶状囊肉瘤体积较大，凹凸不平，部分如橡皮样有弹性；而乳腺癌体积较小，质地较硬，无弹性。

（3）叶状囊肉瘤边缘清楚，而乳腺癌边界不清。

（4）叶状囊肉瘤为膨胀性生长，与皮肤不粘连，大多数表面有静脉曲张，随着肿瘤增大，皮肤张力大而菲薄，光滑呈水状。乳腺癌为浸润性生长，可与皮肤粘连，出现橘皮样改变，表面静脉曲张不多见。

（5）叶状囊肉瘤乳头正常，但可有推压移位，乳头溢液少见；乳腺癌如果位于乳晕下，则多数与乳头粘连，乳头可见抬高或内陷。

（6）分叶状囊肉瘤腋窝淋巴结转移较少见，而乳腺癌腋窝淋巴结转移较常见（腋下可扪及肿大的淋巴结）。平时在自我检查中，若发现问题应该及时告知家长，立即就诊，避免耽误治疗。

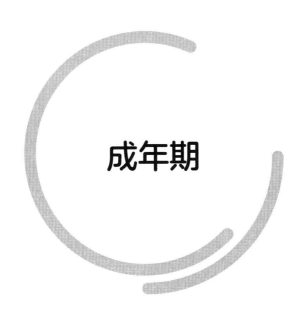

成年期

　　我是一只乳房，随着我的小主人一天天长大，不知不觉中，和我的主人一样，我和我的孪生姐妹也步入了成年期。我发现我们的外形变得饱满漂亮了，但是每个月总会有那么几天给主人带去不舒服的感觉，但几天之后这种情况就会逐渐消失了。在陪伴主人成长的过程中，我们在经历了主人妊娠、哺乳的过程，现在又回到了之前的生活轨道。

　　有时我们也会遇到一些困难，这些也会给我的主人带去烦恼和伤害。有时候她熬夜，情绪失控，作息不规律，也会使我们不舒服。我真的为她着急，怪她不爱惜自己的健康，伤害了我们，更伤害了她自己。有一次，她偶然间发现我长了一个结节，害怕得够呛，跑了一家又一家医院，做了很多检查，还请求医生给我做手术。幸亏当时有个医术精湛的医生及时劝导了她，我才幸免于难。现在那个结节好几年也没有变化，这才让她彻底放了心。还有一次，她的闺蜜发现我的同胞长了个包块，不疼不痒的，没啥感觉。她根据自己的经历告诉闺蜜不用去医院，结果闺蜜自己去了医院，没想到却确诊了早期乳腺癌。

　　跟着主人从小到大这么多年，有幸福有风雨，有欢乐也有虚惊。谈到我和我的孪生姐妹对未来的希望，其实很简单，就是为了我们的健康，还有她的健康和快乐，她要学会如何爱惜我们，在发现我们出了"问题"之后，正确地对待这些"问题"，科学地解决这些"问题"。

成年期乳房保健知识

青春期过后，进入性成熟的成年期女性在激素的作用下，乳房腺体及乳管发育完全。脂肪组织的累积，使得乳房形态饱满，同时乳头、乳晕增大、色素沉着。乳房形态受种族、遗传、哺乳等因素影响而存在较大的差异，可呈现圆盘型、半球型、圆锥型、下垂型，我国未哺乳的女性半球型和圆锥型较常见。形态的变化也提示着功能的变化，发育完全的乳房已经为哺乳做好了充足准备。

1. 成年女性乳房生理结构特点

成年期女性在雌激素和孕激素等的共同作用下，乳腺发育完全。成人乳腺有 15 ~ 20 个乳管系统，每个乳管系统由输乳管、乳腺小叶、腺泡组成。乳腺小叶具有分泌乳汁的功能，通过小乳管、大乳管，最终汇集于乳头开口处，形成一套完善的乳汁生成 – 运输结构。

2. 成年女性乳腺周期性变化特点

女性进入成年期后，体内激素水平会出现周期性的变化，乳腺也会受其影响发生变化。月经之前，雌激素水平逐步升高，乳管上皮增生、管腔扩张、组织充血，乳晕颜色变深，乳头变大。排卵后孕激素、催乳素升高，进一步促进增生，导管管腔扩张，此时乳房变大，并且更加坚韧，乳腺导管周围基质水肿，触之呈小结节状或变硬。由于乳腺实质的进行性充血，管腔扩张，此时可伴有胀痛及触痛的不适。随着月经的到来，雌激素和孕激素水平迅速降低，前期的增殖现象复原，乳腺小叶及小管退化，腺泡上皮萎缩、脱落，充血消退，此时乳房缩小、变软，乳房胀痛消失。

3. 成年女性乳腺生理调控的主要相关激素与乳腺疾病

乳房的生理功能受到多种激素的共同调控，包括雌激素、孕激素、催乳素，此外还包括促卵泡激素、黄体生成素、催产素、雄激素、肾上腺皮质激素等，其中最重要的是雌激素、孕激素。雌激素又是绝经前乳腺脂肪组织中发挥作用的主要激素，对体脂分布起重要作用。长期大量服用雌激素会增加患乳腺癌的风险。有研究表明，肥胖能促进雌激素的合成，绝经前女性乳腺癌的患病风险与肥胖相关。同时服用大量雌激素和孕激素会增加患乳腺癌风险，但服用雌激素时，辅以很少剂量孕激素则患乳腺癌风险大大降低。内分泌的紊乱有可能导致多种乳腺疾病，严重影响生活质量，危害健康。乳腺囊性增生病、乳腺纤维腺瘤甚至乳腺癌都与内分泌功能紊乱有关。

4. 乳房保健的重要意义是什么？

对于成年期的女性，乳房绝不仅仅是哺乳器官，乳房的健康关系到女性的身心健康及社会功能完整。成年期女性应特别关注乳房的保健，在此时期，女性面临较大的工作、家庭压力，情绪变化可能导致内分泌系统的变化，最终引起乳腺疾病的发生。因此，日常生活中情绪的调整尤为重要，合理疏导压力，保持乐观稳定的情绪对乳房的健康十分重要。女性在成年期需要面对婚姻与生育问题，这也与乳房健康息息相关。适时的婚育有利于乳房的健康，与之相反，过早或者过晚的生育、不生育、未哺乳等都可能导致乳房疾病的发生。长期使用口服避孕药，也会影响乳房健康。所以，积极的体检和筛查，尽早发现乳腺疾病，尽早接受治疗，亦有重要意义。

5. 乳房保健包括哪些内容？

日常生活中女性应关注乳房保健，如规律生活，保持良好的情绪，养成健康的饮食习惯，保持适度体重，选用健康舒适的胸罩，积极进行乳房自我检查，定期参加健康检查，等等。

6. 如何避免那些诱发乳腺癌的危险因素？

乳腺癌是目前女性发病率最高的恶性肿瘤，严重危害女性健康。目前已知有很多因素与乳腺癌的发生相关，除了遗传等因素外，很多危险因素是可以避免的，从而可降低乳腺癌的发生概率。激素疗法、电离辐射、肥胖、饮酒等因素都会促进乳腺癌的发生，此外，晚婚、未育、未哺乳等因素也可增加乳腺癌患病风险。保持科学健康的饮食和作息以及良好的心态，亦对降低乳腺癌的患病风险有重要意义。

7. 为什么良好的生活习惯对乳房保健有重要意义？

不良的生活习惯会从多个方面影响乳房的健康，不良的饮食习惯导致的肥胖会显著增加乳腺癌的发病概率。已经有研究表明，酗酒也与乳腺癌的发生密切相关。不良的作息习惯及生活压力会引起内分泌系统功能紊乱，内源性的雌激素变化直接作用于乳腺，可导致包括乳腺癌在内的多种疾病发生。

8. 如何选择合适胸罩进行佩戴？

佩戴合适的胸罩，对于成年期女性乳房健康意义重大。选择胸罩首先要大小适宜，过小的胸罩会压迫胸部，引起呼吸不畅、乳房血液循环障碍。过大的胸罩不能固定乳房，会导致行动不便，增大乳房与衣物的摩擦，还可能损伤乳房皮肤。胸罩的材质也非常重要，选择透气柔软材质的胸罩，更有利于乳房皮肤的健康。许多胸罩内有钢圈以保持乳房的外形，但从健康角度出发，选用无钢圈胸罩可能会更加舒适、健康。

9. 如何掌握科学的乳房自检方法?

成年女性应掌握科学的乳房自我检查方法，时间选择在月经结束 1 周左右为宜，可在洗澡时进行检查。首先对着镜子观察乳房外形是否有改变，皮肤有无局部的隆起或者凹陷，乳头有无内陷及偏斜。其次用指腹轻轻按压乳房，按照外上、外下、内下、内上的顺序或相反的顺序检查乳房内有无包块。最后用拇指和示指轻轻挤压双侧乳头观察有无乳头溢液。

成年期常见乳腺疾病

○ 乳头溢液

1. 出现溢乳症状需要就诊吗?

是的。如在妊娠期及哺乳期之外出现溢乳应该加以重视，可能与多种疾病有关。不同疾病的治疗方法不同，预后也有很大差别，所以一旦出现非妊娠哺乳期溢乳，应当立即去医院就诊，接受系统检查及治疗。

2. 哪些原因可以造成溢乳?

造成溢乳的原因有很多，下丘脑、垂体病变是引起溢乳的重要原因。此外，卵巢疾病、甲状腺疾病、肾上腺疾病等也可能引起溢乳。一些止吐药、避孕药、抗精神病药等也可能引起溢乳。还有一些溢乳无明显诱发因素，称之为特发性溢乳。

3. 出现溢乳需要做哪些检查？如何进行治疗？

发现溢乳应及时去医院就诊，由于引起溢乳的原因很多，可能需要多个学科合作共同查找病因。如垂体原因所导致的溢乳，应于神经外科就诊，行颅脑磁共振成像检查，根据结果选择进行手术或者药物治疗；内分泌病变引起的溢乳应就诊于内分泌科，进行血液化验检查及影像学检查；药物原因导致的溢乳应该在医生的指导下对药物进行调整，切勿自行停药、换药。

4. 乳头溢液和溢乳是一回事吗？

乳头溢液和溢乳均表现为液体自乳头溢出，前者包含后者，但又有所不同。首先是两者的始动因素并不相同，溢乳多是由于多种原因引起的催乳素异常升高所引起乳汁的分泌，而乳头溢液大部分是由于肿瘤或导管分泌的液体从乳头溢出，或肿瘤破裂出血进入乳管内并从乳头溢出。此外，溢乳流出的是乳汁，乳头溢液可以是无色的液体、淡黄色的液体，也可以是陈旧血性液体。

5. 乳头溢液有哪些原因？

溢出液体的性状与不同疾病相关。一般淡黄色的溢液可能与乳腺的囊性增生病有关；乳汁样的溢液（除哺乳期外）可能与垂体疾病有关；对于血性溢液及褐色的陈旧血性溢液，需要加以小心，很可能与乳腺肿瘤有关。乳头溢液的原因较为复杂，所以一旦发现应及时就医。

6. 乳头溢液是乳腺癌吗？

不一定。引起乳头溢液的原因有很多，其中包括乳腺癌，但同时也包括许多良性疾病，如乳腺囊性增生症等。乳腺癌一般以无痛性肿物为主要表现，部分可伴有乳头溢液的情况。乳头溢液不一定就是乳腺癌，乳腺癌也很有可能不伴有乳头溢液。正确认识这个问题，有利于避免不必要的恐慌。

7. 哪些乳头溢液需要引起我们的重视？

乳头溢液的性状有很大差别。一般少量的、淡黄色或无色的双侧溢液，有可能是乳腺囊性增生症的表现。单侧、量较大的溢液，同时溢液颜色较深，甚至出现血性的溢液时，应当加以重视，这有可能是乳腺癌或者乳腺癌前病变，需要及时治疗。

8. 乳头溢液需要做哪些检查？

影像学检查十分重要，常用的包括乳腺超声检查、乳腺钼靶检查、乳腺磁共振成像检查。目前针对乳头溢液应用较多的是乳腺超声检查，无创、方便，而且可以发现有无导管扩张、有无导管内肿物、有无乳腺肿块等。此外，乳腺钼靶和增强磁共振检查可以灵敏地发现微小病灶，显示病灶范围。在一些医院，乳管镜及乳管造影检查仍然在临床诊疗中予以应用，对判断乳头溢液病变范围有一定价值。

9. 乳头溢液最好的检查方法是乳管镜吗？

乳管镜检查是将内视镜从乳头插入后进入扩张的乳管，直观地对乳管内部进行检查。乳管镜检查可明确溢液的性质，并可检测病变的部位，在体表进行标记，以便手术时准确切除病变部位。但是乳管镜检查也有局限性，对于细小的乳管难以进入和通过，可能无法显像；发现肿物后难以行组织活检；操作会引起疼痛不适。目前，由于磁共振成像技术的不断发展，加之患者耐受性好，已经逐渐成为乳头溢液患者的重要检查手段。

10. 乳管造影对乳头溢液的病情评估有用吗?

乳管造影通过向扩张乳管内注射造影剂的方法,对扩张乳管进行成像,通过对乳管形态的评估间接反映乳管内病变情况。对于大乳管内的肿物显像较好,对于细小乳管内病灶无法显像,目前临床应用价值有限。

11. 乳头溢液都需要手术治疗吗?

引起乳头溢液的疾病有很多,其中乳腺囊性增生症等不需要手术治疗,药物治疗即可。对于乳管内肿物导致的乳头溢液,则需要手术治疗。乳腺导管内乳头状瘤是癌前病变,需要及时手术治疗。如通过检查确诊为乳腺癌,则需要根据病情采取综合的抗肿瘤治疗。一般情况下,自发性乳头溢液需要外科干预,非自发性乳头溢液根据具体情况采取相应的处理措施。

12. 乳头溢液手术治疗前需要注意哪些事项?

手术之前需要进行系统的检查,全面评估病灶的情况及身体对手术耐受情况。对于手术方式要有所了解,有的局部切除即可,有的需要全乳房切除,甚至术后需要系统的全身治疗。另外,术前不要挤压乳房,以利于手术中寻找病变导管,准确切除病变范围。

13. 乳头溢液手术治疗一定需要切乳房吗?

多数情况下不需要。对病灶进行系统评估后,手术会先切除病变进行病理组织活检。如为良性,仅切除病变区域即可;如为恶性,则需要乳房切除。如想保留乳房外形,可以考虑进行乳房重建手术。

○ 乳房包块

1. 发现乳房包块怎么办？

首先要明确是否为真肿瘤，一些非肿瘤性乳房疾病也可以表现为乳房内包块，日常触摸发现乳房肿物应该加以甄别，应进一步行超声等检查明确是否为真肿瘤，以及是否需要进一步治疗。其次，对于明确的真肿瘤，应该进行科学规范的治疗。

2. 乳房包块都是肿瘤吗？

不都是。除一部分真正肿瘤外，常见的还有乳腺囊肿、乳腺增生结节、浆细胞性乳腺炎等非肿瘤，它们都可以表现为乳房包块。不正确的体检可能会把增生的腺体、乳房内的炎症等误认为肿瘤，需要结合触诊、影像检查来进行具体判定。

3. 发现乳房包块，但没有不适感觉，不治疗可以吗？

大部分的乳房肿瘤在早期阶段没有任何的不适感觉，乳腺癌的典型临床表现即为进行性增大的无痛性乳房肿块。一旦发现乳房包块应当及时就诊，即使是良性的肿瘤，如果不进行治疗，随着肿物的增大，会使手术创伤增大、难度增大。如果是恶性肿瘤，延误治疗会引起肿瘤进展、转移，对患者的预后产生不利影响。

4. 发现乳房包块，有疼痛感，问题大吗？是不是得马上手术？

大部分的乳房肿瘤包括乳腺癌在早期阶段都不会有明显的疼痛症状，引起疼痛的最常见原因是乳腺增生。但是一旦发现乳房包块还是需要加以重视，应当及时就医。乳房包块伴有疼痛时，可能是炎症，可能是增生，也可能是肿瘤，病因不同，治疗方法亦不同，有的需要手术，有的需要药物干预。

5. 发现乳房包块需要做哪些检查?

发现乳房包块要进行影像学检查，目前临床上常用的乳腺影像学检查有乳腺彩超检查、乳腺钼靶、乳腺磁共振成像检查。3 种检查各有优缺点，可以互相补充，但不能相互替代。

乳腺彩超检查快速、安全、无创，对于乳房内包块具有良好的显像效果，通过对包块位置、形态、血运情况的评估，对临床判定包块的性质有很大的帮助。乳腺钼靶检查对于致密型乳房内小结节的显示不如彩超灵敏，但其对乳腺钙化显示清晰。磁共振成像检查具有很高的敏感性，可以发现较小的病灶，清晰地显示病灶的范围，但磁共振成像检查时间长、费用较高。

6. 乳房包块手术仅切除包块就可以了吗?

不一定。对于良性包块，局部切除就可以达到有效的治疗目的，切除后不需要后续治疗。需要注意的是，一些良性肿物也有复发的可能，需要定期进行复检。

对于恶性包块，单纯切除肿块不能取得有效的治疗，需要行乳房切除术。一部分有条件保乳的患者，可行保乳手术。此外，对于乳腺癌的患者需要进行腋窝淋巴结手术。

7. 腋下发现包块了怎么办?

与乳房包块一样，腋窝包块临床上也并不一定伴有疼痛等不适症状，但有的腋窝包块可能是肿瘤引起的，有些是恶性度很高的肿瘤转移病灶。因此，如发现腋窝包块应当引起重视，及时就医，接受相关检查与治疗。

8. 什么原因可以造成腋窝包块？

引起腋窝包块的原因有很多，一些是非肿瘤性疾病，一些是肿瘤性疾病。常见非肿瘤性疾病包括腋下表皮样囊肿或皮脂腺囊肿（俗称"粉瘤"）、腋下副乳腺内增生结节、淋巴结结核、淋巴结炎等。常见肿瘤性疾病包括腋下副乳腺内肿瘤、淋巴结转移癌、淋巴瘤等。引起腋下淋巴结转移癌的疾病中最常见的是乳腺癌。

9. 发现了腋窝包块需要做哪些检查？

腋窝包块很可能与乳房疾病有关，所以除了腋窝局部的超声检查外，乳腺钼靶摄影、乳腺超声、乳腺磁共振成像也需要同时进行检查。对于高度怀疑腋窝包块为转移瘤的情况，穿刺活检是重要的检查手段。对于明确腋窝淋巴结为转移癌而乳腺无病灶的情况，需要进行胸腹部、颈部的超声和 CT 检查，寻找原发病灶，明确病因。

10. 腋窝包块都是恶性疾病吗？

不一定。引起腋窝包块的疾病有很多，一些是非肿瘤性疾病，一些是肿瘤性疾病。非肿瘤性疾病和一部分肿瘤性疾病是良性病变，对健康影响不大；仅有一部分肿瘤性疾病为恶性疾病，如副乳癌、淋巴结转移癌、淋巴瘤等。

11. 腋窝包块都需要治疗吗？治疗方法有哪些？

大部分的腋窝包块需要治疗，不同疾病的治疗方法不同。一般在影像学检查后医生会进行病理活检，根据活检结果进行后续的治疗。一般良性包块切除即可，恶性包块可能需要更大范围的手术，有时还需要进行化疗、放疗等抗肿瘤治疗。

12. 腋窝包块手术的话，需要切除乳房吗？

不一定。良性的包块一般仅需要切除包块本身；如果病理证实为淋巴瘤，则需要放疗与化疗；如果是淋巴结转移癌且考虑为乳腺来源，则需要将患侧乳房切除；其他来源的淋巴结转移癌则需要针对原发疾病进行治疗。

○ 乳房皮肤红肿

1. 乳房皮肤红肿单纯用药治疗可以吗？还需要其他治疗吗？

引起乳房皮肤红肿的原因，一类是炎症性的，一类是非炎症性的。炎症性的需要抗生素治疗，同时局部外敷药物减轻症状，严重者甚至需要手术治疗。非炎症性的需要针对原发疾病进行治疗，一些非炎症性皮肤红肿与乳腺癌有关，需要化疗、放疗、手术等综合性治疗。

2. 乳房皮肤红肿手术治疗效果好吗？

炎症性的皮肤红肿，在脓肿形成时行切开引流手术，可以取得很好的疗效。乳腺癌导致的皮肤红肿，须先行全身治疗后再行手术治疗，这种乳腺癌恶性程度高，出现远处转移的风险大，预后不佳。随着人类医学的发展和进步，对乳腺癌的治疗正一步步迈向精准化，新的有效药物的问世，使得对炎性乳腺癌的治疗效果也大大提高，经过有效的全身治疗后，手术治疗也可以取得较理想的效果。

○ 乳腺结节

1. 超声发现乳腺结节不治疗可以吗？多长时间复查一次？

在体检时发现乳腺结节需要重视。如果影像学检查怀疑结节有恶性可能，需要进行病理活检。临床考虑为良性结节，可以暂时不进行手术，但需要进行定期复查，一般每 3 ~ 6 个月进行一次乳腺超声检查，每年进行一次钼靶摄影检查。

2. 乳腺结节不治疗将来会癌变吗？

不一定。结节的性质不同，发展也不同。一些结节是小的纤维腺瘤，如果不治疗可能会增大，但基本不会恶变；一些结节是导管内乳头状瘤，随着肿物的增长有恶变的可能；一些小的增生结节有可能不再增大，甚至萎缩；还有一部分结节其实是早期的乳腺癌，如果不治疗病情会进一步发展。所以，结节何时治疗、如何治疗，不能盲目。

3. 什么是乳房肿物微创治疗？

乳房微创治疗是指在乳房表面选取一个 4 mm 左右的切口，利用真空旋切刀，在彩超的引导下将乳房内的肿块切除。其可以通过一个切口对单侧乳房的多个肿物进行切除，与较传统的开放性手术相比，具有切口小、创伤小、恢复快的优点。目前微创手术在全国多家医院已经广泛开展。

4. 哪些乳腺结节适合做微创手术？

不是所有结节都适合微创手术，对于下述情况不适合行微创手术进行治疗：假体隆胸后，微创手术会增大假体破裂风险；考虑为恶性的乳腺结节，微创手术仅是行病理活检，用来指导后续治疗，不能取代规范手术操作；此外，乳头、乳晕区的结节，因此处血供丰富，微创手术不能有效地进行止血处理，术后乳头、乳晕明显变形，严重影响乳房的美观；直径大于 2 cm 的结节，微创手术后乳房的局部美观受影响较大。此外，对于紧邻皮肤或肌肉的结节，行微创手术时要谨慎操作。

5. 微创手术后病理是癌，对预后有影响吗？还需要手术吗？

乳房肿物的微创旋切本身也是用来病理活检的手段，科学证据已经证实，这种情况对乳腺癌预后不会产生任何不利影响。微创旋切后仍需要进行后续的规范手术治疗。行保乳手术时需要将活检时的针道切除，以降低局部复发风险。

6. 乳腺结节如何科学进行手术干预？

一般对于影像学检查考虑为良性的小结节可暂时不进行手术，定期进行影像学的复查，复查过程中一旦发现结节增大或者形态发生改变，提示有恶性可能，需要及时进行手术治疗。对于有乳腺癌家族、乳腺癌病史及既往行乳腺良性肿物切除病史且病理证实为癌前病变的这部分患者，发现乳腺结节后可以进行更积极的手术干预。

○ 乳腺钙化

1. 钼靶发现乳腺钙化是怎么回事?

钼靶对乳房内的钙化有很好的检出能力,乳腺内钙化的发生与细胞变性、坏死的钙盐沉积、肿瘤细胞和乳腺细胞的旁分泌等很多因素有关。乳腺钙化的病因有很多,良性、恶性疾病都有可能导致钙化的产生。

2. 有钙化就不好吗?

不是的。乳房内钙化的形态与病变的性质有一定的关系,一般密集的多形性微钙化可能是恶性病变的征象。皮肤的钙化、血管的钙化、较大的粗糙或爆米花样钙化、粗棒状钙化、圆点状钙化、环状钙化、缝线样钙化等一般与良性病变有关。

3. 如何治疗乳腺钙化?

需要结合钙化的范围及形态、有无肿块等因素进行综合判断。

乳房检查仅有散发的、形态规整的钙化及粗大钙化不需要治疗。密集的多形性微钙化可能是恶性病变的征象,需要手术治疗。对于无肿块的区域性钙化,可以行钼靶下细针定位,在手术过程中根据定位针切除病变组织,根据病理结果决定具体手术方式。

○ 乳腺癌

1. 成年期女性出现哪些症状提示患了乳腺癌?

乳房内发现无痛性肿物并不断增大、乳房局部皮肤凹陷、乳房肿物伴有皮肤红肿、乳房肿物伴有腋下淋巴结增大、乳头血性溢液、乳头长期溃疡不愈合等。

2. 做哪些检查对诊断乳腺癌有帮助?

常用的检查有乳腺超声检查、乳腺钼靶、乳腺磁共振成像检查。另外,正电子发射计算机断层显像(Pet-CT)、胸部 CT 等检查对乳腺癌病情评估也有很重要的参考价值。

3. 乳腺癌治疗手段包括哪些?

局部治疗包括手术治疗和放疗,全身治疗包括化疗、内分泌治疗、靶向治疗、免疫治疗等。根据不同的乳腺癌亚型,给予患者个体化的治疗是乳腺癌综合治疗的特点。

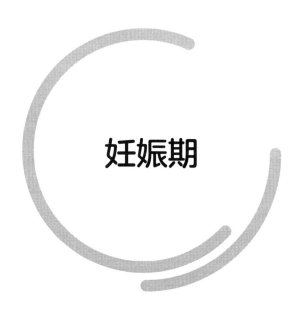

妊娠期

最近这些天，我总是感觉怪怪的，怎么像青春期那样膨胀生长的感觉又来了呢？是体内的激素又开始作怪了吗？我问了问我旁边的朋友，她也是一样的感觉。我们困惑了好几天，不知其解。直到有一天，主人拿着验孕试纸，充满忐忑和喜悦的跟爱人分享时，我们明白了，主人怀孕了，体内有了新生命，是这个小家伙在给我们传递信息呢！突然间，我们充满了使命感，这是我们作为乳房存在的真正意义：哺育生命！为了真正实现我们的生命价值，我们充满激情，再次努力发育着……

乳腺的二次发育——妊娠期乳房

在妊娠期，机体内多种激素刺激着乳房生长：催乳素刺激乳头生长；人绒毛膜生长激素促进乳晕的生长；在雌激素的影响下，导管系统增殖和分化；而孕激素促进小叶和腺泡的发育；促肾上腺皮质激素（ACTH）和生长激素协同催乳素和孕激素促进乳腺生长。

怀孕期间，乳房体积变大，皮肤变薄，血管变得更加突出，乳晕的直径增加。随着乳头越来越勃起，乳晕色素沉着增加，乳晕腺增大。

妊娠前半期主要是乳腺导管的生长和增殖及小叶的进一步形成。在妊娠的后半段，分泌活动加速，腺泡因初乳积累而膨胀，副乳房也可能肿胀。

妊娠期乳房保健知识

1. 怀孕后乳头、乳晕为什么会变黑？

妈妈们的乳房在怀孕后，会再一次得到充分的发育，乳房只有经历了妊娠和哺乳，才算真正的发育成熟了。当然，这些变化都依赖着各种各样的激素，比如雌激素、孕激素、催乳素、人绒毛膜生长激素、绒毛膜促性腺激素等。当妈妈们怀孕 5 ~ 8 周时，在雌激素的作用下，乳房会明显增大，浅静脉扩张，乳头颜色从淡粉色、浅褐色变成深褐色或黑色，同时会伴有乳晕扩大、颜色加深的变化，这属于妊娠期正常的生理变化。一般在妊娠期结束以后，随着体内性激素水平的逐渐恢复，乳头、乳晕部位的着色也会发生相应的变化，逐渐恢复到非妊娠期时的状态。

2. 怀孕后乳房疼痛怎么办？

妈妈们的乳房在怀孕后，在雌激素的作用下乳腺导管结构开始生芽、扩大并发出分支，小叶形成。在孕激素的作用下，小叶形成超过导管萌芽。妊娠中期，腺上皮增生速度更快，由于导管周围基质水肿和导管 – 腺泡的增生，乳房体积也随之增大，造成乳腺组织充血，所以会出现疼痛的感觉，这种现象是正常生理现象，不用治疗，并不代表孩子或者乳房有什么异常情况。当然，如果乳房胀痛的比较厉害，影响到了正常的工作和生活，就需要去医院做乳腺检查，看看是否有乳腺的疾病。

3. 怀孕后腋下肿块怎么回事？

有些妈妈发现怀孕后腋下长肿块了，有些是单侧，有些是两边腋下都有。其实这种情况很多都是副乳造成的。乳线上除了胸前区一对乳腺始基在胚胎期发育形成一对正常的乳腺外，如果乳线其他部位的乳腺始基没有及时萎缩退化，在怀孕期间，因为性激素水平上升，在性激素的刺激作用下而继续发育成包含乳腺组织或乳头、乳晕和乳腺组织俱全的乳房，称为副乳。那什么是乳线呢？乳线是指胚胎发育至第四周时，腹侧面中线两侧，从腋下至腹股沟，表皮局部增厚，形成左右两条高起的嵴，称乳腺嵴或乳线。乳腺嵴的上皮具有向深部生长的特性，可长入深面的间充质并增生为腺体，形成乳腺。多胎生的哺乳动物可以在乳线上形成两排乳腺，可哺育多个幼仔。人类只有胸段乳线的上皮局部下陷，形成左右一对乳腺，其余部分均退化，退化不全就造成了副乳的发生，2%～6% 女性可以发现副乳头或腋窝副乳腺。女性在怀孕以后，随着各项性激素的增加，乳房会出现发育，因为副乳腺与乳腺是同一类组织，所以副乳腺也会发育，就出现增大肿块的现象，这是正常的生理现象，但孕妈妈们也需要到医院检查，排除副乳腺内结节或肿块的情况。

4. 怀孕后乳头溢液怎么办？

很多妈妈发现怀孕后乳头有溢液，很担心，其实妊娠中期，乳腺的腺上皮增生速度很快，在催乳素的作用下，腺泡开始分泌初乳，这个时候的初乳里没有脂肪。在妊娠后期，乳腺分泌活动进一步增强，腺泡腔里充满了大量的初乳，有时候就会从乳头排出淡黄色黏稠的分泌物，这些都是正常的生理反应，不需要担心，也不需要做特殊的处理。有少部分人在怀孕过程中会出现咖啡色溢液或者出血，到医院就诊检查后也没有发现明显的病理变化，这样的情况就需要定期观察。

5. 乳头内陷能喂奶吗？

部分可以。乳头内陷的发生率为 1.77%～11.2%。乳头内陷分为先天性和继发性。先天性凹陷的乳头发育不良，常没有乳头颈部；继发性乳头内陷多继发于乳腺癌、感染、外伤和手术后所致的瘢痕牵拉。有一些先天性乳头内陷的妈妈在怀孕后乳头内陷比平时有所改善，这与妊娠后激素变化、乳房发育有关。其实乳头内陷的妈妈更应该关注乳头的延展性，只要乳头的延展性合适，也就是只要孩子能吸吮上乳头或者妈妈用手可以提捏起乳头从而方便宝宝的含接，那么这样的乳头内陷对喂奶就没有太大的影响。同时，乳头内陷的妈妈因为既往乳头表面的皮肤一直回缩在内陷的乳头内，所以哺乳时相对来说引起乳头皲裂的概率比正常乳头的妈妈要高。

6. 乳头内陷怀孕后矫正有用吗？

乳头内陷的治疗分为非手术治疗与手术治疗两大类。对于怀孕以后的妈妈来说，手术治疗已经不适合。对于非手术治疗的各种乳头矫正器的反复牵引训练，据报道有效性不一。尤其对于已经怀孕的妈妈来说，在孕期频繁地刺激乳头，可能会引起宫缩，导致流产或者早产的可能，所以不主张在孕期过多地刺激乳头。有研究表明，哺乳过的母亲乳头内陷发生率比非哺乳母亲稍低，这也提示妊娠哺乳可能能部分矫正乳头内陷。

7. 乳房小会有奶吗？

乳房由两大部分组成，一部分是皮肤、筋膜、韧带、脂肪等，另一部分是腺泡、乳腺小叶和输乳管等。怀孕后，乳腺的上皮细胞增生速度加快，分化成有分泌能力的泌乳细胞，乳汁是由妈妈的血液循环到乳房后，通过泌乳细胞合成，然后通过输乳管排出乳房。所以乳汁量取决于泌乳细胞的数量和功能，而乳房的大小与腺体和脂肪等均有关系。

8. 怀孕后乳房皮肤为什么发红？

有些妈妈怀孕后发现乳房上有些红线，或者红线增粗，其实这些是因为怀孕后乳房在激素的作用下发育，浅静脉扩张，乳房血管更明显了，尤其是皮肤白或者薄的人看起来更明显，这是怀孕后的正常生理反应，不需要做特殊处理。

9. 怀孕后乳房变大了是怎么回事？

怀孕后，在多种激素的作用下，乳房得到了充分的二次发育，乳腺小导管增生，乳腺小叶形成并增大，浅静脉扩张，腺泡细胞较怀孕前明显增大近两倍，腺泡腔明显扩张，为哺乳做准备，导致乳房体积明显增大。

妊娠期乳腺检查

1. 妊娠期是否需要进行乳房检查？

对于育龄期女性，建议每 1 ~ 2 年检查一次乳腺，如果有高危因素，比如乳腺癌家族史、既往乳腺良性疾病病史、初潮年龄 ≤ 12 岁等，建议每半年到 1 年检查一次乳腺。因为怀孕以后雌激素、孕激素等变化比较大，所以对于既往有乳腺疾病的人群，检查的间隔需要更短一些，也就是我们常说的更勤一些。

2. 怀孕时能做乳腺 B 超吗?

可以的。超声检查对人体损伤小，可以重复检查，诊断迅速、准确。声波在人体组织内传播时，可将超声能量转变为热能，可能引起组织升温使其结构及功能发生改变，这种现象称为超声的生物学效应。因此，对超声检查的时间及超声剂量要有一定的限制。目前，国内诊断用的超声仪器功率小于安全阈值，一般对早孕的胚胎都基本是安全的，所以对乳腺就更安全了。

3. 怀孕后能做钼靶吗?

不可作为常规检查。放射检查对人体的潜在伤害可能是很多孕妈妈所担心的问题，既担心对妈妈自己的身体有伤害，也担心影响胎儿。有时候有意或者无意的暴露于各种影像检查中，大家往往会更紧张，那怀孕以后能不能做钼靶呢？美国妇产科医师学会（ACOG）联合其他相关部门制定了专门指南以指导妊娠期及哺乳期女性影像学检查的选择及解释。乳腺钼靶是 X 线检查的一种，对于妊娠期使用 X 线检查的关注源自对胎儿暴露于电离辐射的风险担忧。胎儿暴露于电离辐射的风险与检查时的孕周及辐射剂量相关。一般用于评估辐射剂量常用的单位是戈瑞（Gray，Gy）。如非常高的暴露（大于 1 Gy）发生在胚胎发育早期，对胚胎是致命的。但在实际诊断性成像中并不会使用如此高的剂量。一次钼靶摄影（两个方位）胎儿所受到的辐射剂量为 0.001 ~ 0.01 mGy（1000 mGy=1 Gy）。此外，需特别指出的是，胎儿在妊娠期间也会接受一定量的自然背景辐射，其剂量约为 1 mGy，有研究显示，孕 8 ~ 15 周时的辐射暴露对胎儿中枢神经的影响最大，临床上记录到的最低有害辐射剂量为 610 mGy，即使多次的诊断性 X 线检查也很少达到这个辐射剂量。当辐射剂量低于 50 mGy 时，尚无报道表明存在胎儿畸形、生长受限及流产的风险。所以怀孕后行乳腺钼靶检查是安全的。但一般情况下，如果通过更低损伤的检查（如超声）可以获得类似的检查结果，建议选择低损伤检查方法。同时，因为怀孕后乳腺组织再次发育，腺体增生，组织水肿，乳房体积增大，乳房疼痛，此时乳腺 X 线检查敏感性有可能下降，所以乳腺 X 线检查不作为妊娠期的常规检查手段。

4. 体检时做了乳腺钼靶，在不知道的情况下怀孕了，孩子还能要吗？

可以。乳腺钼靶是乳腺癌筛查的常规手段，目前我国乳腺癌筛查的年龄阶段为 35 ~ 64 岁。随着我国二胎政策的放宽，更多人在 35 岁以后妊娠，所以有可能做完乳腺常规检查后发现怀孕了，但又担心钼靶检查会影响胎儿。其实我们前面已经提到，对于妊娠期使用 X 线检查的关注源自对胎儿暴露于电离辐射的风险担忧。胎儿暴露于电离辐射的风险与检查时的孕周及辐射剂量相关。有研究显示，孕 8 ~ 15 周时的辐射暴露对胎儿中枢神经的影响最大。但在实际诊断性成像中并不会使用如此高的剂量。当辐射剂量低于 50 mGy 时，尚无报道表明存在胎儿畸形、生长受限及流产的风险。一次钼靶摄影（两个方位）胎儿所受到的辐射剂量为 0.001 ~ 0.01 mGy（1000 mGy=1 Gy）。所以在不知情的情况下做了乳腺钼靶，是可以继续妊娠的。

5. 怀孕期间能做乳腺磁共振成像检查吗？

不推荐。磁共振成像（MRI）是一种利用人体内原子核在磁场内和外加射频磁场发生共振而产生的信号来进行成像的技术。与 X 线及 CT 不同，MRI 是一种非电离辐射。MRI 较超声及 CT 检查的优势在于具有良好的多方位软组织成像功能，可以很好地显示内部结构。孕妇无明确的 MRI 检查禁忌证。尽管对胎儿畸形、组织热损伤及听力损伤存在理论上的担忧，但至今尚无急性损伤的证据。但 MRI 常需要用造影剂，常用的造影剂是钆剂。目前妊娠期钆剂的使用尚存在争议。所以建议仅在使用的益处明显大于风险时才考虑使用。对于乳腺来说，若其他影像检查提示异常，可以通过穿刺活检获得更明确的诊断结果，所以不推荐在妊娠期行乳腺磁共振成像检查。

6. 怀孕期间能做乳腺穿刺活检吗?

能做，但要适时。怀孕期间做乳腺的穿刺活检，最担心两个方面的问题，一个是担心麻醉药对孩子的影响，一个是担心穿刺这个操作对孩子的影响。其实穿刺活检的麻醉药一般我们用的是盐酸利多卡因，此药属于妊娠药物安全性分类 B 类，是可以用于妊娠期的，而且该药的毒性大小与所用药液的浓度有关，穿刺活检时的用量和浓度都比较低，对胎儿是安全的。引起流产的原因有很多，其中就有创伤刺激子宫收缩而引起流产的可能，所以怀孕期间非必要尽量避免穿刺活检，如果必须做穿刺活检，尽量避开孕早期。

妊娠期乳房常见异常表现及处理

1. 怀孕后乳房总是胀胀的，摸着有疙疙瘩瘩的感觉，是增生严重了吗?

不一定。怀孕以后，乳房于妊娠早期开始增大，充血明显，孕妈妈会自觉乳房发胀或偶有胀痛，同时，腺泡增生使乳房变得较硬韧，并且分布不一定十分均匀，摸起来就会有疙疙瘩瘩的感觉，这些都是怀孕后的正常生理现象，并不是病理性增生。对于既往有乳腺增生病史的孕妈妈，若怀孕期间觉得肿块明显了，还是有必要前往医院就诊检查，排除一些乳腺疾病的发生。

2. 怀孕后乳房疼痛是什么原因？

怀孕后乳房疼痛常见的有两个原因，一个是正常的生理反应，前面我们已经提到，主要是因为导管周围基质水肿和导管 - 腺泡的增生，乳房体积也随之增大，造成乳腺组织充血，所以会出现疼痛的感觉，这种现象是正常生理现象，不用治疗；另一个原因就是孕期的炎症，有些炎症是细菌感染所引起的，通过积极治疗可以很快治愈，有些炎症是一种自身免疫反应所导致的肉芽肿性炎症，治疗比较困难，病程长，最终确诊需要病理诊断。肉芽肿性炎症虽然病程长，一般持续半年至一年，但通过局部的对症处理，多具有自愈性，且目前没有数据表明会引起恶变。

3. 怀孕前乳房有结节，怀孕后还需要检查吗？

是的。怀孕前检查提示乳腺结节，但没有进一步处理，一般考虑为良性病变，需要每半年复查一次，监测 2 ~ 3 年时间，结节若处于稳定状态，之后可以每年检查一次。怀孕后因为体内激素的变化，乳腺组织增生明显，结节有增大的可能性，所以怀孕期间仍然需要定期复查，而且根据复查情况可能需要缩短复查间隔时间。

4. 孕期结节会长大吗？

不一定。怀孕前有结节的情况下，孕期需要定期检查乳腺，怀孕后因为体内激素的变化，乳腺组织增生明显，理论上部分结节是有增大的可能性。但在我们的临床观察中发现，大多数人在怀孕期间结节变化不明显，有少数人在怀孕期间稍有增大，生产后母乳喂养，当回乳后再次复查时发现结节恢复到怀孕前的状态。随访过程中如果结节发生了比较明显的变化，需要进一步穿刺活检明确结节性质。

5. 孕期发现乳房肿块，需要做什么检查呢？

孕期发现的乳房肿块常见于以下几种情况：正常组织、炎性病变、良性肿瘤和恶性肿瘤。怀孕后因为体内激素的变化，乳腺组织增生，从而使乳房较硬韧，有时候被误认为是肿块。炎性病变多会在有肿块的基础上伴随乳房的红、肿、疼痛等。良性肿瘤的肿块一般边界清楚、光滑、活动度好，恶性肿瘤肿块一般形态不规则、边界不清、质地较硬、活动度差。在孕期，因为考虑到胎儿的关系，所以一般情况下建议首选超声检查，乳腺 X 线和磁共振成像检查对胎儿的安全性目前都存在一定的争议，所以尽量避免。根据超声检查的情况，若不能排除恶性，可以考虑穿刺活检从而明确病变的性质。

6. 孕期患了乳腺炎怎么办？

乳腺炎的治疗在不同的阶段、不同的时期有不同的方法。在妊娠期，乳腺炎分为三个阶段。第一个阶段炎症早期，可以局部冷敷，减少局部血液循环量，缓解疼痛，同时注意休息，从而提高自身的抵抗力，使疾病逐渐缓解。第二个阶段炎症中期，已经形成明显的炎症症状，但尚未形成脓肿，此阶段主要以抗生素治疗为主，同时局部冷敷。第三个阶段脓肿期，在抗生素治疗的同时需要穿刺引流或者切开引流等外科治疗，有些全身症状已经缓解，以局部症状为主时，也可以仅行外科治疗。无论是抗生素治疗还是外科治疗，都需要跟孕妈妈充分沟通，告知患者药物或者外科治疗有可能带来的风险。

7. 孕期乳腺炎可以用抗生素治疗吗？

视情况而定。孕期乳腺炎有些时候需要抗生素治疗，妊娠期抗菌药物的应用需要考虑药物对母体和胎儿两方面的影响。美国食品药品管理局

（FDA）按照药物在妊娠期应用的危险性分为 A、B、C、D 及 X 级，A 级妊娠期患者可以安全使用，但抗生素类药物没有属于 A 级的；B 级在有明确指征时可以慎用，像我们常用的青霉素类、红霉素类、头孢菌素类、甲硝唑、阿奇霉素、克林霉素等均属于 B 级。所以我们在妊娠期发生了乳腺炎，明确有细菌感染时可以考虑用此类抗生素对症治疗，尽量避免用 C 级、D 级抗生素，X 级是禁用的。

8. 孕期乳腺脓肿了，生了孩子还能继续喂奶吗？

可以尝试。一般情况下，一侧乳房由 15～20 个腺叶组成，每个腺叶内有 20～40 个腺小叶，每个小叶由 10～100 个腺泡组成。孕期乳腺脓肿，虽然损伤了一些乳腺组织，但其他部分可以代偿性地发挥功能，对哺乳影响不大，但是如果脓肿占据的乳房范围较大或者病变正好发生在乳头、乳晕区，可能导致哺乳时乳汁分泌减少或者乳头、乳晕区瘢痕形成影响乳汁排出，从而影响正常的母乳喂养。有部分患者在孕期患乳腺肉芽肿性炎症，反复出现脓肿，长时间不愈合，甚至生产后脓肿尚未愈合，因为这种炎症是机体的自身免疫反应所造成的，并非是细菌感染所致，所以只要保持伤口的常规换药，仍可以继续母乳喂养。如果脓肿破溃口在乳头、乳晕区，影响孩子的含接，可以考虑手挤奶或者吸乳器吸乳，从而保证乳汁的正常分泌，促进乳汁的移除，继续母乳喂养。

9. 孕期乳头出血怎么办？

孕期有些时候发现单侧或双侧乳头单孔或多孔出血或者有咖啡色溢液，这种情况需要到专科医院就诊，排除乳房的疾病。常见的检查可以是乳腺超声检查和溢液细胞学检查。乳头溢液可以行乳管镜检查，但因为乳管镜检查需要进入乳房内，孕妈对有创检查有顾虑，所以不建议作为常规检查手段。若乳腺超声检查和溢液细胞学检查均未见明显的异常，考虑为乳腺组织增生、静脉扩张过程中毛细血管破裂导致的出血。但因为孕期激素变化较大，乳腺组织增生明显，所以应该定期（3个月）检查乳腺，以便发现早期病变。

10. 孕期如何进行乳腺癌筛查？

对于育龄女性来说，建议孕前常规行乳腺检查，了解自己乳腺的基本情况，从而能更从容地面对妊娠哺乳期间乳房的问题。乳腺癌的表现是多样的，可以是有肿块，可以是乳头溢血，可以是局部皮肤的改变等。在孕期，孕妈妈有任何的自觉异常，都应该前往专科医院就诊，通过医生的临床检查，来进一步决定后续的检查方法。因为需要同时考虑到妈妈和胎儿，所以建议首选无创、无损伤检查手段，比如乳腺超声、溢液细胞学检查等，若这些检查有怀疑恶性的可能，建议进一步穿刺病理学检查明确诊断。

11. 怀孕后发现乳腺癌，需要中止妊娠吗？

视情况而定。妊娠早期（孕12周以内）确诊乳腺癌的患者，是否终止妊娠取决于患者及家属的意愿、肿瘤负荷及推迟治疗时间对于患者风险的综合评估，应慎重考虑保留胎儿带来的风险。目前被大多数医生认可的建议是：对于早期乳腺癌患者，在妊娠早期，若术后不需要放化疗等进一步治疗，可考虑继续妊娠；对于临床分期较晚、必须接受放化疗等辅助治疗的妊娠早期患者，建议终止妊娠。

妊娠中、后期确诊的乳腺癌患者，妊娠期间大多可通过局部和全身治疗控制病情，应避免医源性早产，可等待胎儿成熟后分娩，分娩方式无特殊。因此若患者身体状态尚可，能耐受妊娠及妊娠期进行的化疗或手术治疗，一般不选择终止妊娠，反之则可选择终止妊娠。

12. 妊娠期乳腺癌能化疗吗?

妊娠期乳腺癌行化疗应慎重。妊娠早期不推荐化疗,因为妊娠早期是胎儿形成的重要时期,此期进行化疗,胎儿畸形率高达 14%。如妊娠早期化疗无法避免,应当终止妊娠。妊娠中期化疗可能相对安全,但仍有胎儿生长受限、胎膜早破和早产的风险。妊娠后期(孕 33 周后或计划分娩前 3 周内)也不应进行化疗,以避免分娩时胎儿暴露在化疗引起的中性粒细胞减少的风险和避免患病母亲在分娩过程中出现大出血、感染等危急情况。

13. 妊娠期乳腺癌比其他乳腺癌严重吗?

不尽然。妊娠期乳腺癌的病理分型与非妊娠期乳腺癌无明显差别,但是大多数妊娠期乳腺癌患者就诊时间相对较晚,且合并淋巴结转移患者较多,故临床分期相对较晚。对于妊娠期乳腺癌患者,因为要考虑胎儿的因素,所以无论是治疗方法的选择还是治疗药物的选择都受到一定程度的限制。这些都提示了妊娠期乳腺癌的不良预后。随着妊娠早期产检时推行常规乳腺检查,越来越多的妊娠早期乳腺癌得以被发现,这也将大幅提高妊娠期乳腺癌的治疗效果。并且随着人们认知水平的提高和医疗技术的发展,越来越多的患者在妊娠中期及晚期进行了规范而及时的手术治疗和化疗,这样也会进一步改善妊娠期乳腺癌患者的预后。

14. 乳腺癌治疗后怀孕会导致乳腺癌复发风险增加吗?

不会。近些年国外一些研究显示,乳腺癌治疗后的患者怀孕并不会增加乳腺癌的复发和转移风险。关于这一结果,一些文献提出以下几种可能的原因。

(1)"健康母亲效应"。乳腺癌完成系统性治疗往往需要一定时间,甚至长达数年,因此存活足够长时间的患者才有机会考虑妊娠的问题。这类患者大多临床分期早、身体相对健康、化疗概率低、卵巢受损轻。

（2）有些学者认为，妊娠使女性体内的性激素水平升高，不仅可以刺激肿瘤细胞增殖，同时对乳腺导管有促进分化的作用。这种作用促使乳腺癌干细胞向正常细胞分化，对于存在恶变风险的细胞可以降低其癌变的风险，并降低机体对致癌原的敏感性，从而产生保护作用，并由此产生较好的预后。

（3）妊娠后体内高水平的性激素可能具有直接抗肿瘤的作用。

（4）有假说认为，妊娠时胎儿可以产生与乳腺癌细胞相同的抗原，而胎儿的抗原可以进入到母体，刺激并增强母亲的免疫系统，使其产生抗体并杀死母体血液循环中的乳腺癌细胞，因此降低了母体乳腺癌复发和转移的风险。然而，相关假说尚无足够的实验室及临床数据验证。尽管目前大多数学者认可怀孕不会增加乳腺癌的复发和转移风险，但是仍建议患者在停止抗肿瘤治疗大于 6 个月后再实施生育计划。

15. 患乳腺癌后还可以怀孕吗？

年轻的乳腺癌患者在经过规范化的抗肿瘤治疗后是可以怀孕的。但是抗肿瘤治疗中的化疗、内分泌治疗都会对生育功能造成一定的不良影响。最佳的怀孕时机无法准确预测，需个体化地综合考虑年轻患者的身体状况、乳腺癌病理特点和肿瘤复发危险度。建议年轻乳腺癌患者超过复发高峰年限后再考虑怀孕，一般认为辅助化疗结束 2～3 年后可以考虑怀孕，但高风险患者及需要长期辅助内分泌治疗的患者，这一建议时间需延长至 5 年或更久。为避免抗肿瘤治疗对胎儿造成健康风险，一般建议在停止抗肿瘤治疗大于 6 个月后再实施生育计划。

16. 妊娠期发现乳腺癌能做手术吗？

可以的。手术是妊娠期乳腺癌最基本的治疗方法，原则上手术治疗适用于妊娠期的任何时段，但是妊娠早期手术导致流产率高于妊娠中、晚期，故建议避免在妊娠前 3 个月胎儿器官发生期手术，以减少流产的风险。虽然麻醉剂致畸的证据有限，但孕早期是胎儿器官发育的关键时期，通常不推荐用药。孕中期和孕晚期是较为理想的手术和麻醉时间段。妊娠期乳腺癌的标准手术方式为乳腺癌改良根治术。

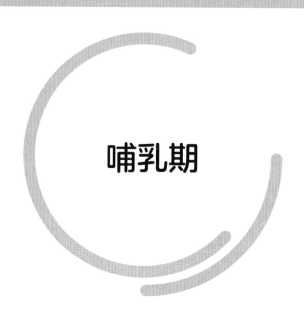

哺乳期

"哇……"，随着一声响亮的啼哭，历经 40 周孕育的新生命终于来到了这个世界，我们也跟主人一样，心中充满了悸动与喜悦。

当护士把小宝宝抱到妈妈的胸前时，亲密的肌肤接触迅速地传递给我们强烈的信号，我感到体内有激流涌动，心情激动不已。"乳汁，对，是乳汁，亲爱的宝贝，快来吧，我们已为你做好了准备，快来开始你人生的第一口奶吧"，我在心里默念着。

小宝宝虽然还没能睁开眼睛，却好像真能感受到我们的呼唤，竟然努力向我们的方向扭动着、爬行着……

我一生的故事——乳房的第一功能（哺乳期乳房）

泌乳 I 期（妊娠中期至产后第 2 天）：乳房的大小和重量增加，雌激素和孕激素的作用使导管和腺体系统增生，从妊娠中期到妊娠晚期开始合成乳汁，腺泡细胞与分泌细胞开始分化，催乳素刺激乳腺分泌上皮细胞分泌乳汁。

泌乳 II 期（产后第 3 ~ 8 天）：腺泡细胞紧密连接闭合，母亲黄体酮水平快速下降，开始大量分泌乳汁，乳房变得丰满温暖，泌乳开始从内分泌控制转向自分泌控制。

泌乳期（产后第 9 天至退化期）：维持已建立的分泌，由自分泌（供 - 需）系统控制，产后 6 ~ 9 个月，乳房逐渐变小。

退化期（平均在最后一次哺乳后 40 天）：抑制肽类的积累而减少乳汁分泌，分泌上皮细胞凋亡并逐渐被脂肪细胞替代。

哺乳期乳房保健知识

1. 原来有乳腺结节，生孩子后能喂奶吗？

如果妊娠前发现乳房良性结节，产后是可以母乳喂养的。乳腺结节本身没有泌乳功能，不会产生乳汁，所以不会影响乳汁的成分。产后女性的催乳素水平升高，但是雌、孕激素水平逐渐恢复正常，所以哺乳对大多数乳房良性结节无影响。但如果是妊娠后期发现乳房恶性结节，生产后应尽快回乳，开始恶性肿瘤的规范化治疗。

2. 产后月嫂使劲按摩乳房，帮开奶，乳房又红又疼，这样正确吗？

不可以的。"产后开奶"是指产后尽快开始母乳喂养，并不是按摩乳房。孕中期至产后第 3 天是乳汁生成的泌乳 I 期，乳房仍受孕激素的抑制作用，初乳产生很少，即乳房有涨感，但是乳汁量少。这个时期的乳房处于轻度水肿的状态，暴力按摩乳房也不会减轻涨感，反而会加重乳房组织水肿，加重乳房疼痛。因此，产后我们应该尽快开始让宝宝吸吮乳房，尽快开始母乳喂养，以减少生理性涨奶的发生。若乳房肿胀明显，可行卷心菜冷敷缓解肿胀，切勿暴力按摩乳房。

3. 产后要着急"催奶"吗？

没有必要。产后前几天妈妈们的乳汁量很少，很多妈妈就开始担心自己没有奶或者奶水不够，开始想各种方法"催奶"。妈妈们产后前几天乳汁量少是孕激素的抑制作用尚未完全撤退造成的。一般产后 3 ~ 8 天后，通过宝宝的不懈努力，妈妈的乳汁量会逐渐增多，大多数妈妈产后都能产生足够的乳汁来供应宝宝。而且刚出生婴儿的胃容量很小，约 5 mL，产后妈妈的乳汁量完全能够满足新生婴儿的需求，除非妈妈出现产后大出血或者胎盘残留等情况，会影响乳汁量。产后妈妈最好的"催乳"小助手就是我们的宝宝，尽快开始母乳喂养，频繁哺乳，才是"催乳"的好办法。

4. 产后"三早"是什么？

宝宝出生后尽快开始"早接触、早吸吮、早开奶"。

早接触：分娩后，母婴皮肤接触应在生后 30 分钟以内开始，接触时间不得少于 30 分钟。分娩过后，母子肌肤相亲，不仅能促进母婴情感上的紧密联系，也可使新生儿的吸吮能力尽早形成。

早吸吮：生后 30 分钟以内开始吸吮母亲乳房。早吸吮能刺激母亲垂体后叶分泌催产素，促进子宫收缩，减少产后出血；还可以刺激母亲出现泌乳反射，泌乳反射的尽快形成有助于乳汁分泌。早吸吮还可以让婴儿吸到营养和免疫价值最高的初乳，增强婴儿抵抗力。母亲体温适合婴儿保温需要，有利于母婴早期皮肤接触和早吸吮，促使母乳喂养成功。

早开奶：第一次开奶时间是在分娩后 30 分钟以内。早开奶可使婴儿得到初乳，早得到第一次免疫。乳腺初次生成的乳汁称为初乳，是一种发黄的或清澈的糖浆样液体。初乳富含蛋白质和抗体，可以保护新生婴儿避免感染，还能帮助其排出体内的胎粪，清洁肠道。

5. 产后前几天宝宝到底要吃多少奶？

出生第 1 天的宝宝胃容量很小，为 5 ~ 7 mL，所以单次的吸乳量并不多，妈妈初乳的量正好是宝宝最初几顿所需的奶量。但是宝宝的肠胃排空也很快，所以才需要妈妈不分昼夜地频繁哺乳。哺乳的次数要按宝宝的需求，即按需哺乳，不能按时哺乳。一般来说，新生儿哺乳次数为每天 8 ~ 12 次。

寻找乳头、含乳、吸乳、吞咽等都是宝宝天生的技能。很多妈妈担心宝宝没有吃饱，其实不用担心，因为吃饱这件事是宝宝的生存本能，如果这顿没有吃饱，宝宝下一顿吃奶的时间自然会提前的。宝宝出生时体内会携带一定的能量储备，可以满足至少 3 天的代谢需求，所以产后前几天不用过度担心宝宝会饿着，但是我们仍需要观察宝宝的体重变化及大小便的情况，避免新生儿低血糖的出现。

6. 产后乳汁量少怎么办？

　　大多数的妈妈产后母乳量都能满足宝宝的需求，但是先天性乳腺发育不良的妈妈除外。那么产后怎么做能增加乳汁量呢？

　　（1）产后做到"三早"：早接触、早吸吮、早开奶。即产后半小时内开始母婴肌肤接触、产后半小时内开始让宝宝吸吮妈妈的乳房、产后尽早开始母乳喂养。

　　（2）按需哺乳。没有严格的时间限制，宝宝想吃就吃，想吃多久就吃多久，并且不分白天昼夜。

　　（3）双侧乳房交替哺乳。如果宝宝吃完一侧乳房的乳汁就满足了，另一侧乳房的乳汁是否排出就要看妈妈自己的感受。若妈妈觉得乳房胀满，可以适当排出一部分乳汁，直至妈妈感觉舒适些；若妈妈没有任何不适，那么没有哺乳的那侧乳房的乳汁可以不排出，待下次哺乳让宝宝吸吮就可以了。

　　（4）尽量亲喂宝宝，多与宝宝进行肌肤接触，加强母婴交流，也利于乳汁的增多。

　　（5）观察宝宝的吸吮，一定要有效吸吮才能增加乳汁量。有效吸吮是指宝宝通过吸吮可以吃到乳汁，而不是单纯吸吮没有吃到乳汁。在喂奶的时候我们可以通过观察宝宝吸吮后有没有吞咽动作或声音，来判断宝宝是不是有效吸吮。

　　（6）产后妈妈要保持心情愉悦，坚定母乳喂养的信心。

7. 每次喂奶前都要清洗乳头吗?

正常喂养的婴儿哺乳前不需要清洗乳头,过多的清洗乳头,导致乳头、乳晕的皮肤皮脂腺分泌的油脂减少,失去对皮肤的滋润,反而会导致皮肤受损,引起乳头疼痛或者乳头皲裂。

8. 喂完奶乳头扁扁的对吗?

正确的含接,哺乳后乳头外形应该与放进孩子嘴里前一样,呈圆柱形。如果喂完奶后乳头扁扁的或者呈唇膏样,说明含接时乳头前端受压变形,容易导致乳头的皲裂和疼痛、水疱等一系列损伤后的症状出现。但在临床观察中发现,有部分母亲哺乳后乳头是扁扁的,但乳头无任何不适,表明实际在哺乳过程中,虽然有乳头的变化,但只要哺乳妈妈和孩子都无不适反应,也是可以接受这样的含接方式的。

9. 孩子体重增长慢,查母乳成分有用吗?

孩子体重增长慢与母亲的母乳成分没有关系。母乳是由水、蛋白质、脂肪、碳水化合物、维生素、生物活性成分等构成,随着孩子的生长,乳汁中各种成分的比例会发生变化,但每种成分都不会缺。孩子体重增长慢,首先要考虑孩子是否存在入量不足的情况,其次要判断孩子是否处于疾病状态。

10. 母乳与配方奶有什么区别?

(1)蛋白质:在母乳和配方奶中乳清蛋白与酪蛋白的比率不同。母乳中蛋白质主要以乳清蛋白为主,乳清蛋白可促进糖的合成,利于消化。而配方奶中大部分是酪蛋白,在婴儿胃中容易形成凝乳,不易消化,且可使大便干燥。

（2）脂肪：母乳中的不饱和脂肪酸对婴儿脑和神经的发育有益。母乳中有天然的胆固醇，配方奶粉没有胆固醇。胆固醇对于宝宝前两年的成长发育，尤其是大脑和神经系统的发育及维生素 D 的生成，是必不可少的。缺乏胆固醇和 DHA 会导致成年后心脏和中枢神经系统疾病高发。多年的调查研究表明，母乳喂养宝宝的平均智商高于人工喂养宝宝，而且接受母乳喂养时间越长，相对智力优势则越高。

（3）碳水化合物：母乳所含的碳水化合物是非常容易利用的乳糖和对肠道发育非常有利的低聚糖，对婴儿都有好处，还能够促进钙的吸收。而配方奶中则是葡萄糖。

（4）生物活性成分：母乳中含有至少 13 种生长因子、68 种细胞因子、415 种蛋白、超过 1000 种低聚糖、大量细胞及中链脂肪酸，这些种类丰富的活性因子是配方奶无法模拟的，能够从各个层面发挥对婴幼儿免疫调节的功能。

11. 乳汁怎么才能"排净"呢?

乳汁是无法完全排净的，因为随着孩子的吸吮，乳汁是不断产生的。排出乳汁是为了更好、更多地产生乳汁，因为有效的移除乳汁是促进乳汁分泌的最有效方法。我们排乳结束的标志不是乳房一滴奶也挤不出来了，而是排到乳房不涨、松软了。

12. 奶阵是什么?

奶阵即泌乳反射，就是乳头感受到吮吸动作的刺激，反射性地引起乳腺组织中腺泡和导管周围的平滑肌收缩，腺泡中的乳汁被挤入导管系统，接着大导管和乳糜池的平滑肌收缩，乳头括约肌放松，乳汁被排出体外。出现奶阵时，妈妈的乳房较前变得肿胀，多会有轻微过电样或针刺样胀痛，随后会发现乳头有乳汁滴出或喷出。

13. 有人说生气会导致奶少、回乳，是真的吗?

是的。因为乳汁的产生和排出受催乳素和催产素的影响。催乳素促使乳房腺泡产生乳汁，催产素作用于腺泡及导管周围平滑肌，使其收缩产生泌乳反射，利于乳汁排出。生气、压力大、劳累等因素会影响催产素的释放，导致泌乳反射减少，从而导致乳汁量的减少。

14. 哺乳姿势有哪些?

哺乳姿势很多种，常见的有以下几种。

（1）摇篮式：这是最常用的哺乳姿势。妈妈上身坐直，将宝宝抱于胸前，用上肢的肘关节内侧支撑住宝宝的头，妈妈的前臂和手沿着宝宝后背一直伸到宝宝的腰部，使宝宝的腹部紧紧贴于妈妈的身体，并用同侧乳房哺乳。

（2）橄榄球式：妈妈坐好后将宝宝夹在一侧胳膊下方，宝宝头部靠近乳头，脚在妈妈的身体外侧。用同侧手臂支撑宝宝的身体，一手托住宝宝的头，另一只手可以托住乳房，便于宝宝吸吮。这种姿势非常适合剖腹产的妈妈使用，可以大大减轻腹部的压力。

（3）侧躺式：这是一种很舒服、轻松的哺乳姿势，因为妈妈和宝宝都是躺着的姿势，躺着就可以完成哺乳。妈妈和宝宝面对面侧躺在床上，宝宝头部可以用小枕头支托，不建议躺在妈妈的臂弯上，嘴和乳头在同一高度。妈妈的一只手轻轻托住宝宝腰部，给宝宝腰部一定的支撑，宝宝就可以顺利吃奶了。

（4）半躺式：妈妈靠坐在床上，背后垫几个枕头，舒适地支撑住身体，双膝微屈，然后把宝宝放在腹部，让宝宝的脸对着乳房，用一侧手扶住宝宝的头颈部和背部，另一侧手扶住宝宝的臀部，防止宝宝下滑，让宝宝几乎是趴在妈妈身上吃奶。适合产后乳头疼痛、奶阵太急宝宝经常呛奶时使用。但实际上，什么样的哺乳姿势并不是最重要的，妈妈和宝宝都觉得舒服的姿势就是最适合的姿势。

15. 躺着喂奶会不会造成边缘乳汁无法排出?

不用担心。首先，我们要知道，哺乳时乳汁排出是催产素导致的乳管收缩所致，而即使是乳房边缘，也是有正常乳管结构的；其次，孩子吸吮时，泌乳反射导致近端乳管的乳汁首先被排出，乳管内压降低，此时远端乳管内压力大于近端乳管，乳汁自然而然向近端乳管流动，所以远端乳汁亦可排出。但是如果长期保持同样体位，由于重力作用，离地近的部位乳汁相对来说排出要稍慢一些，母亲可以经常改变体位来减少此问题发生。

16. 奶涨又吸不出来怎么办?

首先，要看这种情况发生在什么时间段，是产后初期持续出现，还是哺乳期某一阶段突然发生? 不同的表现可能为不同疾病所致，自然处理方式亦有不同。

若为产后初期刚开始"下奶"的阶段，这种感觉多数为乳房的生理性变化所导致，乳房有涨感但排乳量较少，所以会有一种"奶涨又吸不出来"的感觉。这个时候，我们需要做几件事：①按需哺乳，确保孩子可以频繁且有效地吸出乳汁；②没有前者条件的时候，按照孩子吃奶的频率手挤或者用吸乳器按时吸出乳汁，一般 2 ~ 3 小时一次；③冷敷，温度保持在比皮肤温度稍低且不会造成冻伤为佳，敷料要贴合乳房且重量不会对乳房造成压迫；④避免暴力按摩乳房，此种行为可能会导致乳汁进入间质组织从而造成组织水肿。

而对于哺乳期突然出现的"乳房涨却难以吸出"，首先要考虑是否为乳汁淤积。目前临床所见乳汁淤积多为物理性阻塞所致，比如一些颗粒样、牙膏样物质堵塞乳管，或者乳头结痂等损伤组织导致乳管开口堵塞、狭窄，以及外伤后组织水肿造成乳管狭窄。所以多数情况下，药物对于乳汁淤积效果甚微。对于妈妈来说，可以采取以下方式：①及时且频繁地让孩子有效吸吮，这是目前已知最有效且最方便采取的措施；②手挤奶，这是在不方便孩子吸吮时，相比于吸乳器吸乳更有效的方式；③如果上述方法均效果不佳，建议及时就医。其次，乳腺炎亦可导致相似的症状，但多伴随发热、皮肤红肿，而乳房涨的感觉多较轻微，处理方法同乳汁淤积。

17. 喂完奶还需要把乳房吸空吗？

"乳房吸空"是一个妈妈们经常挂在嘴上的词，但事实上乳房是无法被"吸空"的。道理很简单，比起"存奶的仓库"来说，乳房其实更像是一个"产奶的工厂"。在孩子吸吮时，大部分乳汁是通过吸吮刺激乳房当时产生的"现货"而不是"存货"。所以，一方面，即使乳房在很软的状态下，被刺激后仍可产生乳汁即产奶；另一方面，喂奶本身就是对乳房的刺激，当然是达不到"吸空"的状态了。妈妈们需要做的，就是喂奶后达到乳房相对较软、不涨而舒适的一个状态就可以了。

18. 喂奶时孩子常常睡着，怎么办？

乳汁中的一种生物活性成分为胆囊收缩素（cholecystokinin），这是任何昂贵的配方奶都不具备的。它的作用主要是调节胃肠功能，当达到一定浓度后，能引起孩子的饱腹感，并且有镇静的作用。所以吃母乳的孩子常常出现一个现象：吃几口奶就睡着了，过一会儿醒了，继续吃。这常常会让妈妈们感到不理解，但现在我们知道了，这其实是一种生理现象，不需要过多担忧。

如果孩子睡眠时间过长，导致母乳摄入较少时，妈妈可以采取一些措施进行唤醒，比如言语或抚触、轻拍背等轻柔的动作等。

19. 喂奶的时候需要穿内衣吗？穿内衣会不会引起堵奶？

正常胸型的乳房不建议哺乳时穿内衣。第一，哺乳时室内温度最好保持为对于婴儿和妈妈来说都是温暖舒适的，不过热也不会寒冷。这个温度下孩子和妈妈进行肌肤接触，对于双方均有好处，不仅能提高母乳喂养率，而且能对婴儿进行有效安抚，稳定孩子的体温等生命体征。第二，内衣的布料贴附在乳房皮肤上，有时会导致刺激。第三，不合适的内衣可能会压迫乳房，引起堵奶。但对于一些较大且下垂的乳房来说，可以穿宽松的内衣进行适当支撑，避免乳房下部的皮肤长时间重叠引起湿疹等。

20. 孩子 1 岁了，母乳还有营养吗？

即使在尽力推广母乳喂养的今天，妈妈们也常常会收到一些长辈们的意见："孩子1岁了，乳汁没有营养不要喂了"。这往往会导致妈妈们犹豫不决，而事实真的是这样么？

世界卫生组织建议纯母乳喂养至少 6 个月，从第 6 个月开始增加辅食的同时持续母乳喂养，直到孩子 2 岁或更大。至今没有任何证据能表明母乳在孩子 1 岁以后会失去营养价值，甚至在哺乳的第二年及以后，母乳仍能提供较多的蛋白质和部分维生素及免疫物质，持续母乳喂养更可以有效预防维生素 A 缺乏。

21. 哺乳期发现乳房一大一小是怎么回事？

一般来说，双侧乳房的发育很难保证完全一致。在非妊娠哺乳期，这种差异一般并不明显。而在哺乳期，乳房再次"发育"增大，使这种差异变得肉眼可见。同时，有时孩子仅针对一侧乳房进行吸吮刺激，也会导致常常哺乳的这侧乳房明显大于另一侧。回乳后这种差异会随着乳房的缩小而同时变小，但仍会存在，目前已知的有效解决方式仅为手术整形。生理性双侧乳房大小差异一般为一侧整个乳房的增大，如果是局部增大，类似于出现肿块的情况，则需要及时就医，排除乳房病变。

22. 宝宝现在 1 岁了，还在母乳喂养，母亲再孕后还可以继续母乳喂养吗？

怀孕对于哺乳来说是安全的，但可能会随之发生一些变化，主要体现在：①乳汁量下降，大部分妈妈在怀孕后会发现乳汁量有所减少，这个时候要关注孩子的摄入情况；②乳汁味道改变，有可能会造成孩子抗拒母乳甚至离乳；③怀孕时的妈妈可能会有乳房敏感、乳头疼痛不适的情况；④哺乳时会刺激乳头，从而产生催产素，但有研究发现，正常的哺乳不会使催产素达到引起宫缩的程度。

所以，是否继续母乳喂养要结合妈妈及孩子的意愿，一方面，注意孩子的摄入；另一方面，对于有流产史的妈妈要格外小心。

23. 不想继续喂奶了怎么回乳？

世界卫生组织建议纯母乳喂养至少 6 个月，从第 6 个月开始增加辅食的同时持续母乳喂养，直到孩子 2 岁或更大。在考虑回乳的时候，首先要考虑是否有必要回乳，如果妈妈评估自身及孩子情况，最终决定回乳的话，那么需要做以下几个方面。

（1）决定是要快速回乳，还是采取一个渐进的方式。后者可以最大限度地减少乳房胀痛和患乳腺炎的风险，一般通过逐渐减少排乳量、增加排乳间隔时间来实现，甚至如果妈妈"后悔"了，还可以恢复哺乳。前者一般是由于突然的母婴分离或者母亲严重疾病等，这种方式相比于后者来说，更容易发生乳房胀痛和乳腺炎。

（2）对于乳房的保护。回乳期间，乳房或多或少会较正常哺乳时候充盈一些，尤其是最初几日，这个时候一些外力碰撞甚至仅仅孩子的用力按压就可诱发疼痛甚至炎症。

（3）减轻乳房不适。我们建议以略低于乳房温度而不致冻伤的温度进行适当冷敷，或者芒硝外敷，范围覆盖全乳房，可以略微减轻乳房肿胀感。

（4）观察孩子的情况。离乳不仅仅是母亲的事情，对于孩子来说亦是一个很大转变。这期间需要注意观察孩子的情绪，此时不建议妈妈用乳头来进行安抚，可以增加与孩子的玩耍等互动来分散孩子的注意力。但如果孩子过度烦躁、不能接受其他食物，妈妈可以考虑对回乳计划进行调整。

24. 孩子多大回乳合适?

母乳喂养是最自然和最优的哺育婴儿的方法。在生命最初 6 个月应对婴儿进行纯母乳喂养，以实现婴儿的最佳生长、发育和健康。之后，为满足其不断发展的营养需求，婴儿应该获得安全的营养和食品补充，同时继续母乳喂养至 2 岁及以上。而如果仅从孩子的角度来说，回乳即自然离乳，这是一个由孩子来主导的过程。因为每个孩子生长发育不同，所以对于离乳的意愿不同，自然离乳的年龄也会有所差别。这种回乳方式可以明显减少离乳过程中孩子及母亲的焦虑。所以，如果仅就"合适"而言，多少岁回乳是由孩子来决定的。随着孩子逐渐长大，当他自己表达出离乳意愿时，即为最佳时间。根据人类学家的观察，结合对灵长类哺乳动物的研究，依据体重增长 4 倍、达到成人体重的 1/3、灵长类哺乳动物孕期长短、第一颗恒牙萌出时间等计算，人类离乳时间是 2.5 ~ 7 年。

25. 回乳需要多久才能回干净？

回乳主要是通过负反馈的方式，减少腺泡泌乳，使已有的分泌物逐渐被吸收的过程。据《母乳喂养理论与实践》一书介绍，在对鼠类的研究中发现，离乳的前 48 小时属于可逆阶段，之后则为不可逆。而对于人类离乳期乳腺目前并无微观研究。从临床角度来说，妈妈们最难以接受的"乳房胀痛"阶段持续数日至 1 周，之后乳房逐渐变软，大多数妈妈 1 个月至数月后乳汁量明显减少。而完全无法挤出乳汁的情况，个体差异极大，笔者所见 1 个月及数年的均有。其实，追求"回干净"完全不必要，只要乳房无胀感、不会自然泌乳即可。

26. 回乳后仍有乳汁怎么办？

有相当一部分妈妈在回乳数月甚至 1 年后仍可挤出乳汁。这种情况大多为生理性的，可以不用采取任何措施，但需注意避免用乳房对孩子进行安抚，避免任何可能刺激产乳的操作，比如请社会人士"按摩回乳"。同时，如果泌乳量较多，需要检查催乳素，排除一些可能导致泌乳的疾病，如垂体腺瘤等。

27. 回乳后需要排残乳吗？

不用。离乳开始后，一方面因为缺乏吸吮的刺激，乳汁量减少；另一方面因为乳汁在乳房内积聚，血管受压，血流下降，肌上皮细胞供氧减少。留存在乳房里的乳汁会通过自身的循环被吸收，所以不需要排残乳。

28. 为什么喂奶后乳房下垂了，是不是不喂奶就不会下垂？

乳房的外形是靠乳房的韧带维系，随着年岁增长，乳房受到重力影响都会逐渐呈下垂趋势。哺乳期乳房体积增大，重量增加，乳房韧带负荷加大，有可能会导致乳房下垂更明显。离乳后乳房大多恢复至正常大小甚至小于妊娠前，但已经改变的乳房韧带并不会回缩，所以离乳后亦会与哺乳时形态相似。

29. 给孩子突然断奶，妈妈今后会不会得病？

非正常离乳的妈妈较逐渐离乳的妈妈来说，患乳腺炎的风险相对更高。乳腺炎的相关危险因素包括乳汁淤积，而这一点在逐渐离乳的妈妈中表现得比较轻微。此外，突然离乳常常造成乳房强烈胀痛，亦会对妈妈身体及精神造成影响。但目前未发现突然离乳会诱发乳腺癌等恶性肿瘤性疾病。

30. 回乳的时候没排残乳，会不会得乳腺癌？

理论上来说，乳腺癌的发生是乳腺内导管上皮发生癌变所致。回乳后乳房残存的乳汁是乳房内腺泡和上皮细胞分泌的产物，与发生癌变的部位、成分无关。目前也无研究数据表明未排出的残乳会增加乳腺癌的风险。

31. 喂奶期间能喝咖啡或者茶吗？

2016 年发表的《哺乳期妇女膳食指南》中指出：浓茶和咖啡中含有较多的咖啡因，研究显示，母亲摄入咖啡因可引起婴儿烦躁及影响婴儿睡眠质量，长期摄入可影响婴儿神经系统发育。因此，哺乳期间，母亲应避免饮用浓茶和咖啡。

哺乳期乳房常见异常表现及处理

1. 喂奶时为什么乳头疼?

宝宝吃奶时含接不正确、不能有效吸吮是造成母亲乳头疼痛的主要原因,因此,预防和治疗乳头疼痛和乳头皲裂的主要方法是让宝宝正确的含接及有效的吸吮。其他原因还有乳头的疾病,比如真菌感染、乳头湿疹、雷诺现象等,这些就需要到专科医院就诊治疗。但雷诺现象目前没有十分有效的治疗方法,部分专家建议用扩血管的药物,但效果亦不明显。对于诊断为雷诺现象的患者,可以考虑局部热敷或者减少乳头刺激,能起到一定的缓解作用。

2. 孩子得了鹅口疮,母亲的乳头也是又红又疼,这是怎么回事?该怎么办呢?

这种情况考虑真菌感染可能性大,建议立刻就医。

哺乳期母亲乳头红肿疼痛,需要考虑炎症所致,结合孩子患有鹅口疮,考虑真菌性乳腺炎可能性大。该病多表现为乳头及乳晕的皮肤发红,出现丘疹或水疱,皮肤颜色多变浅,有时会有渗液,母亲常会感到与哺乳无关的疼痛,有时可放射至全乳房甚至背部,持续时间不定。对于母亲,多采用抗真菌药物治疗,如制霉菌素等,患有鹅口疮的患儿需一同进行治疗。同时家庭中应注意对衣服及常用物品如奶瓶等进行高温消毒及暴晒。

对于母亲来说,真菌感染导致的疼痛有可能在疾病治愈后仍会持续一段时间,但多能自愈。

3. 乳头白点怎么回事？

乳头白点是乳头上的小白泡，可引起乳汁流出不畅，伴乳房出现肿块、疼痛，一般有两种可能。一种是乳汁成分导致的，常见的是乳汁浓缩或脂肪颗粒，这种情况一般用手挤奶挤出颗粒或者挤出一段牙膏样稠厚的乳汁后就可以解决，有时也能在喂奶的过程中自然消失，也就是被宝宝吃出来了。另一种情况是乳头损伤所造成的，表现为反复出现白泡并变硬，喂奶时乳头疼痛。这是皮肤损伤后角质增生所造成的表皮阻塞。此时妈妈们可以拿一块小纱布或者稍粗糙的毛巾，蘸冷开水或食用油、橄榄油敷上 5 ～ 10 分钟，即可让小白点软化，再通过手挤奶使乳汁通畅。应尽量避免用针去挑，以免伤害真皮层而结痂，反而让奶水更难流出。

乳头白点后能不能喂奶呢？乳汁成分所导致的，有些通过喂奶就可自行缓解。因乳头损伤导致的，如果妈妈乳头疼痛剧烈无法耐受亲喂，或是乳头损伤太过严重，可暂停患侧乳房哺乳，待乳头伤口长好些后再开始母乳喂养；如果乳头破损不严重，可继续母乳喂养，乳头破损可自行愈合。一般情况下，适当减少哺乳次数或者缩短哺乳时长，从而减少乳头被含接的时间，乳头恢复将更快一些。

4. 乳头皲裂能喂奶吗？

乳头皲裂与妈妈先天性乳头内陷、早期乳头娇嫩、孩子哺乳时含接方式不正确或者宝宝口腔结构异常有关。出现乳头皲裂后是否可以喂奶，不能一概而论。如果乳头疼痛程度不重，可坚持哺乳，哺乳前先刺激乳头、乳晕，手挤乳晕区，刺激产生泌乳反射；或者先从健侧开始哺乳，在健侧哺乳的过程中，患侧会形成泌乳反射。如果乳头皲裂比较严重，哺乳时疼痛明显，应暂停哺乳，用手挤奶；还可以外用一些药物如重组成纤维细胞生长因子促进伤口愈合。如果乳头表面没有伤口，而是糜烂面，且较长时间（超过 1 个月）不愈合，要及时去看医生，以排除发生在乳腺导管的乳腺癌（亦称乳房佩吉特病）。

5. 什么是生理性乳胀？

生理性乳胀主要是由于产后激素水平变化导致腺体增生、腺泡潴留、乳管扩张，加上产后乳房血供增加，导致淋巴潴留、静脉充盈及间质水肿。表现为双侧乳房肿胀、发硬，伴明显触痛。乳头、乳晕肿胀以至于婴儿含接乳头困难，从而导致乳汁排出不畅。生理性乳胀一般持续一周左右，之后能够自行缓解。

6. 如何预防生理性乳胀？

生理性乳胀的最好预防方法就是产后尽早开始母乳喂养，婴儿频繁的吸吮利于乳汁的产生及排出，可以有效预防生理性乳胀的发生。所以产后"三早"非常重要：早接触可以使新生儿的吸吮能力尽早形成；早吸吮可以刺激母亲泌乳反射的尽快形成，有助于乳汁分泌；早开奶可以使宝宝尽早获得初乳，帮助母亲排出乳汁，缓解乳房肿胀。

7. 母乳性黄疸还能喂奶吗？

母乳性黄疸分为两种情况。一种常常发生在母乳喂养早期，是母乳摄入不足导致的。由于母乳摄入不足，导致孩子肠蠕动缓慢，胎便排出延迟，肠道胆红素的重吸收会增加，从而形成高胆红素抑制状态，表现为黄疸。这种情况只要让宝宝的母乳摄入量增加，多吃多排，黄疸自然减轻，所以不需要停止母乳喂养。

另一种情况指的是母乳中的某些成分影响宝宝肝脏处理胆红素的能力，

导致肝糖增加，表现为黄疸。这种母乳性黄疸大部分也不需要停止母乳喂养。因为中断母乳喂养，无益于胆红素的消退，并且大多母乳性黄疸的胆红素水平小于 15 mg/dL，不会构成健康风险，一般不会形成胆红素脑病。其次，母乳性黄疸大多数发生在新生儿晚期，此时，新生儿已经习惯了纯母乳喂养，突然中断母乳喂养，由于不适应奶嘴和配方奶，可能在中断母乳喂养的几天里，总的摄入量会减少，大便和小便排出减少，胆红素的水平会不降反升。最后，如果短时间中断母乳喂养，重新恢复喂养后，新生儿胆红素可能会返回到纯母乳喂养时的水平，这种情况的发生会使母乳妈妈对喂母乳产生不好的担心。因此，母乳性黄疸的宝宝大部分是可以坚持母乳喂养的，只有在罕见的严重的高胆红素血症的情况下，可能有必要中断母乳喂养。

8. 妈妈乙肝小三阳，还能喂奶吗？

可以的。虽然乙肝感染者的母乳中确实含有乙型肝炎病毒抗原，但是乳汁中的病毒载量极低，仅为血液的 1/10 000 ~ 1/1000，远小于新生儿分娩时暴露的病毒量。而且乳汁中的少量病毒进入婴儿消化道后，可被机体的固有免疫或人工免疫清除。甚至是乙肝大三阳的妈妈，如果婴儿在出生后接种了乙肝疫苗和乙肝免疫球蛋白，同时完成后续的婴儿期乙肝疫苗免疫接种，也是可以母乳喂养的。

9. 孩子轮状病毒感染，还能继续喂奶吗？

轮状病毒感染的宝宝可以吃母乳。轮状病毒（rotavirus，RV）是引起婴幼儿胃肠炎的常见病原体之一，可以使宝宝出现腹泻、呕吐等身体不适的症状。国内外多项研究显示，对于轮状病毒感染的宝宝，母乳喂养的腹泻程度多轻于人工喂养。这是因为母乳中含有糖脂、糖蛋白、葡糖氨基聚糖、黏蛋白和低聚糖，可抑制轮状病毒与肠黏膜上相应受体的结合。况且母乳的成分绝大部分是水，宝宝腹泻会导致严重的缺水，可以适当增加哺乳的次数或频率，以便于补充宝宝体内因腹泻流失的水分。另外母乳中含有丰富的免疫因子，可以对腹泻起到辅助治疗的作用。而且母乳喂养是直接喂养，也降低了轮状病毒感染的概率。轮状病毒为粪 – 口传播病毒，为减少轮状病毒的感染，还应该做好婴幼儿入口的预防，确保婴幼儿食物、器皿、玩具、手部的卫生。

10. 产后双腋下又硬又疼怎么办？

有些女性在怀孕后发现双侧腋下出现硬块，这些硬块大多数为副乳。人类胚胎期自腋窝至腹股沟有一条乳线，在该乳线上有 6～8 对原始乳房，人类只有胸前第 5 肋间的一对乳房发育，其余均在出生前退化消失。若其他乳房没有退化掉，即会形成副乳腺。大多数人的副乳腺在双侧腋下，在妊娠期或哺乳后开始发育，即怀孕后或哺乳期出现的双腋下肿块。副乳腺和正常乳腺一样也会发生炎症，出现肿物甚至乳腺癌，但是发病概率是一样的，所以在没有发生疾病或出现不适症状时，一般是不用治疗的。但有些人的双腋下副乳腺体积较大，穿衣服时影响美观，这种情况也可以到医院选择切除。当然，双腋窝下的硬块也可能是其他疾病，如果自己不能判断，建议到医院专科就诊，必要时完善彩超检查。

孕期、产后哺乳期双腋下副乳腺也会产生乳汁，会出现变大、肿胀，如果有副乳头，乳汁可能会从副乳头排出。如果没有副乳头，双侧乳汁会逐渐被吸收掉，时间长短因人而异，一般在 2～4 周，注意不要暴力按摩副乳腺，必要时局部冷敷可以缓解肿胀、疼痛。

11. 生产后发现双侧乳头都有溢血，还可以喂奶吗？

大多数情况下，这是一种生理现象，称为"锈管综合征"，像是生锈的铁管中流出铁锈色的水那样。这被认为是哺乳期乳腺导管和腺泡中毛细血管增多出血所致，此时乳汁中含有少量母亲的血液，通常是对孩子健康没有影响的。但是同时，我们需要辨别一些疾病所导致的溢血。一些导管内的病变，如导管内乳头状瘤、乳腺癌等，有时也会伴随乳头出血的症状。但是区别于生理性出血，病变所导致的溢血大多出现在单侧乳房的单一乳孔。在难以辨别时，建议及时就医，必要时可以将乳头溢出的血性液体进行病理学检查，如果查见肿瘤细胞则需要进一步处理。

12. 乳头水肿疼痛明显，如何排出乳汁？

乳头水肿疼痛明显主要还是跟宝宝吃奶时含接不正确、不能有效吸吮及乳头损伤有关，出现这种情况后可以采取以下措施。

（1）不要等宝宝太饿了、哭闹了才哺乳，在宝宝有想吃奶的表现时就开始哺乳。

（2）如果乳头疼痛程度不重，可坚持哺乳，哺乳前先刺激乳头、乳晕，用手挤乳晕区，先产生泌乳反射。

（3）先从健侧开始哺乳，在健侧哺乳的过程中，患侧会形成泌乳反射。

（4）哺乳结束后挤几滴乳汁，涂在乳头及伤口表面，自然晾干。

（5）乳头疼痛及乳头皲裂比较严重时，应暂停哺乳，用手挤奶。

（6）可以外用一些药物如重组成纤维细胞生长因子促进伤口愈合。

（7）不要用香皂或洗手液清洗乳头。

13. 手挤奶会损伤乳房吗？

在有些不便于孩子直接吸吮的情况下，手挤奶是一个简单方便的方式。正确的手挤奶是不会造成健康乳房损伤的。最直接的辨别方法就是手挤奶时妈妈不应该感到疼痛，已经患有疾病的乳房除外。手挤奶过程中尤其要避免牵拉乳头。

14. 喂完奶乳房疼怎么办?

首先，要判断是否是含接问题所致的乳头损伤。这种损伤一般在孩子吃第一口奶时妈妈就会有疼痛的感觉，多可在纠正含接姿势后缓解。其次，如果是仅仅出现在哺乳后，要考虑是否为乳头雷诺现象，其表现一般为发作时伴有乳头颜色明显发白，并在短时间内恢复正常肤色。对此最方便采用的缓解方法是乳头保温，尤其是哺乳后乳头被孩子吐出的瞬间，即刻将温暖干燥的毛巾或衣物外敷在乳房处效果更好。亦有人提出可服用硝苯地平来扩张血管以缓解乳头的血管痉挛现象，但国内目前尚未批准该药物应用于乳头疼痛的治疗。最后，应判断是否为乳汁淤积或乳腺炎，前者乳房多有可触及的肿块，后者多伴皮肤红肿及体温升高，建议即刻增加哺乳，即让孩子多吸吮，仍无好转则应尽快就医。

15. 堵奶了怎么办? 怎么才能避免?

堵奶，即乳汁淤积，是一个没有办法完全避免的情况。乳汁淤积目前临床所见多为物理性阻塞所致，比如一些颗粒样、牙膏样物质堵塞乳管，或者乳头结痂等损伤组织导致乳管开口堵塞、狭窄，以及外伤后组织水肿造成乳管狭窄。所以多数情况下，药物对于乳汁淤积是效果甚微的。有人提出可以口服卵磷脂进行预防，但尚无明确证据证明对多数人群有效。虽然无法绝对预防，但妈妈们可以采取一些措施以尽量减少乳汁淤积的发生：①尽量避免长时间停止排乳，如果孩子不在身边，那么最好固定间隔时间排乳；②保护乳房，避免受压等外力碰撞造成组织水肿；③不要对乳头造成损伤，避免损伤导致结痂致反复堵奶。

当堵奶发生的时候，可以采取以下方式：①及时且频繁地让孩子有效吸吮；②手挤奶，这是在不方便孩子吸吮时，相比于吸乳器吸乳更有效的方式；③如果上述方法均效果不佳，建议及时就医。

16. 堵奶与饮食有关系吗?

目前未发现二者有关联性的证据。妈妈的饮食只要均衡,对于乳汁的成分不会有太大影响,即使是纯素食者也仅需要补充维生素 B_{12},而这些饮食习惯并未发现与堵奶有关联。

17. 堵奶后到底是热敷还是冷敷呢?

乳汁淤积的原理前文已提到,此处不再赘述。在乳汁淤积发生的时候,首先要考虑的不是如何外敷,而是尽快让孩子频繁、有效地吸吮,相当一部分妈妈在哺乳后即可缓解。首次吸吮效果不佳时,后续可以在每次哺乳前 5 分钟用略高于皮肤温度的毛巾温敷乳房,注意避免温度过高造成低温烫伤。在持续哺乳仍难以缓解时,建议就医。对于发生时间较长且确实难以缓解的乳汁淤积,宜采用的处理方式为让乳房组织自行吸收,这个时候可以适度冷敷,减轻乳房肿胀带来的不适感。

18. 反复同一部位堵奶怎么处理?

当发生反复同一部位的乳汁淤积时,我们有时能在乳头处看到明显的破损结痂,但有时乳房外观也可无任何异常。不管是何种情况,对于乳房本身来说,反复同一部位淤积意味着该部分组织可能不适合在这个哺乳期继续工作了。这个时候,我们常常会给妈妈以"局部回乳"的建议,即仅仅淤积的这一部位回乳,其他可正常排乳的乳房组织不受影响。妈妈自身其实并不需要做什么,继续正常哺乳即可,在淤积的部位可适度冷敷减轻肿胀,身体组织会自行将淤积的乳汁吸收。

19. 是不是堵奶的肿块都能用乳腺按摩的方法排开?

不是的。由于伦理等原因,目前我们对哺乳期乳汁淤积缺乏微观研究。仅从临床观察角度,我们发现大多数淤积伴有乳管内颗粒物或乳头的乳管开口被诸如结痂等组织遮挡。一方面,乳管于乳头内走行时会有一个缩窄的阶段,所以我们往往会发现一些颗粒物易堵塞在乳头处;另一方面,乳管一般是多分支的,从乳管镜中可以发现越到末梢部位乳管越纤细,这些末梢乳管处的堵塞往往更难以排开。而对于乳头损伤以致形成结痂遮挡乳管开口的情况,更是难以通过按摩乳房的方式解决。从理论上来说,无限对堵塞远端组织施加压力是有极大排开可能的,但考虑到给乳房组织带来的损伤与获益之间的平衡,这种做法无疑是得不偿失的。

20. 哺乳期发现乳房肿块能做乳腺钼靶检查吗?

乳腺钼靶检查为 X 线检查,美国妇产科医师学会发布的《妊娠和哺乳期诊断性影像学检查指南》中指出:外源性的电离辐射(诊断性 X 线检查)对哺乳无影响。

即便如此,大众对于 X 线的放射性危害仍然普遍存在顾虑,所以在哺乳期进行乳腺钼靶检查应慎重选择,确有检查必要时,应做好相关射线的防护,如保护好甲状腺等其他部位,使其免受不必要的射线照射。

21. 哺乳期能做乳腺磁共振成像检查吗?

并无相关证据证明磁共振成像检查本身会对哺乳期乳腺或者乳汁造成伤害,而乳腺磁共振成像检查一般需要应用造影剂,目前主要有钆剂及超顺磁性氧化铁两种造影剂,其中前者最常用。

美国妇产科医师学会发布的《妊娠和哺乳期诊断性影像学检查指南》中

指出：哺乳期进行乳腺增强磁共振成像检查时，推荐使用钆剂，钆剂的水溶性限制了其在乳汁中的分泌。静脉注射后 24 小时内，分泌至乳汁中的钆剂少于 0.04%，尽管理论上任何未螯合的钆剂可通过乳汁进入婴儿体内，但至今尚无相关损伤的报道。因此，钆剂增强磁共振成像检查后无须停止哺乳。

22. 哺乳期乳房上也会有湿疹吗？

湿疹是由内、外因素共同作用而引起的具有多形性、对称性、剧烈瘙痒特征的皮损，是一种有渗出倾向的迟发型皮肤炎症反应，可以发生在哺乳期的乳房上，双侧乳头、乳晕多同时受累，临床症状主要表现为瘙痒，乳头基底部常伴有皲裂，哺乳时疼痛剧烈，多呈急性或亚急性。停止哺乳乳房湿疹很快好转是其特征。

对于经久不愈的乳房湿疹，尤其是中老年女性的单侧乳房湿疹，还要警惕乳房湿疹样癌（Paget 病），其通常表现为累及乳头、乳晕的单侧边界清楚的红色斑块，也可伴有色素沉着，和乳房湿疹相像，确诊主要依靠病理检查。

哺乳期常见乳腺疾病

○ 哺乳期乳腺炎

1. 哺乳期急性乳腺炎有什么表现？

哺乳期急性乳腺炎是由细菌感染所引发的炎症，大多数为金黄色葡萄球菌。在发病时，哺乳期急性乳腺炎往往伴有体温升高、局部红肿疼痛的典型

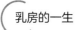

体征，而乳汁淤积则一般不会出现皮肤红肿，或仅有低热。

2. 哺乳期因急性乳腺炎发热了还能喂奶吗？

可以。发热只是乳腺炎的其中一个症状而已，当妈妈出现发热这个症状的时候，早已经暴露在细菌感染或者病毒感染下了，也就意味着实际上在发热之前，妈妈已经把感染的乳汁喂给宝宝吃过了。另外，因为母亲和婴儿通常是被相同的细菌感染，虽然婴儿与母亲密切接触和继续母乳喂养有暴露于感染的风险，但继续母乳喂养，婴儿可以从乳汁中获取母亲体内抵抗疾病的抗体，这是对婴儿最好的保护，增强婴儿免疫力。

很多的研究数据也支持，哺乳期急性乳腺炎患者的乳汁对婴儿是安全的，继续母乳喂养不会对婴儿造成影响。事实上，母乳喂养还解决了乳腺炎后可能出现的乳汁淤积，促使乳汁流动起来，减少了导致乳腺炎因素的出现。然而，一些婴儿可能不喜欢感染后母乳的味道，乳腺炎患者的乳汁中钠和氯化物浓度增加，乳糖和钾的含量减少，乳汁的味道会发生一些变化，变得更咸和更不甜，那么在这种情况下，乳汁可以丢弃。

3. 怀疑自己得了哺乳期急性乳腺炎，去看病之前在家怎么处理？

当妈妈考虑自己可能患哺乳期急性乳腺炎的时候，可以首先采取以下措施。

（1）继续哺乳，没有证据表明乳腺炎症甚至脓肿期间产生的乳汁对健康足月儿有害，相反，突然的"断食"反而会引起孩子焦虑等情况，并进一步影响母乳排出以致疾病加重，而在没有条件直接哺喂婴儿时，妈妈自己务必积极排出乳汁，如手挤奶或使用吸奶器。

（2）母亲需要得到足够的休息及营养摄入，并保持个人卫生及居住环境的清洁和适度通风。

（3）病变处冷敷，可以有效缓解疼痛肿胀感。持续 24 小时无缓解时，建议及时就医。

很多妈妈在出现问题时常会求助于社会上的通乳师。事实上，我国该类人员构成复杂，素质良莠不齐，虽有可上门服务的优势，但不当按摩加速脓肿形成的情况亦不少见，建议妈妈们在选择前慎重考虑。

4. 得了哺乳期乳腺炎能通乳吗?

其实，从专业角度来说，并没有"通乳"这个名称，我们通常说的"通乳"往往指的是"通乳按摩"，一般适用于乳汁淤积的患者。而临床上所说的哺乳期急性乳腺炎多为细菌感染所致，与一般的乳汁淤积并不能等同，一般无须进行"通乳按摩"。如果在感染部位进行不当按摩，还有可能会造成感染范围的扩大，增加脓肿形成的风险。

当然，有时候医院的医生或者护士也会给予哺乳期乳腺炎患者进行包含"乳腺按摩"的综合物理治疗，其主要目的是协助患者排出感染的乳汁，而非为了"通乳"。

实际上，最好的通乳方法是宝宝有效的、频繁的吸吮，让阻塞的乳汁流动起来，这样更利于哺乳期乳腺炎的好转。

5. 哺乳期乳腺炎必须用抗生素吗?

不一定。按照世界卫生组织（WHO）的分类，哺乳期乳腺炎可以分为乳汁淤积性、非感染性和感染性三大类，而只有感染性乳腺炎才明确需要使用抗生素治疗。对于乳汁淤积性乳腺炎和非感染性乳腺炎，大多能通过频繁、有效的哺乳及辅助的物理治疗达到治愈目的。

6. 哺乳期乳腺炎用了抗生素还能喂奶吗？

《药物与母乳喂养》中黑尔博士提出，临床医生应该借鉴相关资料帮助生病的妈妈做出是否继续母乳喂养的决定，并为妈妈们选择哺乳期安全用药。仅仅因为对药物的高度焦虑而中断母乳喂养的做法不可取。黑尔博士在书中建立了哺乳期药物安全等级（LRC 等级），对各类药物在哺乳期的使用给出了简单明了的建议。L1：适用。L2：可能适用，有限数量的哺乳期母亲用药研究证据显示药物对婴儿的不良反应没有增加，和（或）哺乳期母亲使用药物后能证实危险性的证据很少。L3：可能适用，没有对照研究，但母乳喂养婴儿出现不良反应的可能性存在；或对照研究显示仅有轻微的不良反应发生；没有研究的新药。L4：有潜在危险。L5：危险。世界卫生组织认为，一般相对婴儿剂量（RID）< 10% 的药物对于婴儿是相对安全的。母乳喂养婴儿经乳汁暴露的药物剂量远远低于其治疗所需剂量，特别是青霉素类和头孢菌素类的相对婴儿剂量均小于1%。所以在哺乳期尽量选择 L1 和 L2 类的药物，少用或者不用 L3、L4、L5 类，尽量选择单药。当然用药后继续母乳喂养对于缓解病情有很大的帮助，但要注意药物造成的宝宝肠道菌群失调及对宝宝的其他不利影响。所以用药期间的母乳喂养问题需要充分与妈妈沟通，并指导妈妈观察孩子胃肠道菌群失调的情况。

7. 怎么才能不得哺乳期乳腺炎呢？

哺乳期急性乳腺炎最常见的诱因是乳头皲裂，如果哺乳期间乳头受损出现皲裂，外界的细菌就有可能趁机侵入，感染乳房，所以保证正确的哺乳姿势、保护好乳头不被损伤是预防哺乳期急性乳腺炎的重中之重。

其次，有些书籍中提到乳汁淤积是哺乳期急性乳腺炎的重要诱因，但这种观点目前存在一定的争议。需要提醒大家的是，如果出现了乳汁淤积，需要妈妈们冷静面对，一般通过宝宝有效的吸吮，多数乳汁淤积都可自行缓解，千万不要为了疏通堵塞的乳管而进行暴力的、长时间的乳腺按摩，否则反倒会增加罹患哺乳期急性乳腺炎的风险。

另外，作为哺乳期的女性，保证合理膳食、充分睡眠及良好心态，不断增强自己的抗感染能力，也能降低罹患哺乳期急性乳腺炎的风险。

目前，也有些研究认为，适当服用一些益生菌有可能降低哺乳期急性乳腺炎的发病率。

8. 怎么才能让哺乳期乳腺炎不变成脓肿？

目前关于哺乳期急性乳腺炎进展为乳腺脓肿的原因的相关研究较少，所以如何有效阻止哺乳期乳腺脓肿的形成尚没有明确答案。

但有些小样本的研究中提到了，发热时间长、中央区病变及请非专业人士进行过乳腺按摩的哺乳期急性乳腺炎患者更容易发展成乳腺脓肿。所以，一旦罹患哺乳期急性乳腺炎，还应及时就医，并进行规范的治疗，而不应该盲目听从非专业人士的建议进行暴力的乳腺按摩。

9. 得了哺乳期乳腺炎，饮食有什么需要注意的吗？

目前尚无研究证实饮食与哺乳期乳腺炎的发病及进展之间存在相关性，但从中医的角度来说，罹患哺乳期乳腺炎期间，建议饮食不要过于油腻，尽量减少摄入辛辣刺激的食物，当然也包括尽量不要吸烟或饮酒。

○ 乳腺脓肿

1. 得了哺乳期乳腺脓肿还能喂奶吗？

哺乳期乳腺炎发展到乳腺脓肿形成时期，意味着感染已经被机体组织包裹并且局限，而多数乳腺脓肿的脓腔与乳管并不相通，所以一般来说脓液也不会经乳管排出，因此，在乳腺脓肿时期继续哺乳总体来说是安全的，国外也有研究证实了其安全性。

当然，临床确实也遇到有些乳腺脓肿患者患侧的乳汁中含有明显的脓液，如果您的宝宝本身患有消化道疾病或者体质特别虚弱，或者您及其他家属对含有脓液的乳汁的安全性顾虑很大，可以考虑用手挤奶的方法排出这种乳汁并弃掉，待到后续排出的乳汁颜色恢复正常时再喂养宝宝；如果您仍然顾虑重重，那只能考虑健侧乳房哺乳，而患侧乳房则选用手挤奶或吸奶器等方法排出乳汁了。

2. 哺乳期乳腺脓肿必须手术吗？

对于乳腺脓肿，传统的治疗方法是切开引流，但哺乳期乳腺脓肿和其他脓肿有很大的不同，切开引流有很多弊端：前几次换药疼痛明显；会伴有漏奶，长期不愈，多数不得不回乳；要频繁换药；乳汁可能会被脓液污染等。

目前治疗哺乳期乳腺脓肿主要采用超声引导下的细针穿刺抽脓及冲洗技术，这是一种微创治疗技术，95% 以上的患者可以通过这种方法治愈，创伤小，不漏奶，绝大多数可以继续母乳喂养。个别因为脓液稠厚难以抽出者，可以采用小切口置管冲洗引流的方法，也能取得很好的效果，治疗过程中，患者基本上感觉不到疼痛，大多数可以继续母乳喂养。

3. 什么是中央区乳腺脓肿？

中央区乳腺脓肿是指发生在乳头、乳晕区的乳腺脓肿，因其特殊的解剖位置，使得该部位的乳腺脓肿治疗相对更困难。

4. 脓肿穿刺后为何仍有肿块？是否没有抽吸干净？

脓肿是由脓肿周围组织和其中央的脓液组成的，脓肿周围组织内多数是机体免疫系统为了消灭入侵的细菌而聚集的各种炎性细胞，如中性粒细胞等；而脓液则是这些炎性细胞吞噬消灭细菌后的代谢产物，是液态的，我们穿刺抽出的就是这部分脓液。脓液被彻底清除后，脓肿周围组织仍然会存在一段时间，所以穿刺后在脓肿区域仍然会触及到肿块。而这部分炎性肿块需要等到感染被彻底治愈后，才能被机体慢慢吸收。

5. 脓肿穿刺后患侧乳头出血、出脓正常吗？还能继续喂奶吗？

在进行乳腺脓肿穿刺的过程中，穿刺针可能会刺破小血管导致出血，有时也会刺破乳管，导致乳管与脓腔相通，使一部分脓、血随乳汁从患侧乳头排出，这种现象更常见于中央区乳腺脓肿患者。

遇到这种情况无须惊慌，随着时间的延长，这种现象多数会自行消失，一般也无须特殊处理。而乳汁中的这些脓、血通常也不会对宝宝造成不良影响，但是如果哺乳期的妈妈患有乙肝、艾滋病等经血液传播的传染病，或者宝宝患有胃肠道疾病抑或是体质特别虚弱者，建议暂停患侧的哺乳，直至乳头出脓、出血的现象消失再恢复患侧的哺乳。

6. 脓肿穿刺后针孔漏奶怎么办？

在进行脓肿穿刺的过程中，有时候穿刺针会刺破乳管，导致乳汁顺着针道从穿刺孔流出，在这种情况下，需要保持穿刺孔的清洁干燥，以免致病菌从穿刺孔侵入再次感染乳房。患者可自备一些碘伏定期对穿刺孔进行消毒，并覆盖灭菌处理过的无菌敷料，如果敷料被浸湿，要及时进行更换，直到针孔愈合，乳漏消失。

7. 为何需要反复穿刺抽脓?

脓液是机体免疫系统动员的炎性细胞吞噬消灭细菌后的代谢产物,经过一次穿刺抽出后,并不意味着感染立刻被治愈了,在疾病治疗的过程中,我们机体的免疫细胞在不断地吞噬消灭致病菌,也在不断地产生新的脓液,这就需要经过多次穿刺不断把新产生的脓液抽出,直到感染被控制,没有更多的脓液产生,也就不再需要穿刺抽脓治疗了。

8. 脓肿穿刺多少次能好?

根据以往的数据分析,目前治愈乳腺脓肿所需的穿刺次数平均 4 次左右。然而,每位患者的病情严重程度和复杂程度不同,且影响治愈所需穿刺次数的因素有很多,如病程的长短、脓腔的大小、脓肿部位、脓液量等,所以每位患者需接受穿刺治疗的次数也不尽相同。

O MRSA

1. MRSA 是什么? 会传染吗?

MRSA 是耐甲氧西林金黄色葡萄球菌(methicillin-resistant staphylococcus aureus)的英文缩写。MRSA 因具有多重耐药性,导致的感染常常难以控制,甚至被称为"超级细菌"。近些年来,MRSA 导致哺乳期乳腺炎的比例有不断升高的趋势,但是具体的感染过程及途径目前尚不明确。有些研究发现,在健康哺乳期女性的乳汁中有时也能培养出 MRSA,但并未导致感染,所以关于 MRSA 还有许多未知的东西需要探索。

MRSA 感染性疾病并不是传染病,但也需要引起大家的重视,目前很多医疗机构已经把 MRSA 作为院内感染管理的重点进行防控。

2. MRSA 感染了还能喂奶吗？

关于 MRSA 感染者母乳喂养安全性的研究很少，现有的一些研究未发现哺乳期女性乳汁中培养出 MRSA 会对其宝宝造成明显不良的影响。

但是，对于一些体质特别虚弱的早产儿，或者患有消化道疾病的患儿，如果其母亲乳汁中检出 MRSA，出于安全的考虑建议暂停哺乳。

3. 哺乳期发现乳房肿块怎么处理？

哺乳期乳房出现肿块，多数是良性肿块，比较常见的是乳汁淤积，一般短期内迅速出现，有些伴有红肿、疼痛或发热的可能是急性乳腺炎形成的炎性肿块，当然也有些肿块是肿瘤，其中良性肿瘤居多，只有少数患者是恶性肿瘤。

如果在哺乳期发现乳房肿块，无论是哪种肿块，都不宜盲目进行按摩，可继续母乳喂养，并注意观察肿块的变化，如果经哺乳肿块迅速消退，一般都是乳汁淤积，无须特殊治疗，如果肿块持续 2 周以上没有消退，甚至有逐渐增大的趋势，应及时就医，进行相关检查，明确诊断。

○ 乳腺癌

1. 哺乳期确诊为乳腺癌了该怎么办？

首先不要惊慌，目前随着医疗水平的进步，乳腺癌已经不那么可怕了，在众多恶性肿瘤中，乳腺癌一般预后较好。一旦在哺乳期确诊为乳腺癌，要遵照医生的嘱咐，尽快回乳，并按照乳腺癌诊疗的规范积极进行治疗。

2. 哺乳期发现乳腺癌需不需回乳?

由于在乳腺癌治疗期间往往会进行手术、化疗、放疗等，所以需要积极回乳。但如何回乳应听从专业医生的建议，必要时可在医生指导下服用一些回乳药物，如甲磺酸溴隐亭。

3. 哺乳期可以做手术吗?

在哺乳期进行手术，可能会因损伤乳管导致乳漏，影响伤口的愈合，所以原则上在哺乳期不适合进行乳腺手术，如确需手术治疗，如确诊为乳腺癌需手术切除肿瘤，应积极回乳后进行。而如果是哺乳期乳腺脓肿行切开引流手术，则一般无须回乳，可一边治疗，一边继续母乳喂养，如出现乳漏并且影响到伤口的愈合，则可与医生共同探讨是否需回乳。

4. 原来得过乳腺癌，现在怀孕生孩子了能喂奶吗?

既往患乳腺癌的女性，是否可哺乳需考虑两个方面：其一，术后的乳腺组织是否可达到产奶的需求并能产生泌乳反射；其二，乳腺癌相关的后续治疗对哺乳的影响。根据《妊娠相关性乳腺癌临床诊治专家共识（2020 版）》，在乳腺癌的化疗、内分泌治疗及靶向治疗期间是禁止哺乳的，母乳喂养可在全部化疗结束 3～4 周后开始。虽然目前并没有发现放疗会对泌乳造成影响，但放疗引起的皮肤反应可能会影响到哺乳的顺利进行。

○ 非哺乳期乳腺炎

1. 妊娠期诊断了非哺乳期乳腺炎，产后能喂奶吗？会不会复发？

妊娠期诊断了非哺乳期乳腺炎，有些在妊娠期即已经痊愈，有些持续到哺乳期炎症仍存在，但无论哪种情况，都仅仅是乳房的一个局部病变，并不影响乳房的乳汁分泌过程，而且炎性反应时局部组织细胞成分没有发生质的变化，没有证据证明分泌的乳汁会发生变化或会导致癌变，所以可以继续母乳喂养。若炎症损伤范围较大，有可能影响乳汁的量，乳汁减少。妊娠期诊断的炎症，很多时候是自身免疫反应所导致，目前的研究还没有找到具体的引起这种自身免疫反应的因素，所以在哺乳期也有复发的可能性存在，但并不影响继续母乳喂养。

2. 妊娠期患了乳腺炎，出现了皮肤破溃，产后伤口未愈合，从伤口流乳汁出来，还能喂奶吗？

妊娠期罹患的乳腺炎一般是非哺乳期乳腺炎，目前这类疾病病因不明，在疾病后期可能会形成脓肿并破溃，经久不愈形成窦道，待产后进入哺乳期时，窦道可能与乳管相通，导致乳汁从窦道外口流出。

现有研究并未证实哺乳与非哺乳期乳腺炎的病情进展之间存在相关性，也未证实疾病状态下哺乳对于婴儿存在安全性的问题，所以是否适合继续哺乳尚无定论。在临床工作中，一般会根据患者的病情和意愿进行个体化选择。而在继续哺乳的患者中，尚未发现明显的不良事件发生，也未见病情进展的案例发生。

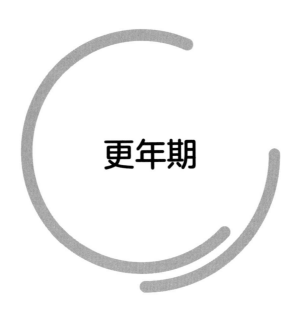

更年期

　　我是一只乳房，伴随着时间的脚步，经历了岁月的磨炼，不知不觉中，我和我的孪生姐妹同主人一道步入了更年期。说来也怪，原本规律的生活变得不规律起来，每个月我们带给主人不舒服的时间不规律了，程度也加重了，她时常因此而苦恼不堪。不光如此，心情紧张、休息不好、食欲不佳、爱发脾气、潮热、头痛、心悸等情况也经常困扰着主人。主人的学习、工作和生活也受到了不小的影响。

　　她因此而四处求医，去医院找专家，仔细的咨询和检查，又上网查阅相关知识和资料，生怕漏掉了哪条重要的信息而耽误了治疗。有一次，她打听到了某种特效药物，就不管三七二十一地用了起来。还挺神奇，我们本来不规律的生活突然之间又变得规律起来，我们的主人又恢复到原本正常的生活当中。她为此而兴奋不已，由衷感谢这种药物。可是好景不长，听说这种药物可以导致我们出现大问题，吓得她赶紧停用了这种药物。

　　上面唠叨了这么多，实际上我最想说的是，更年期的我更脆弱，更需要大家正确的呵护。

更年期乳房保健知识

1. 更年期女性乳房生理结构特点

更年期女性体内雌激素水平逐渐下降，与卵巢功能衰退密切相关，乳腺内部导管及腺体的结构出现进行性退化，这种情况下乳腺癌的发生率较高。

2. 更年期女性乳腺周期性变化特点

更年期女性体内雌激素水平的逐渐下降，使得乳腺增生期和复原期的周期性变化不同于成年期女性那么规律，增生期延长及复原期缩短。

3. 更年期女性乳腺生理调控主要相关激素变化特点与乳腺疾病

更年期女性卵巢功能衰退，使雌二醇的分泌水平降低，卵巢内促性腺激素受体减少和雌激素水平减低，经反馈调节作用，使促性腺激素释放激素分泌增加，从而导致黄体生成素和促卵泡激素的生成。由于内分泌的不规律，乳腺增生期延长甚至过长，以及复原期缩短甚至过短，造成乳腺导管及小叶的过度增生及复原不全，长期存在就有可能发生病变，甚至癌变。

4. 更年期女性的特殊性

更年期是所有女性都会经历的时期，由于卵巢功能减退，通过反馈作用，出现垂体功能亢进，分泌过多的促性腺激素，引起自主神经功能紊乱，从而出现一系列程度不同的症状，如面色潮红、心悸、失眠、乏力、抑郁、多虑、情绪不稳定、易激动、注意力难以集中等，称为更年期综合征。症状出现时间和程度因人而异，严重者需要科学地进行药物干预治疗。由于生理及心理较前发生很大变化，更年期女性更需要家人的关心与呵护。

5. 为什么说更年期女性更应该注重乳房保健？

女性处于更年期时，在自身的雌激素开始明显下降及各种分泌失调的情况下，生理和心理都会发生很大的变化。一方面是乳房生理上的变化，乳腺导管及小叶的过度增生及复原不全长期存在，发生乳腺疾病，尤其是乳腺癌的风险大大增加；另一方面是更年期综合征的出现，加重了更年期女性对患乳腺疾病的担忧与恐惧，对检查和药物治疗过于依赖，可能出现盲目检查、盲目医疗，甚至滥用药物的情况，都会对乳腺健康产生严重影响。所以，更年期女性养成健康的生活习惯，合理饮食，科学饮食，同时坚持科学筛查对于预防和减少乳房疾病的发生具有重要意义。

6. 更年期女性如何进行科学饮食与营养饮食？

健康的饮食对改善更年期女性的精神症状、预防生殖系统肿瘤有很大帮助。以蔬菜、水果、鱼类、谷类、豆类和橄榄油为主的饮食，能有效减轻血管收缩相关症状，预防潮热、盗汗等更年期症状。素食饮食、少肉饮食及低加工食品饮食结构，往往含有大量维生素 A、维生素 C、维生素 E 及硒等微量元素，有助于增强机体的抗氧化能力。还有研究发现，补充大豆异黄酮等植物雌激素也可能会减轻更年期血管收缩相关症状。坚持低脂、低盐、低糖、低热量饮食，多吃新鲜蔬菜和水果，保持均衡营养，对预防乳腺癌有很大帮助。

7. 为什么说科学运动和睡眠重要？包括哪些内容？

科学运动能够更快地达到运动效果，有效提高自身生理功能和素质，增进健康、提高机体免疫力、促进新陈代谢。良好的睡眠可以使人保持正常认知能力，让人体的生物钟正常运转，消除疲劳，修复机体损伤，也可以帮助提高机体免疫力，增强机体抵抗力。更年期女性坚持科学运动和保持良好睡眠尤为重要，不但可以调节血清各种激素的平衡、缓解应激，还能够有效改善血清性激素水平与自由基、血脂水平状况，对减少乳腺疾病的发生有很重要的实际意义。

从自身健康实际情况出发，选择适宜的运动项目和运动量，运动应每天进行，每次 60 ~ 90 分钟为宜，这样既有利于提高身体功能，又有利于恢复体力。睡眠没有固定的时间要求，通常是因人而异，白天不觉得困就可以。对于有睡眠障碍的女性，可以选择药物疗法和非药物疗法进行干预。有时药物治疗疗效不确切，或者因不良反应大而应用受到限制，此时可以选择更安全有效的非药物疗法，更符合围绝经期睡眠障碍患者的健康需求。目前国际上一线的非药物治疗方法是认知行为疗法，包括认知疗法、行为疗法及睡眠教育，具体包括睡眠限制、刺激控制、认知疗法、放松训练、睡眠卫生教育等。

8. 什么是食疗？

食疗又称食治，中医理论认为可以利用食物的特性来调节机体功能，使其获得健康或愈疾防病。通常认为，食物是为人体提供生长发育和健康生存所需的各种营养素的可食性物质。也就是说，食物最主要的是营养作用。

9. 食疗误区有哪些?

认为食疗可以预防和治疗疾病、盲目进补、错误进补、滥用药物食品是食疗的主要误区。尤其近些年药物食品流行,一旦滥用,危害很大,可使正常的生理活动受到严重影响,甚至致病。

10. 不正确饮食行为对乳腺健康的影响有哪些?

动物性食品摄入过多、油炸食品摄入过多等因素与乳腺疾病密切相关。植物优质蛋白摄入量低、动物蛋白摄入量高、牛奶摄入量高可能是乳腺增生的危险因素。根据中国抗癌协会统计,不健康的饮食习惯和缺乏体育锻炼与癌症息息相关。长期高脂、高糖饮食与乳腺癌发生有关。此外,盲目进食药物食品可影响身体内分泌功能,引起乳腺肿瘤。

11. 什么是激素补充治疗?

激素补充治疗是一种针对卵巢功能衰竭的治疗,是应用外源性激素进行的治疗,包括雌激素替代疗法(estrogen replacement therapy,ERT)和雌孕激素联合疗法(combined hormone replacement therapy,CHRT),其核心是雌激素。目前已证实其可以有效缓解或减轻绝经相关症状,更年期使用还可在一定程度上预防发生骨质疏松、心血管疾病等慢性疾病。

12. 激素补充治疗国内外应用现状如何?

调查数据显示,国内女性应用激素补充治疗的比率,虽然从 20 世纪 90 年代至今逐渐增高,但因为受到经济水平、文化传统、教育程度等因素限制,大众对更年期保健缺乏认识,使用率仍处于较低水平。国外女性应用比率远高于国内，同时对于激素补充治疗管理要更加严格和规范。

13. 激素补充治疗对乳腺健康的潜在影响是什么？

激素补充治疗对乳腺健康是否存在影响，以及雌孕激素联合疗法是否是乳腺癌保护性因素，这两个问题目前存在争议，这可能与不同的研究方法和不同的研究人群有关。雌激素影响乳腺癌发生率可能机制有以下几点。①雌激素与乳腺中雌激素受体结合后，可以激活靶基因的表达而促进乳腺腺管的增生。②雌激素在细胞色素 P450 的作用下生成的转化物，可以导致基因突变。③雌激素还可以调控乳腺癌的发生发展信号传导通路中的相关基因的表达。因孕激素具有拮抗雌激素的作用，从对乳腺健康的影响角度出发，雌孕激素联合疗法相对优于雌激素替代疗法。

14. 如何科学进行激素补充治疗？

目前专家们一致认为，激素补充治疗是目前最有效的缓解绝经相关症状的治疗方法，但如何平衡该治疗的利与弊是更年期妇女开始或沿用此疗法的关键。治疗方案并非一成不变，不存在标准疗法。注重治疗方案的个性化、治疗过程中的监测和潜在风险的评估，以求疗效最优、风险最低。我国激素补充治疗起步较晚，需要改变观念，提倡在医生指导下进行治疗，以利于全面提高其生活质量。

15. 什么是乳腺癌筛查？

乳腺癌筛查是通过有效、简便、经济的乳腺检查措施，对无症状的妇女开展检查，以期早期发现、早期诊断及早期治疗，提高乳腺癌患者的生存率，降低死亡率。

16. 乳腺癌筛查为什么对更年期女性更重要?

乳腺癌是全球女性发病率最高的恶性肿瘤,严重危害女性生命健康。根据统计,乳腺癌发病率最高的年龄段是 45 ~ 60 岁。处于更年期的女性,乳腺癌的患病风险最大。因此,乳腺癌筛查对更年期女性显得尤为重要。

17. 乳腺癌筛查包括哪些内容?

乳腺癌筛查包括查体和检查。乳腺超声、乳腺钼靶检查是最常用且有效的乳腺癌筛查手段。此外,对于特定的高危人群筛查也包括基因检测。

18. 乳腺癌筛查异常如何正确处理?

乳腺癌筛查异常包含三种情况。①检查结果提示不正常,但不需要治疗,仅进行定期随诊就可以,通常是一些小的乳腺结节。②检查结果提示良性的肿瘤,其中一些需要外科干预,主要目的是确定诊断,排除恶性病变,而另一些是不必马上治疗,可以进行观察的病变,通常是一些较大的乳腺增生结节。③检查结果提示恶性病变,需要尽快进行治疗。

19. 乳房自检时要注意些什么?

乳房自我检查范围包括乳腺组织分布的所有区域,以及腋窝和锁骨上窝。检查时间为非月经期,最好选择在月经结束 3 ~ 5 天后进行。同时注意要进行双侧乳房的对比检查。触诊时不要掐捏乳房,以免把正常乳腺组织误认为包块,造成不必要的恐慌。此外,也要留意有无乳头溢液的存在。

更年期常见乳腺疾病

○ 乳腺结节

1. 什么是乳腺结节？

乳腺结节没有确切定义，通常是指影像学发现的而触诊不到的肿块，常见于乳腺增生性疾病。一些乳腺良性肿瘤、少数乳腺癌也可以表现为乳腺结节。

2. 检查发现乳腺结节了怎么办？还需要做哪些检查？

考虑为良性病变的乳腺结节，可予以定期随诊观察；不能除外恶性的乳腺结节需行活检明确病理性质，依据病理结果决定进一步治疗方案；考虑为恶性病变的乳腺结节，则需尽快行手术治疗，术后还可能进一步行化疗、放疗、内分泌治疗及靶向治疗等。乳腺结节一般通过超声发现，还需要行钼靶检查，必要时行磁共振成像检查。

3. 乳腺结节常见原因有哪些？需要与哪些疾病进行鉴别？

乳腺增生、一些乳腺良性肿瘤都是乳腺结节常见原因，少数早期乳腺癌也可以表现为乳腺结节。因此，乳腺结节需要鉴别是否为乳腺增生、乳腺良性肿瘤、乳腺恶性肿瘤。

4. 乳腺结节不治疗一定癌变吗？

乳腺结节通常情况下良性病变多见，其中包括一些癌前病变，通常是通过病理活检证实，对于这部分乳腺结节，因为将来会有一部分发生癌变，因此需要必要的手术治疗进行干预。

5. 乳腺结节有必要药物和手术治疗吗？

需要手术治疗的往往是临床考虑或活检证实为癌前病变和乳腺癌的乳腺结节。此外，患者存在乳腺癌高危因素的，其乳腺结节也可行手术治疗。初始检查提示为良性，经过短期随访后分级升级的乳腺结节，也可以行手术治疗。对于未行手术的乳腺结节，药物治疗的目的是缓解经期前后的乳房胀痛感，这些药物多是一些中成药，不能预防乳腺癌的发生。恶性乳腺结节手术后，有必要根据病理结果进一步行规范的药物治疗，这些药物包括内分泌药物、细胞毒药物、靶向药物等。

6. 乳腺结节定期检查有哪些注意事项？

对于更年期女性而言，对乳腺结节进行定期检查的目的是指导临床是否对其进行外科干预，包括活检和手术治疗。因此，不建议过长间隔或过短间隔进行检查，通常超声 3～6 个月进行一次，钼靶 1 年进行一次为宜。定期检查期间，分级升级的乳腺结节，可以进行外科干预。

○ 乳头异常

1. 乳头异常包括哪些常见表现？

偏斜、抬高、回缩、内陷、糜烂及脱屑、乳晕颜色异常、湿疹样改变。

2. 是不是只要乳头出现异常就提示得了乳腺癌?

乳腺癌的乳头异常可以表现为偏斜、回缩、内陷、糜烂及脱屑、湿疹样改变。乳头偏斜、内陷也与衣着过紧有关,特别是在乳房发育期内着装不当,容易导致乳头内陷,有时与遗传也有一定关系。乳头糜烂及脱屑、湿疹样改变既可以是乳腺癌的表现,也可以是乳头、乳晕湿疹的表现。因此,乳头出现异常时应行超声、钼靶等检查,查找原因。

3. 乳头异常需要进行哪些检查?

首先对乳腺进行检查,观察两侧乳头是否对称、乳头有无溢液、乳腺内有无包块;其次进行乳腺超声、钼靶等检查,明确乳腺内有无病灶。对于发生乳头糜烂及脱屑、湿疹样改变的还要进行病理检查。

4. 乳头异常单纯用药行不行? 需要手术吗?

对于乳头湿疹,可以外用药物治疗;对于表现为乳头异常的乳腺癌,要科学规范地进行治疗,包括手术治疗、化疗、放疗等综合治疗措施;对于良性病变引起的乳头异常,单纯手术治疗就可以达到很好的治疗效果。

5. 乳头异常需要手术切除乳房吗?

如果是良性病变,仅手术切除病灶就可以,如果是乳腺癌,手术不可以保留乳头,如果符合保留乳房手术要求可行保乳手术,术后进行放疗,降低局部复发风险。

○ 乳房皮肤异常

1. 乳房皮肤异常包括哪些常见表现？

水肿、皮疹、溃破及橘皮样改变等。

2. 乳房皮肤凹陷一定有问题吗？原因有哪些？

乳房皮肤凹陷往往是乳房悬韧带受侵牵拉皮肤或皮肤直接受侵引起，临床上常见于乳腺癌，此外，外伤后局部脂肪坏死也可以表现为乳房皮肤凹陷。

3. 乳房皮肤凹陷需要做哪些检查？如何进行治疗？

应该行影像学检查，常规行乳腺超声及钼靶检查，了解病情。对于乳腺肿块可行空芯针穿刺活检进行病理检查，若病理定性为乳腺癌，应进行规范的治疗，包括手术、放疗、化疗等；若病理诊断为乳腺脂肪坏死或其他良性病变，可以进行随访；不能除外乳腺恶性病变时，可行手术活检，根据切除活检结果决定是否需要进一步治疗。

4. 乳房皮肤水肿是什么原因造成的？与哪些疾病有关？

乳房皮肤水肿增厚是指乳房血管外的组织间隙中有过多的体液积聚，导致乳房外部皮肤按压有明显的凹陷，可以由炎性渗出抑或皮下淋巴回流障碍造成。乳房局部感染和外伤引起局部炎性病变，以及乳腺癌肿瘤细胞侵犯皮下淋巴管均可以造成乳房皮肤水肿增厚。

5. 乳房皮肤水肿需要做哪些检查?

应该行影像学检查，首选乳腺超声检查，此外，钼靶及磁共振成像检查亦有重要价值。超声检查方便、无创、快捷，可以明确有无肿块，同时对辨别肿块是否为肿瘤有重要帮助。

6. 乳房皮肤水肿如何进行治疗?

需要根据引起患者乳房皮肤水肿的具体原因进行治疗。对于明确为乳腺癌的，应该给予规范化的抗肿瘤治疗。对于外伤引起的皮肤水肿，可以先局部冷敷，后局部热敷来缓解水肿，促进病情恢复。由乳腺炎症引起的乳房皮肤水肿，可以局部外敷配合应用抗生素进行治疗，如果后期形成脓肿，要给予切开引流手术进行治疗。

7. 乳房皮肤发红是发炎了吗?

不一定。乳房皮肤发红提示局部存在炎症或乳腺癌累及浅表淋巴管引起的癌性淋巴管炎。乳腺炎常伴局部肿、热、痛，乳腺癌通常不伴局部发热和疼痛，可予鉴别。

8. 乳房皮肤发红是不是都需要消炎治疗?

不一定。伴有疼痛的乳房皮肤发红往往是乳腺炎的表现，可以行局部外敷药物联合抗生素治疗；对于表现为皮肤红肿的乳腺癌，应该进行规范化的抗肿瘤治疗。

9. 乳房皮肤发红与哪些疾病有关？需要做哪些检查来区分？

乳房皮肤发红以炎症性疾病多见，但也可以是乳腺癌。当出现乳房皮肤发红，尤其是非哺乳期出现时，更应该引起重视。可以行乳腺超声、钼靶、磁共振成像检查来对病因进行鉴别。

10. 乳房皮肤发红需要手术吗？

视情况而定。乳房皮肤发红伴有局部皮温升高、肿胀、疼痛提示为炎症性疾病，经过充分的保守治疗后仍未痊愈的，再行手术治疗，其中包括出现波动感时，行手术切开引流。乳房皮肤发红伴有肿块须对病因进行鉴别，当皮温升高、肿胀、疼痛等炎症症状不明显时，往往很难区别是炎症抑或肿瘤，可以对肿块进行空芯针穿刺活检，以明确诊断，指导治疗。明确诊断为炎性病变的，保守治疗后未痊愈者行手术治疗。对于明确诊断为乳腺癌者，可行手术治疗，但须在全身治疗后进行。

○ 乳房包块

1. 发现乳房包块就是乳腺癌吗？

不一定。乳房包块包括非肿瘤性包块和真正的肿瘤。非肿瘤性包块以乳腺增生性包块和炎性包块为多见；肿瘤包括良性肿瘤和恶性肿瘤，乳房恶性肿瘤以乳腺癌常见。

2. 乳房包块需要做哪些检查进行鉴别？

在对乳房包块进行鉴别时，乳腺超声、钼靶、磁共振成像检查是常用的检查手段。病理活检可以明确诊断，目前空芯针穿刺活检已在多数大型医院普及，传统的切取活检已不作为常用活检手段。

3. 乳房包块怎么治疗？

首先需要对包块的性质进行鉴别，不同疾病采取不同治疗措施。炎性包块先行抗感染治疗，未痊愈者行手术治疗；增生性包块进行定期复诊；乳腺良性肿瘤行手术切除；乳腺癌则采取规范的抗肿瘤治疗；其他乳房包块则根据其具体情况采取不同的治疗方案。

○ 乳房胀痛

1. 乳房胀痛一定有事吗？

乳房胀痛可分为生理性及病理性。对于更年期女性而言，多为生理性乳房胀痛，与情绪紧张有关。相反，轻微的针刺样疼痛可能提示存在乳房肿瘤，应该引起重视。

2. 乳房胀痛需要做检查吗？需要做哪些检查？

当更年期女性出现乳房胀痛时，一方面要自我调整情绪，保持良好的休息和适度的运动；另一方面可以到医院做一下乳腺相关检查，除外乳腺疾病。可以行影像学检查，包括乳腺超声、乳腺钼靶。若乳房疼痛并伴有乳头溢液，还可进行一些针对乳头溢液的检查，如乳管镜、乳腺导管造影、乳头溢液细胞学检查等。

3. 乳房胀痛需要用药吗？

进行相关检查除外患乳腺疾病的情况下，确认为生理性胀痛者，如果乳房胀痛严重影响工作和学习生活，可以行药物治疗，并不是所有的乳房疼痛都需要药物干预。

○ 乳腺增生症

1. 什么是乳腺增生症？

增生，病理学上指细胞数量的增多和（或）细胞体积的变大，因此乳腺增生既不是肿瘤，也不属于炎症，可以说是生理上的正常改变。

2. 乳腺增生症常见有哪些表现？检查发现钙化问题大吗？

乳腺增生症常表现为乳房疼痛和摸到乳腺结节，其危害并不在于疾病本身，而是由此造成的过重心理负担，担心自己现在或将来患乳腺癌。

钙化简单分为良性钙化、恶性钙化与可能是恶性的钙化。乳腺钼靶检查对钙化性质的判断有其独特的优势，泥沙样、成簇状钙化是乳腺癌的特异性表现，粗大的、散在的钙化是乳腺良性病变的特异性表现。超声虽然也可以检测出钙化，但一般情况下检测出的都是良性的粗大钙化，对钙化的检出及性质的判断远不及钼靶检查准确。

3. 乳腺增生不治疗会癌变吗?

乳腺增生是良性病变的范畴,我们需要关注的是非典型增生,尤其是中重度非典型增生,因为这部分疾病如果不给予恰当的关注与干预,将来有发生恶变的可能。但是,对于非典型增生的诊断,是通过接受手术后的组织病理诊断知晓的,因此,我们对于非典型增生的关注,不是关注超声等检查提示有"增生"或是有乳房胀痛感诊断为"增生",而是关注因为乳腺疾病行手术治疗、术后病理为非典型增生的这一部分病例。

4. 心理治疗为什么对乳腺增生很重要?

现代生活节奏的加快,劳累、生活不规律、精神紧张、压力过重等,这些都会加重人们对乳腺增生的担忧或恐惧,认为乳腺增生必须进行治疗。所以,治疗乳腺增生症首先就是要舒缓生活和工作压力,消除烦恼,心情舒畅,心态平和,症状就可以缓解。其危害并不在于疾病本身,而是心理压力,担心自己会不会患了乳腺癌或以后会变成癌。

5. 乳腺增生如何科学行药物和手术干预治疗?

多数乳腺增生是不需要治疗的,对于伴有乳房胀痛感且严重影响日常生活者,可以考虑药物治疗,可以选择中医中药治疗。对于存在乳腺肿瘤且伴有乳头溢液者才行手术治疗。

○ 乳腺良性肿瘤

1. 乳腺良性肿瘤会癌变吗?

乳腺良性疾病包括乳腺良性肿瘤、非典型增生病变、癌前病变。癌前病变有一部分会发展成癌,对这部分疾病要给予科学的认识和足够的重视。

2. 乳腺良性肿瘤不手术可以用药来控制吗?

不可以。乳腺良性肿瘤以纤维瘤最为多见,还包括导管内乳头状瘤、分叶状肿瘤等较常见的良性肿瘤。手术的目的不单单是切除肿瘤,更重要的是明确该病变是否发生恶变,显然药物达不到治疗的目的。

3. 乳腺良性肿瘤是不是只有切除乳房治疗才彻底呢?

不是的。乳腺良性肿瘤通常进行局部切除就可以达到最佳的治疗效果,对于一些合并重度非典型增生且有乳腺癌高危因素者,乳腺病变范围遍布全乳房而临床上又高度怀疑恶性者,可以考虑乳房切除。

4. 乳腺良性肿瘤手术治疗的目的是什么?

对乳腺良性肿瘤进行手术,一方面切除肿瘤起到治疗目的;另一方面术后病理可以提示该病变是否有发生恶变的高风险,从而为后续的诊疗提供重要的参考价值。

○ 乳腺癌

1. 乳腺癌是最严重的乳腺恶性疾病吗？

乳腺恶性疾病除了最常见的乳腺癌，还包括乳腺肉瘤、乳腺淋巴瘤等。乳腺肉瘤来源于间叶组织，通过血行转移，往往恶性程度比乳腺癌高得多，预后差。超声检查是最常用的乳腺检查手段，可以发现小肿块，可以分辨肿瘤的囊实性及了解周围的血供等情况。

2. 乳腺癌进行哪些检查能尽早发现？

乳腺钼靶可以发现不伴有肿块的钙化病变，其中一部分是早期乳腺癌。对于更年期女性而言，超声联合钼靶检查是黄金组合，可以优势互补，对尽早发现乳腺癌有重要意义。

3. 是不是影像检查报告分类越高越严重？

影像检查报告的分类提示乳腺恶性可能性的大小，分类越高说明恶性的可能性越大。而乳腺癌的严重程度与肿块大小、有无淋巴结转移、有无远处转移、乳腺癌的分子分型有关。

4. 乳房检查是不是钼靶最准？

钼靶对钙化灶的敏感程度高，能早期发现彩超不易发现的微小钙化灶，但临床上钼靶对囊实性肿块的鉴别率较差，乳房较小、乳腺腺体组织结构致密、肿瘤位置贴近胸壁或靠近乳腺腺体边缘、乳房不易夹紧固定等情况下，肿物常常不能被钼靶发现。目前我国专家建议将乳腺彩超作为我国乳腺癌筛查首选的影像学检查方法，并推荐对 40 岁以上女性以"临床查体 + 乳腺彩超 + 钼靶"模式进行乳腺癌筛查，而 40 岁以下者进行乳腺癌筛查则推荐采用"临床查体 + 乳腺彩超"模式。

5. 乳腺癌手术保留乳房疗效不如切除乳房好吗?

对于适合行保乳术的乳腺癌患者，行保留乳房根治术加上术后放疗，与乳房切除的根治术疗效相当，尤其是肿瘤整形外科理念的逐渐深入，使得保乳手术的适应证有了适当放宽，一些原本不适合保乳者获得了保乳机会。

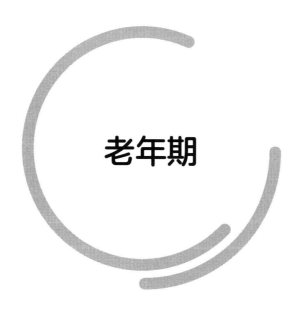

老年期

　　时间的脚步静悄悄，我也终于跟着主人一起跨入平静的老年期。随着我变小、变软、下垂，很多人认为我已经萎缩了，不需要特别的保健。其实恰恰相反，我的健康仍然不容忽视。

　　亲爱的主人啊，在老年期也应该坚持每个月对我进行检查，每年至少到专科医生那里体检一次，关注我细小的变化，及时发现问题。

老年期乳房保健知识

1. 老年人乳房生理特点

前文讲到，乳腺的发育、变化主要是在性激素的作用下发生的，绝经以后激素水平迅速下降，女性乳腺内的乳腺小叶、小导管等退化加快。随着年龄的增大，退化的程度会逐渐加重，小乳管和血管也逐渐硬化和闭塞。老年人不仅乳腺退化，周围的脂肪及纤维组织都开始退化萎缩，最终表现为乳房的变小、变软、下垂。

2. 老年人的生理特点

老年人的身体成分出现明显改变，如脂肪增多、水分减少、细胞数量减少等，导致器官的功能逐渐下降甚至丧失，最终使老年人对许多治疗（手术、化疗等）的耐受性下降。器官功能的改变主要表现在以下几个方面。

（1）消化功能：牙齿缺失、味觉减退、胃肠道蠕动减弱、消化酶分泌减少等因素影响了食物的消化和吸收。

（2）心脏功能：心肌萎缩、血管硬化、传导系统退化等因素增加了各类心脏疾病（冠心病、高血压、心肌梗死等）的发生风险。

（3）肺功能：呼吸道黏膜萎缩、呼吸肌减弱、咳嗽反射减弱等导致肺活量下降。

（4）肾功能：肾脏脂肪的增加及肾单位（人体滤过血液产生尿液的地点）减少使肾功能明显下降，70岁以上的老年人肾功能为青年人的60%左右。

3. 老年人需不需要定期检查乳腺?

需要。老年人乳腺癌的发病率并不低。定期检查乳腺可以帮助我们早期发现乳腺癌,更有利于治疗,降低乳腺癌的死亡风险。

4. 老年人的乳腺检查都包括哪些?

常用的检查包括乳腺 X 射线摄影检查(钼靶检查)、乳腺超声检查和乳腺磁共振成像检查。

5. 老年人乳腺筛查什么检查更合适?

根据检查的便捷性和经济性原则,首选乳腺钼靶和超声检查。尤其是老年女性,随着体内雌激素水平的下降,乳腺腺体出现不同程度的萎缩、退化,乳房组成成分中有更多的脂肪和纤维组织,钼靶检查可以更好地观察乳房的异常表现。因此对于老年人,在上述两种检查中更倾向于钼靶检查。乳腺磁共振成像检查因检查费用昂贵、耗时比较长,只在一部分老年女性筛查中适用,主要用于以下情况:评估硅胶假体完整性,诊断乳腺钼靶或超声不确定的病灶,筛查乳腺癌高危患者等。

6. 老年人需不需要定期自查乳腺?

需要。临床实际情况表明,在中国,很多乳腺疾病是患者自行发现的,而不是通过筛查发现的,我们的健康意识还在一步一步的提升过程中。成年女性定期的自检,使其比医生更了解自己的乳房外观和质地,如果发现任何改变,应当尽快去医院就诊,把疾病对我们健康的危害降到最低。需要注意的是,老年人需要在每个月固定的时间进行乳腺自查,但这不能代替乳腺筛查，老年人仍然需要定期进行乳腺钼靶和超声的检查。

老年期乳房常见异常表现及处理

随着年龄增长，老年人皮肤在形态和生理上也日趋老化。其皮肤含水量、脂质含量减低，角质层细胞数量、体积增大，皮脂腺、小汗腺萎缩，血管减少。角质层中合成分泌脂质能力下降，皮肤屏障功能受损，对药物的渗透性也发生改变。另外，真皮胶原纤维、弹性纤维流失导致皮肤弹性下降，易出现皱纹，同时伴血管收缩，皮肤脆性增加，损伤不易愈合，感觉能力下降。

有研究显示，皮肤老化的发生机制与体内激素水平的变化有关。随着年龄增长，体内雌激素含量下降，引起皮肤萎缩、皱纹、色素异常；糖皮质激素含量上升，减少真皮细胞结构，胶原含量减少，真皮成纤维细胞分化减少，导致伤口愈合延迟。

乳房由皮肤、纤维组织、腺体、脂肪组织组成。乳头位于乳房中央，乳头周围一片色素沉着区域，称为乳晕。乳腺腺体、导管以乳头为中心呈放射状排列。乳房皮肤薄嫩，角质层薄，且常受汗液影响，导致水合程度提高，外用药物时尤应注意。随着年龄增长，乳房腺体、脂肪萎缩，由纤维组织代替，乳房处皮肤亦出现老化。

1. 老年人乳头瘙痒是不是病？

老年人普遍存在皮肤干燥瘙痒的问题。瘙痒症，定义为导致搔抓欲望的不愉快感觉，严重影响患者的睡眠质量，导致患者注意力不集中。患者经常陷入"瘙痒 – 搔抓 – 皮肤屏障受损、皮损加重 – 瘙痒 – 搔抓"的恶性循环。瘙痒可以是原发皮肤病的症状，也可以是系统性疾病（如慢性肾功能不全、肝功能不全、糖尿病等）的表现。关于老年瘙痒症的发病机制，目前认为可能是老化影响了产生瘙痒的三个重要系统：免疫系统、表皮屏障及神经系统。另外，药物也可以引起瘙痒，如钙通道阻滞剂（常用于治疗高血压）。乳头瘙痒，具体表现为乳头皮肤粗糙，无明显皮疹。乳头皮肤敏感，轻微刺激即可引起明显、持久的瘙痒。对于瘙痒的治疗，切忌搔抓，要尽量寻找病因（如治疗肝病、糖尿病等），建议穿柔软透气的棉质内衣，减少汗液刺激，常用润肤剂，保持皮肤湿润，必要时局部外用糖皮质激素、钙调磷酸酶抑制剂。此外，剪短指甲、使用温水洗澡、服装轻便均有益于瘙痒的管理。

2. 老年人乳房皮肤会得湿疹吗？

老年人乳房皮肤会得湿疹。湿疹一般是由多种内外因素引起的真皮浅层及表皮炎症性疾病，特点为小丘疹、多形性、极瘙痒、易反复。

（1）病因：多由变态反应性因素引起，另外，内分泌及代谢改变、血液循环障碍、神经精神因素、生活环境变化（如炎热、寒冷）、各种化学物质刺激（如肥皂、合成纤维等）均可引发。

（2）临床表现：乳房急性湿疹皮损常对称分布，表现为红斑基础上的针尖至粟粒大小丘疹、丘疱疹，严重时可出现小水疱，常融合成片，境界不清。常因搔抓形成红色点状糜烂面，有明显黄色浆液性渗出。自觉瘙痒剧烈，搔抓、热水洗烫等刺激可加重皮损。如果继发感染，则可出现脓疱，局部红肿，甚至发热、淋巴结肿大。乳房慢性湿疹多由急性湿疹迁延而来，瘙痒剧烈，皮损表现为患部皮肤暗红斑片，上有丘疹、抓痕和鳞屑，局部皮肤肥厚苔藓化、表面粗糙，有不同程度的色素减退或色素沉着，乳头颜色可变黑。发生皲裂时可出现疼痛，皮肤变得极其敏感。

（3）治疗：衣物以棉质地为宜，宽松透气，注意避免各种可疑致病因素，发病期间应避免食用辛辣食物，戒酒，避免过度洗烫。洗浴后宜使用润肤剂，做好皮肤保湿工作。急性湿疹伴有渗出时可短期使用硼酸洗剂湿敷直至皮肤干燥，之后使用弱效或中效糖皮质激素霜剂，一般2周后若未见好转，则应去医院就诊，不要长期自行用药。慢性湿疹除短期使用弱效或中效糖皮质激素软膏外，可选用钙调神经磷酸酶抑制剂如他克莫司。若存在严重瘙痒，可考虑口服抗组胺药。

3. 乳房皮肤会得间擦疹吗？

会。间擦疹是一种发生在皮肤褶皱部位（乳房下、腋窝、腹股沟、肘窝）的急性浅表性炎症损害。老年人伴体重指数偏大、糖尿病、易出汗者好发，夏季多发，是由于温热、出汗、潮湿引起角质层浸渍，活动时皮肤互相摩擦而发病。老年女性多发于双乳房下皱褶处，皮损初起为局限性鲜红或暗红斑，表面潮湿，境界清楚，分布与相互摩擦的皮肤褶皱一致，若不及时处理，可出现浸渍、糜烂渗出，甚至出现水疱，自觉瘙痒、灼痛，易继发念珠菌感染。治疗方面，保持褶皱部位干燥通风，建议穿纯棉透气的内衣，可使用氧化锌油、紫草油等滋润抑菌，收敛肌肤，恢复皮肤屏障，另外可短期使用曲安奈德益康唑乳膏等复合制剂。

4. 老年人乳房皮肤会得带状疱疹吗？

会。水痘-带状疱疹病毒是引起水痘和带状疱疹的共同病原体，原发感染表现为水痘，水痘痊愈后仍有病毒潜伏在脊髓后根神经节或脑神经感觉神经节内。当机体免疫力下降（如创伤、劳累、长期大量使用糖皮质激素或免疫抑制剂、患恶性肿瘤）时，潜伏在神经细胞中的病毒再度活化，到达该神经所支配区域的皮肤，产生水疱，同时受累神经发生炎症、坏死，产生神经痛，出现带状疱疹。乳房皮肤带状疱疹常表现为红斑，很快出现粟粒至黄豆大小丘疹，簇状分布不融合，继之迅速变为水疱，疱壁紧张发亮，疱液澄清，外周绕以红晕。皮损沿某一神经呈带状排列，多发生在身体一侧，一般不超过正中线。神经痛为本病特征之一。治疗原则为抗病毒（阿昔洛韦、泛昔洛韦、溴夫定等）、止痛（非甾体抗炎药如双氯芬酸钠，以及加巴喷丁、普瑞巴林等）、营养神经（甲钴胺、维生素 B_1）。

5. 老年人乳房皮肤会得体癣吗？

会。体癣为真菌感染引起，肥胖多汗、养宠物、患糖尿病、患恶性肿瘤、长期使用糖皮质激素、处于免疫抑制状态者易发，夏季多发。乳房皮肤体癣表现为皮损初始为针尖大小的红色丘疹水疱，随后形成有明显鳞屑的红色斑片，境界非常清楚，逐渐向周围等距离扩展蔓延，皮损中心有自愈倾向，常呈环状、半环状或者花朵状。皮损中央常出现色沉，自觉不同程度瘙痒。皮损处鳞屑直接镜检可明确诊断。治疗方面，应注意局部卫生清洁、干燥透气，尽量不与患病宠物接触，外用抗真菌药物如硝酸咪康唑霜、联苯苄唑乳膏等，一般用药 2 ~ 4 周，若不见好转，需及时就医。

6. 什么是脂溢性角化？

脂溢性角化又称老年疣，是老年人最常见的一种良性表皮增生性肿瘤，可能与年龄、日晒、慢性炎症刺激等有关。乳房部位早期皮损表现为小而扁平、境界清楚的斑片，表面光滑或略呈乳头瘤状，淡黄褐或茶褐色。之后皮损渐增大、增厚，表面干燥粗糙，底部呈椭圆或不规则形，偶有蒂。生在乳房间擦部位的脂溢性角化，可因摩擦或汗液刺激而受激惹，发生炎症及上皮不规则增生。一般不需要治疗，必要时可用冷冻、激光、手术等方式去除。

7. 什么是皮赘?

皮赘即软纤维瘤,临床上可分为多发丝状及单发袋状,好发于中老年女性。乳房多发丝状者表现为丝状柔软、隆起皮面的肿物,呈肤色或淡褐色,表面光滑;单发袋状者为 1 厘米左右柔软、袋状隆起皮面的肿物,底部常有蒂。

8. 什么是 Bowen 病?

Bowen 病也称原位鳞状细胞癌,是表皮内鳞状细胞癌。发病可能与长期炎症刺激、慢性日光损伤有关,好发于日光暴露部位,也可发生于乳房处。皮损表现为乳房部位出现孤立性、边界清楚的暗红色斑片或斑块,大小为数毫米至十余厘米,缓慢增大,表面常有鳞屑、结痂或渗出,除去鳞屑、结痂,可看到下方的暗红色颗粒状或肉芽状湿润面,很少出血,如形成溃疡则提示侵袭性生长。确诊有赖于病理活检,约 5% 可演变为鳞状细胞癌。最有效的治疗为手术切除。较大的皮损光动力有一定疗效,较小皮损也可以尝试激光。

9. 什么是鳞状细胞癌?

鳞状细胞癌是一种发生于上皮细胞的恶性肿瘤。其发生可能与紫外线照射、慢性炎症刺激、器官移植后的免疫抑制状态等有关。也好发于曝光部位,乳房处亦可发生。皮损初为小而硬的红色结节,境界不清,易演变为疣状或乳头瘤状,表面可有鳞屑,中央易发生溃疡,溃疡表面呈颗粒状,易坏死、出血,溃疡边缘较宽,高起呈菜花状,质地坚实,伴恶臭,可以发生淋巴结转移。本病确诊依靠病理检查,治疗以手术切除为主,应彻底切除以免发生转移。

10. 老年人乳腺癌会和皮肤病混淆吗？

有可能。典型乳腺癌表现为患侧乳房出现无痛、单发肿块，好发于乳房外上部和中央部。质硬，表面不光滑，与周围组织界限不清，在乳房内不易推动。当乳腺癌逐步发展，可能会侵犯皮肤表现为湿疹样的皮肤损害或皮肤病损融合弥漫成片，如果乳房内肿块不明显则经常会出现误诊或漏诊。

11. 什么是乳房 Paget 病？

乳房 Paget 病又名乳腺湿疹样癌，患者乳头、乳晕呈湿疹样改变，为乳腺导管癌扩展至乳头及其周围表皮的肿瘤。

（1）病因和发病机制：多发生在绝经后的妇女，随年龄增长，雌雄激素失衡是一个危险因素，乳头溢液、乳房损伤、放射暴露史和相关遗传因素也影响发病。目前多认为大部分乳房 Paget 病起源于乳腺导管原位癌或浸润性导管癌，向下侵入乳腺，向上侵入表皮，故乳房 Paget 病局部常伴有相关肿瘤（如乳腺癌）。

（2）临床表现：多单侧发病，初始累及乳头，后渐向周围扩展，累及乳房大部分皮肤，表现为鲜红色糜烂面，表面覆盖灰黄色痂皮，边界清楚，稍隆起，似湿疹样外观，伴或不伴瘙痒。病变生长缓慢，往往延误诊断，乳头可以有溢液、结痂，逐渐糜烂溃疡，乳头回缩、乳晕破坏，甚至最终乳头脱落。一部分患者乳腺可扪及肿块，甚至腋窝淋巴结受累。

（3）治疗：乳房 Paget 病早期容易误诊成乳房湿疹，如果按湿疹治疗，长期不好转，会有反复糜烂渗出，渗出血性液体时，应引起警惕，不要耽误病情，速去医院皮肤科就诊，经病理活检确诊后于乳腺外科进行手术切除。

12. 老年人乳腺疼痛要不要重视？

需要重视。乳腺疼痛在绝经前女性中非常常见，老年人乳腺疼痛相对较少。老年人如果有新出现的乳腺疼痛，应该尽快去医院就诊，排除乳腺癌及其他疾病引起乳腺疼痛的可能。

13. 老年人乳腺疼痛可能是别的病引起的吗？

乳腺疼痛可能是乳腺本身的疼痛引起的，也有可能是乳腺外的疾病引起的。如果有乳腺疼痛，首先需要确认是否为真正的乳腺疼痛。其他引起乳腺疼痛的原因包括肌肉骨骼疾病、胆道疾病、心肺疾病及皮肤相关的感染，如带状疱疹等。

14. 老年人会不会有乳腺增生？

会。如前所述，随着年龄的增长，老年人雌性激素水平逐渐减低，乳腺腺体组织逐渐退化，乳腺增生会逐渐好转甚至消失。但是一部分老年人会因为激素替代疗法、食物及保健养生的途径摄入过多的雌性激素，乳腺同样有可能增生。

15. 老年人乳腺增生怎么检查？

首选乳腺钼靶和超声检查。

16. 老年人乳腺长了包块怎么办？

如果摸到乳腺包块，应尽快去乳腺外科就诊，请医生体检并完善乳腺钼靶和超声检查。

17. 老年人乳腺有了包块，如何确定是什么疾病？

通过乳腺钼靶和超声检查，医生可以初步判断得了什么病。如果医生怀疑包块为恶性病变，那么需要做穿刺活检或者手术活检以明确病理诊断。

18. 老年乳腺包块的诊断是穿刺活检好还是手术活检好？

首选穿刺活检病理诊断。其与手术活检相比，穿刺活检创伤更小，发生并发症的可能性更低。在穿刺不可行或者穿刺结果与影像学检查结果不一致的情况下，可选择手术活检以明确诊断。

19. 老年人乳腺疾病穿刺后会不会引起不好的后果？

有风险但是概率很低。穿刺后可能会出现淤斑、血肿、感染、疼痛等并发症，但这些都不会给患者带来严重的危害。大多数老年人都可以在穿刺后20 分钟恢复正常活动。如果穿刺后出现乳房明显肿胀或剧烈疼痛，那么尽快去医院就诊。另外，不少患者担心穿刺会带来乳腺恶性肿瘤的转移或者良性疾病穿刺后激发肿瘤向恶性转变的风险，实际上这些情况在及时的治疗后并不会发生。

20. 老年人乳腺长了包块会不会自己消失？

部分良性的包块有这种可能性，但是机会很小；而恶性肿瘤一旦生成不会自行消失。

21. 老年人乳腺长了包块一般会是什么病?

常见的良性疾病包括乳腺纤维腺瘤、乳腺病、导管内乳头状瘤等；常见的恶性肿瘤有乳腺癌、乳腺肉瘤；少见的有其他部位的肿瘤转移到乳腺局部引起乳房包块。

22. 老年人乳头内陷是病吗?

乳头内陷可分为先天性和继发性两种。先天性乳头内陷通常是双侧的，出生时就有，由乳头下间质组织增生异常引起。而继发性乳头内陷是后天由炎症、手术、乳腺癌等引起的。如果老年人有新出现的乳头内陷，那么尽快去医院就诊，完善乳腺钼靶和超声检查。

23. 老年人乳头流水是怎么回事?

老年人的乳头流水可能是乳腺本身发生了病变，如乳腺增生、导管内乳头状瘤或者乳腺癌；也可能是因为身体其他部位疾病引起的乳腺改变，如药物的不良反应、垂体瘤等。

老年期常见乳腺疾病

○ 老年期乳腺癌

1. 老年人会得乳腺癌吗?

会。老年人乳腺癌的发病率并不低。由于老年人常缺乏相应的医学知识并且普通人群中常认为老年人不会得乳腺癌,同时老年人更少定期进行乳房自检和筛查,乳腺癌经常很晚才会被发现。

2. 老年人为什么会得乳腺癌?

乳腺癌的病因尚不清楚。已知的乳腺癌高危因素包括年龄增长、肥胖、初潮年龄早、绝经年龄晚、初次生育年龄晚或不孕、哺乳时间短、缺乏锻炼、吸烟、饮酒等。

3. 老年人乳腺癌可以预防吗?

可以通过以下措施降低患乳腺癌的风险:低脂饮食、多吃蔬菜水果、多锻炼、戒烟、戒酒等。如果属于乳腺癌高危人群,可以药物治疗帮助预防乳腺癌,医生会根据老年人的具体情况决定是否用药。

4. 老年人乳腺癌是恶性的吗?

是的。无论乳腺癌是发生在年轻人还是老年人,只要确诊,就是恶性的。根据肿瘤的生物学特性,恶性程度有高低之分。

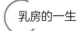

5. 老年人乳腺癌是不是长得慢？

不一定。乳腺癌的生长速度是由肿瘤的生物学特性决定的。总的来说，老年人乳腺癌与年轻人相比，生长较慢，分化较好，淋巴血管浸润较少。

6. 老年人得了乳腺癌，需不需要进行手术治疗？

对于可手术切除的乳腺癌，若老年人可耐受手术，首选以手术为主的综合治疗。如果乳腺癌已经发生远处转移，那么治疗上以化疗、靶向治疗和内分泌治疗为主。

7. 手术治疗对老年乳腺癌患者身体损害大不大？

乳腺癌手术的并发症是较低的。医生会根据患者的具体情况评估是否能耐受手术。对于可耐受手术的老年人，手术治疗本身对身体的损害很小。

8. 老年人得了乳腺癌，手术要不要按规范进行？

需要。对于预期寿命大于 5 年的老年人，规范的手术治疗可以降低局部复发率，从而降低死亡风险。

9. 老年人得了乳腺癌，乳房是否可以不全切？

乳房的手术主要分为全切和保乳（局部切除）两种。医生会根据患者的具体情况决定手术方式。

10. 老年患者保乳手术后，放疗必须做吗？

不一定。对于 70 岁以上可以进行内分泌治疗的早期保乳手术后患者可考虑不做放疗。医生会根据患者的具体情况决定是否进行放疗。

11. 老年人得了乳腺癌，要不要化疗？

不一定。不是所有乳腺癌患者都需要进行化疗。符合年轻人化疗指征的老年人同样可以从化疗中获益。但由于化疗的不良反应较大，老年人较少进行化疗。医生会充分考虑肿瘤的生物学性质、合并症、预期寿命、身体情况等多方面因素，根据患者的具体情况决定是否进行化疗。

12. 老年人得了乳腺癌，要不要内分泌治疗？

不一定。只有激素受体阳性的乳腺癌患者需要考虑行内分泌治疗。但是对于老年患者还需要综合考虑患者的身体状态、药物的不良反应、治疗的获益和患者的预期寿命来决定内分泌治疗的用药、疗程。

13. 老年人得了乳腺癌，要不要靶向治疗？

不一定。只有 HER-2 阳性的乳腺癌患者需要考虑行靶向治疗。对于HER-2 阳性的老年患者，医生会根据其基础疾病如是否合并严重的心脏疾病，来考虑是否行靶向治疗。

14. 老年人得了乳腺癌，要不要免疫治疗？

目前对于乳腺癌免疫治疗的临床研究越来越多，但是对于老年乳腺癌患者的研究比较少，老年人是否可从中获益尚不清楚，医生需要综合利弊，为合适的老年乳腺癌患者选择免疫治疗。

15. 老年人和年轻人的乳腺癌治疗方法一样吗?

总体的治疗原则是一样的。但是在制定老年乳腺癌患者的治疗方案时，医生需要考虑肿瘤性质、患者的身体状态，是否有严重的基础疾病，如高血压、心脏病、糖尿病等，同时要考虑老年患者的预期寿命，根据患者的综合情况制定出合适的治疗方案，尽可能的既治愈乳腺癌，又不对患者造成额外的负担。

16. 老年人能耐受乳腺癌的治疗吗?

乳腺癌的治疗是以手术为主的综合治疗。大多数老年人都可以耐受一种或几种治疗方法。医生会根据患者的具体情况制定个性化的治疗方案。高龄不是乳腺癌治疗的禁忌证。

17. 老年人得了乳腺癌，不治疗能活多久?

如果不治疗，生存期一般为 2 ~ 5 年，具体的与乳腺癌特性和发现早晚有关。如果已经出现远处转移，转移的部位也是影响生存时间的重要因素。

18. 老年人得了乳腺癌，治疗后能活多久?

乳腺癌预后较好，部分患者可以治愈。65 岁以上患者的 5 年生存期将近 90%，也就是说如果采用合理有效的治疗方案，治疗第 5 年时，90% 的患者都可以很好地活着。

19. 老年人得了乳腺癌，治疗后需不需要定期复查？

需要。老年人乳腺癌治疗后也有复发转移的风险。通过定期复查，医生可以了解患者是否有乳腺癌的复发转移，也可以及时发现是否有乳腺癌治疗后的不良反应，并监测患者的整体健康状况。

20. 老年人得了乳腺癌，治疗后会复发吗？

有可能。手术治疗只能切除看得见的癌灶，手术后的辅助治疗可以进一步杀死看不见的癌细胞，但是一些癌细胞对有些治疗并不敏感，因而出现治疗后的复发。

21. 老年人得了乳腺癌，多久会转移？

出现转移的时间与肿瘤的生物学特性及临床分期有关。一般来说，肿瘤分化越差，临床分期越晚，越容易出现复发转移。

22. 老年人得了乳腺癌，同时有多种疾病能耐受治疗吗？

大多数老年人都可以耐受一种或几种治疗方法。合并症多不一定会影响乳腺癌的治疗。医生会根据患者的具体情况评估其是否可耐受治疗。

23. 老年人得了乳腺癌，只吃中药可不可以？

不可以。早期乳腺癌的治疗是以手术为主的综合治疗。中药治疗可以作为乳腺癌的一种辅助治疗，但是只吃中药是不行的。

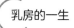
24. 老年人得了乳腺癌，又患有糖尿病，手术伤口会不会愈合不上？

糖尿病可能会影响伤口愈合，但是伤口愈合不上的可能性是很低的。手术前将血糖控制在一定范围内，有助于减少伤口并发症的发生。

25. 老年人得了乳腺癌，手术后需不需要拆线？

手术后是否需要拆线与缝合时使用的缝线有关。在手术前可以和主管医生充分讨论，采用合适的缝合方式。

26. 老年人得了乳腺癌，可不可以不治疗？

乳腺癌是不会自行消失的。对于绝大多数身体状况良好的老年人，医生都会建议采取积极的治疗方案，以避免治疗的延误和生活质量受到严重影响。如果老年人的预期寿命很短，那么可考虑不治疗。

27. 老年人得了乳腺癌，需不需要好好进行妇科检查？

需要。乳腺癌内分泌治疗的药物之一他莫昔芬会增加患子宫内膜癌的风险；另外，一小部分乳腺癌具有家族聚集性的表现，常常会合并妇科恶性肿瘤，所以妇科常规体检也是有必要的。

28. 老年乳腺癌患者术前都需要做哪些评估？

对于 65 岁以上的老年患者，在问诊沟通中，术前医护人员会对其进行查体，并结合检验的指标结果，通过专业的评估量表对老年患者进行评估，并根据患者现存的问题制订相应的老年健康照护计划。

29. 老年乳腺癌患者术前，针对老年综合征可以做哪些评估和应对措施？

（1）营养不良：老年患者居家营养不良的发生非常普遍，而营养不良状态会影响老年患者对手术的耐受能力和术后的恢复。通过人体测量、抽血检查、临床检查及多种营养评定方法可以判定人体的营养状况。合理的营养支持有助于改善老年患者的身体状况及功能指标，可以降低手术的并发症。建议老年患者饮食种类多样化，食物的烹饪宜松软易于消化，保证营养摄入均衡；少量多餐，进食体位舒适安全。

（2）认知障碍：老年人经常会有认知能力的下降，尤其在住院、手术等新的环境和治疗刺激下，可能会加重部分老年患者的精神、情绪异常。认知功能评估是采用评估量表对患者的知觉、注意力、记忆、语言、执行力等方面进行评价。如有认知障碍的老年患者应有家属或照护者陪伴，帮助患者进行力所能及的活动；鼓励患者通过讲述自己的事情，复述数字、电话号码等方法，维持并提高记忆力。

（3）尿失禁：女性尿失禁的发生率随着年龄的增长而增加。尿失禁可以造成尿路感染、压疮等，所以评估老年患者尿失禁的原因、程度，及时给予有效干预尤为重要。建议改善老年患者生活方式，减少腹压增加的活动；进行盆底肌训练；保持局部清洁干燥。

（4）压力性损伤：通过识别高危人群，评估好发部位，进行风险因素的分析，并实施个体化预防措施：至少每2小时定时翻身；正确使用减压器具；鼓励患者尽早下床活动。

（5）跌倒：跌倒的危险因素包括环境危害、生理因素、潜在的病理生理或疾病的过程因素等。所以老年患者入院后应尽快熟悉环境，将呼叫器和常用物品置于易取处；缓慢更换体位，逐步养成"3个30秒"的习惯：醒后卧床30秒，坐起停留30秒，站立静止30秒；选择合适着装和鞋袜；了解自身服用药物（镇静、利尿、降糖、心血管等药物）与跌倒发生的关系，出现头晕、无力时，请卧床并告知医护人员。

30. 老年乳腺癌患者术前专科评估都有哪些?

（1）皮肤：评估术区皮肤的情况，如有皮肤破溃情况，应及时更换敷料，保持局部清洁；术前应剔除手术消毒区域的体毛，以保证手术的无菌，减少被感染的机会；术前应做好个人卫生，洗澡并更换病号服，切勿将术区皮肤定位标记擦去。

（2）呼吸道：注意保暖，预防感冒；戒烟，学会有效咳嗽、咳痰，练习腹式深呼吸，保持呼吸道通畅，预防呼吸道感染。

（3）胃肠道：戒酒；术前禁食 12 小时、禁水 6 小时，以防止术中麻醉反应引起胃中食物反流至气道，造成窒息或肺部感染。

（4）术前用药：高血压及心脏病患者遵医嘱于术晨 6 点喝少许水将药服下；停用长效抗凝药物，防止术中出血；停用术晨胰岛素。

（5）个人准备：放松心情；排空小便；取下所有物品：可摘义齿、假肢、胰岛素泵、隐形眼镜、手表、饰物、内衣裤、袜子等；请不要化妆，清除指甲油；贵重物品妥善保管。

31. 老年乳腺癌患者局部治疗后的护理

（1）体位：根据患者的麻醉方式，待患者神志清醒、生命体征平稳后可以取半卧位，以利于患者呼吸和引流液引出；患侧肢体下垫软枕抬高，术侧前臂屈曲位，翻身时取手术对侧卧位；术后近期患侧肩关节避免大幅度活动，防止牵拉伤口；关注患肢感觉、运动及血液循环情况。

（2）饮食：术后 6 小时若患者无恶心、呕吐等胃肠反应可以少量饮水，患者无腹胀可逐步过渡到半流食，术后第二天可以正常饮食。多吃蔬菜水果，术后因伤口恢复需要，可以增加营养的摄入。乳腺癌患者忌吃含有雌激素的食物，如蜂王浆、雪蛤、胎盘制品等，预防乳腺癌的复发。

（3）伤口：手术部位会用弹力绷带加压包扎并留有引流管，以利于伤口愈合。如果出现呼吸不畅或是绷带松脱、伤口周围皮温异常时，应及时告知医护人员；老年患者在第一次伤口换药时要密切关注患者的意识状态，防止因过度紧张或在去除弹力绷带时，因胸部压力骤减引起晕厥。

（4）活动：手术当天协助患者床上主动或被动肢体活动，预防下肢深静脉血栓形成；鼓励患者早期下床活动，老年患者第一次下床应注意防跌倒，陪护人员应在患者健侧陪伴，避免牵拉患肢；术后伤口拆线前可以活动手指、腕部及前臂，进行伸指、握拳、屈腕、屈肘、伸臂活动，以促进血液循环和淋巴回流；下床活动时用前臂吊带将患肢抬高于胸前，避免肩关节活动过度；待伤口皮瓣愈合良好，可以循序渐进，逐步加大患肢锻炼幅度，最终以患肢经由头顶摸到对侧耳郭为目标；拆线后可增加肩颈关节的活动强度和范围。

（5）延续性护理：加入到健康医护团队，与专业的医护人员一起制定个体化康复方案，治疗期和追踪期的全程管理包括实施照顾、健康宣教、情感支持等，从而提高老年患者依从性，提升患者生活质量。督促患者坚持全程治疗、定期随访复诊、指导患者乳房重建或佩戴合适义乳。

32. 老年乳腺癌患者药物治疗不良反应的预防及处理

（1）胃肠道反应：包括恶心、呕吐、食欲不振、腹泻等。化疗期间饮食应以清淡易消化、少渣为主，少量多餐，多食优质蛋白、富含维生素的食物，避免吃高脂肪、刺激性强的食物；化疗前后应尽量拉开两餐时间，使胃肠道反应的风险降至最低；多喝水或汤，加速药物代谢；保持室内空气清新，避免刺激性气味的食物；可以通过听音乐或与家人聊天等方法分散患者注意力；化疗前症状严重者，遵医嘱应用止吐药物。

（2）骨髓抑制：包括白细胞计数、中性粒细胞、红细胞计数和血红蛋白、血小板等数值降低。白细胞降低：关注老年患者的体温变化，有无头晕、乏力等症状，定时检测血常规，遵医嘱应用升白药；血红蛋白降低：可以多食红枣、花生、阿胶、绿叶蔬菜等提高血红蛋白；血小板降低：关注凝血功能，避免外伤，严重的血小板降低需要输血补充血小板。

（3）心脏毒性：包括心律失常、心功能不全及心肌受损等。应定期检测超声心动图的心功能指标，遵医嘱使用保护心脏药物。避免蒽环类化疗药与靶向药物合用而增加心脏的毒副作用；学会自测脉搏和心率，自觉不适及时就医；注意休息，少食高脂食物。

（4）皮肤黏膜受损：包括口腔溃疡、皮疹、脱发、色素沉着等。进食温度要适宜，避免食用刺激性强的食物，注意口腔卫生，经常用淡盐水或专用漱口水漱口，刷牙使用软毛牙刷。建议穿开身棉质衣服，使用柔软毛巾，避免用碱性肥皂，避免皮肤冷热刺激。针对脱发问题，提前告知患者及家属，使其消除恐惧心理；嘱患者提前剪短长发，使用温和的洗发用品，必要时应用冰帽以减少副作用；也可指导患者提前备好假发、帽子、围巾等饰品以减轻心理压力。注意个人卫生，保持外阴清洁，勤换内衣裤；戴口罩，避免去公共场所、人多之处，家中或病房减少人员探视；开窗通风，保持室内空气流通，注意保暖，避免感冒。

33. 老年乳腺癌患者伴随疾病的处理

（1）慢性伤口：由于老年人的细胞活性降低，伤口愈合较为缓慢，一些慢性疾病使患者免疫系统受损，延迟了伤口的愈合。术后应全面评估老年患者的伤口皮瓣愈合情况，观察伤口的颜色、伤口有无渗液及边缘皮肤有无炎性反应，如有异常及时处理；加强营养支持，根据患者的体重指数、实验室指标（人血白蛋白、血红蛋白、氮平衡等）、食物摄入的情况，鼓励患者增加优质蛋白的摄入；控制血糖，改善凝血功能、肝肾功能，以免增加被感染机会，导致伤口愈合减慢。

（2）骨质疏松：骨质疏松是一种会导致骨脆性增加、易发生骨折的全身性骨病。好发于老年人尤其是老年女性，老年乳腺癌患者术后内分泌治疗增加了骨质疏松的发病率，更应引起关注。应每年检测骨密度，早诊断、早干预；补充钙剂及维生素 D，钙剂随餐嚼服可以提高吸收；多晒太阳，适当锻炼身体，平均每天至少 20 分钟日照；戒烟限酒，多食富含钙、低盐和适量蛋白质的均衡饮食；老人活动应有专人陪伴，防止跌倒发生，避免骨折；如果患者有骨转移，遵医嘱应用强化骨质的药物。

（3）患肢淋巴水肿：乳腺癌治疗过程中一般会对腋窝进行评估，如果有腋窝淋巴结转移，通常会清扫腋窝淋巴结，这会使淋巴管损伤的机会增加，引起淋巴回流受阻导致手术侧上肢肿胀，严重者甚至出现上肢畸形。为了有效地管理淋巴水肿的发生，患者首先应该学会记录预防淋巴水肿的健康日记，包括术前双上肢的原始手臂围长（以手掌、腕横纹、肘横纹上下每 5 cm 为基准测量），有利于术后对比；记录自己现存的危险因素并在专业治疗师指导下制定个体化功能锻炼、自我监测和效果评价，养成良好的生活习惯，可以在水肿发生的初期（肢体肿胀、疼痛、有针刺感、瘙痒或皮温升高）发现并能及时就诊。其次，患者应尽可能做到戒烟、戒酒，均衡饮食，控制体重；长途旅行应佩戴低弹手臂套保护；避免患肢提重物；提高机体免疫力，避免过度劳累；避免穿过紧的衣服、戴过紧的首饰；避免患肢测血压及各种注射；避免做重复性的劳动，如拖地、搓衣服、切菜；保护皮肤和指甲，避免刀割伤、刺伤和蚊虫叮咬，发现异常及时就医。

（4）疼痛：老年人的疼痛多表现为持续疼痛，发生率高于普通人群。老年人对慢性疼痛的忍耐可能会引起治疗的延误。持续的疼痛可能会导致老年患者的生活质量下降。有的老年患者害怕服用止痛药上瘾，拒绝合理的治疗。如果发生持续的疼痛请及早就诊，并在专业医生的指导下采用有效的缓解方法。除此之外，更应注重锻炼身体、合理饮食，保证充足的睡眠和休息。

34. 老年乳腺癌患者心理健康的护理

由于患者年龄、经济能力、文化程度、对治疗耐受能力等因素的差异，其对疾病了解不足，认为疾病对生命有威胁，疾病可能导致身体残缺，老年人往往把病情想得过于复杂；对医疗费用的担心，害怕给家人增加经济负担等，老年患者常常存在焦虑、抑郁、恐惧、愤怒等心理问题。针对这些情况，我们可以采取以下措施。

（1）为患者提供安静舒适的治疗环境，寻求家人的陪伴，帮助患者获得家庭和社会的支持。

（2）鼓励患者对自己信任的亲人、朋友倾诉自己的感受，对其顾虑进行疏导。

（3）向患者介绍医院环境，熟悉病友，尽快进入患者角色。让患者了解自身的疾病诊断、诊治方案、治疗程序、各种检查、治疗方法的必要性及可靠性，减轻心理恐惧，提高治疗的依从性。

（4）用心理治疗方法帮助患者减轻心理应激和躯体并发症。如腹式深呼吸：吸气的时候用腹部带动胸腔，尽可能多地吸入空气，直到整个胸腔和腹部完全鼓起，然后暂停2秒，再缓缓地将胸部和腹部的空气排出；放松训练：大叫宣泄、冥想、瑜伽、音乐疗法等，改善患者的不良情绪。

（5）必要时可寻求专业的心理治疗师。

○ 老年乳房下垂

乳房下垂是老年女性常见问题，常常会给老年女性带来不便，引起局部皮肤的问题，影响生活质量，需要引起重视。

1. 什么是乳房下垂?

正常乳房位于躯干的上三分之一。如果乳房由于各种原因下移至躯干上三分之一以下，统称为乳房下垂。老年人常因为机体老化，使乳房内部结构出现不同程度的退化，而皮肤又因为机体老化出现松弛，结果乳房内部支持结构发生改变，皮肤多余，导致乳房出现下垂。

2. 乳房下垂有哪些表现？

乳房下垂的主要表现是乳房脱离了正常的位置出现下移。因为乳房下移使乳房下方皮肤与胸腹壁之间空气流通不畅，引起皮肤病，如间擦疹、体癣等，还会出现皮肤瘙痒、破溃等。

3. 乳房下垂怎么预防和治疗？

乳房下垂在各个年龄段的女性均可发生，老年人一般是由机体老化的原因出现乳房下垂，也有不少老年人乳房下垂是从年轻时期就开始出现，随着年龄的增加逐渐加重。除了年龄因素外，体重的急剧变化使乳房皮肤及其内容物容积不成比例，内衣松紧度不合适、内衣穿着时间过长或不穿内衣，使内衣对乳房的支撑作用没有合理的发挥都是乳房下垂的重要原因。因此女性保持合理的体重，戒烟、戒酒，适度的锻炼来维持机体的年轻状态从一般意义上可以改善、延缓乳房下垂。对于严重乳房下垂，影响患者的生活质量时，可以考虑手术治疗，纠正乳房下垂。

4. 乳房下垂会遗传吗？

乳房下垂有一定的家族聚集性。但是乳房下垂的原因如上所述，有很多是可以通过后天合理的保护和预防得到改善。

○ 老年男性乳腺疾病

乳腺疾病在男性中属于少见病，但是对于老年男性乳腺疾病却相对常见，也应当引起重视。

1. 老年男性发现乳腺包块怎么办？

老年男性发现乳房包块一般有两种情况，一种情况为良性乳腺发育和良性肿瘤；另一种情况为乳腺恶性疾病。因此发现乳腺包块后应及时到医院就诊。

2. 老年男性发现乳腺包块应该怎么检查？

老年男性乳腺的检查方法与女性的基本相同，包括乳腺超声、乳腺钼靶、磁共振成像检查，其中以乳腺超声检查最为常用。必要时需要对乳房包块进行穿刺活检，明确病理诊断。

3. 老年男性会得乳腺癌吗？

男性也会发生乳腺癌，且男性乳腺癌的发病率会随着年龄的增加而增加，高峰年龄在 60 ~ 70 岁。因为男性乳腺癌比较少见，常常因为认识不足导致诊断、治疗延误。

4. 老年男性为什么会得乳腺癌？

男性乳腺癌的发病原因不详。目前认为以下危险因素会导致男性乳腺癌的发生增加。

（1）遗传性因素。当家族中有一级亲属出现乳腺癌，男性也会有发病的风险；另外一些基因突变或染色体异常也会导致乳腺癌的发生增加。

（2）放射性治疗或污染，治疗时使用雌激素类药物也会增加男性乳腺癌的发生。

（3）各种原因导致的内源性雌激素增加如内分泌系统疾病、肝功能异常等也会增加老年男性乳腺癌的发生风险。

5. 老年男性乳腺癌应该怎么治疗？

老年男性乳腺癌的治疗方法主要有手术治疗、化疗、放疗、内分泌治疗和靶向治疗，最近还有一些新的药物和治疗方法产生，总体而言与女性乳腺癌基本相同。

6. 老年男性乳腺发育的原因是什么？

老年男性乳腺发育的主要原因是老年男性雄激素水平下降，雌激素水平相对升高，雌激素刺激乳腺的发育，这类称为原发性乳房肥大；其他原因包括睾丸疾病导致雄激素下降，肾上腺疾病引起雌激素升高或由一些药物如螺内酯等引起的乳腺发育称为继发性乳房肥大。

7. 老年男性乳腺发育应该如何治疗？

老年男性乳腺发育的治疗原则是明确诊断，针对病因治疗，避免漏诊乳腺癌。老年男性的原发性乳房肥大多难以自愈，如果没有严重影响外形可以观察，如果有明显的疼痛症状可以对症治疗，如果乳腺增生明显，严重影响外形，需通过药物（睾酮、他莫昔芬等）或手术治疗；男性继发性乳房肥大主要是针对病因治疗，待原发病治愈后多可好转。

8. 老年男性乳房疼痛的原因是什么？

老年男性乳房疼痛最常见的原因是男性乳腺发育，其他的如乳腺外伤和良恶性肿瘤等都会引起乳房疼痛。

9. 老年男性乳房疼痛应如何治疗？

老年男性以乳房疼痛就诊，需完善检查明确诊断，给予对症支持治疗。中医中药对于乳腺发育性疼痛有良好的治疗效果。对于明显的乳腺发育也可以进行外科手术治疗。

10. 老年男性前列腺疾病和乳腺疾病有没有关系？

老年男性主要的前列腺疾病包括良性前列腺增生和前列腺癌。一般认为良性前列腺增生与老年男性雄激素、雌激素受体或激素比例失调密切相关；前列腺癌则与生活方式、年龄等因素有关。治疗良性前列腺增生的药物如非那雄胺有发生乳房疼痛、乳腺发育和乳腺肿瘤的风险，在治疗过程中要引起重视。前列腺癌的发病风险与乳腺肿瘤在年龄和生活不良习惯方面都有类似性，因此两种疾病可能先后或同时发生。

11. 老年男性生殖系统疾病与乳腺疾病有没有关系？

有。性腺发育异常及睾丸炎、睾丸外伤等疾病都会导致雄激素水平降低，此外，一些睾丸肿瘤还会生成促性腺绒毛膜素，促进乳腺发育。

第2部分

常见乳房疾病

非哺乳期乳腺炎

1. 非哺乳期乳腺炎是一个病名吗?

非哺乳期乳腺炎是相对哺乳期乳腺炎而言的,主要是根据发病的时期将乳腺炎分为哺乳期乳腺炎和非哺乳期乳腺炎,非哺乳期乳腺炎指的是发生在非哺乳期的一类乳腺炎症,又称慢性乳腺炎,不是指某一个病名。然而非哺乳期乳腺炎也有可能发生在哺乳期,只是一个大致的分类,并不是绝对的界限,如妊娠期浆细胞性乳腺炎。

在非哺乳期乳腺炎中,最多见的是非特异性乳腺炎中的浆细胞性乳腺炎(PDM)、肉芽肿性小叶性乳腺炎(GLM)。其发病过程可以把乳房想象为是一个转换器,转换器由于自身免疫、自身缺陷或内外部因素的刺激,其集团内部产生了自我排斥,发生了内乱,是转化器内部发生的一场病变。病变发展趋势由内而外,当其发展为以乳腺大导管处为主的浸润性改变时,浆细胞性乳腺炎发生了。当其主战场转换到乳腺外周小叶,以散在多点发病、病灶形态各异为特点时,变化多端的肉芽肿性小叶性乳腺炎出现了。

2. 非哺乳期乳腺炎包括哪几类疾病?

乳房转换器由于各种内外部因素的刺激,形成了来势凶猛的急性乳房脓肿或病程趋于平稳的乳房肿块,或缠绵不愈的慢性瘘管。虽然表现各异,却殊途同归,同属于非哺乳期乳腺炎。不同的乳房疾病在初显端倪的时候,往往就预示了病情的最后发展趋势。非哺乳期乳腺炎主要分为 3 种类型:急性乳房脓肿型、乳房肿块型、慢性瘘管型。

急性乳房脓肿型,发病急骤,可以累及乳房整个腺体,没有特定的部位,乳腺局部多表现为红肿热痛及乳房脓肿的情况,以乳房脓肿为主要表现,严重的患者可以出现脓肿破溃、流脓。

乳房肿块型,主要以乳房局部肿块为主,没有明显的疼痛症状,也没有红肿热痛等不适。

慢性瘘管型，主要是由于乳房炎症局限于乳腺导管附近，局部炎性组织形成瘘管与乳头附近的输乳管相通，出现反复发作不愈，病程较长，瘘管内的渗液渐渐由混浊转变为清晰，反映了人体正气消耗的过程。

3. 非哺乳期乳腺炎只发生在非哺乳期吗？

非哺乳期乳腺炎是相对于哺乳期乳腺炎而言的，哺乳期乳腺炎病因诊断明确，在哺乳期发病，主要是细菌通过皲裂的乳头进入乳管而引起的急性炎症，临床预后较好。而非哺乳期乳腺炎病因不明，种类繁多，大部分发病患者在非哺乳期发病，也有少数患者在哺乳期和妊娠期发病，非哺乳期乳腺炎指的是一类慢性乳腺炎，其发生时期没有绝对的限制。

4. 如何区分患的是哪种类型的乳腺炎？

首先乳腺炎主要分为两大类，一类是急性乳腺炎，常在哺乳期的妈妈身上发病，称为哺乳期乳腺炎，一般为金黄色葡萄球菌从皲裂的乳头逆行，进入乳房而扩散至乳腺所致的急性炎症。另一大类则为慢性乳腺炎，也称为非哺乳期乳腺炎，根据其发病的位置不同，临床表现复杂多变，治疗棘手，误诊率高，主要是根据其病理表现形式不同而分类，如病理表现为以大导管浆细胞浸润为主的称为浆细胞性乳腺炎；病理表现以周围乳腺小叶肉芽肿为主的则称为肉芽肿性小叶性乳腺炎；病理表现为"鱼肉样颗粒"，以癌细胞浸润为主的则为乳腺癌。

5. 出现乳腺脓肿，一定要手术切开吗？

乳腺脓肿的形成与乳腺管阻塞密切相关，乳腺管阻塞，使得进入其中的细菌得以有繁殖的"温床"，随着细菌浸润不断其繁殖增多，我们的免疫系统会采取行动应对感染，将白细胞送入感染阻塞区域，从而细菌、白细胞和坏死组织形成一个包裹性的脓液感染区域，也就是乳腺脓肿。

乳腺脓肿有大小之分，脓肿和脓肿之间可以相互贯通，也可以独立成团，对于小的独立的脓肿，我们可以在超声引导下采用抽吸的方法，用 5 ~ 10 mL 的注射器（视脓肿大小而定），抽出脓液。对于稍大的脓肿（≥ 3 cm），患者全身症状明显，持续高烧不退，则需要在穿刺口放置引流条通往脓肿区域，起到持续引流脓液的效果，同时需要配合口服抗生素来增强抗感染的作用。对于脓肿 ≥ 5 cm 或者复杂性脓肿，病变范围较大，需要手术切除大范围脓肿的腺体，根据术中情况可以置管引流，防止脓肿持续扩大和复发。

6. 什么是肉芽肿性小叶性乳腺炎?

肉芽肿性小叶性乳腺炎是由于各种病因存在，或乳汁、分泌物及角化上皮刺激形成的以乳腺小叶为中心，引起的局部超敏反应及炎症反应，导致肉芽组织过度形成的慢性乳腺炎症性疾病。初起以乳房疼痛、肿块为主要表现，继而破溃流脓，失治误治后期形成窦道，反复发作不愈合。

7. 肉芽肿性小叶性乳腺炎的临床表现有哪些?

肉芽肿性小叶性乳腺炎主要是发生在乳腺小叶的病变，其临床表现主要与发病所处的时期相关，初期主要以乳房肿块表现为主，基本属于无痛性肿块，多是外周起病，称为肿块期，这一时期病程较短。肿块容易蔓延，迅速成脓而脓出不畅，形成以肿块和脓肿并存的多灶脓肿，也称为脓肿期。脓肿溃破后，疮面愈合缓慢，后期形成乳房瘘管，反复不愈合，称为溃后期。

8. 肉芽肿性小叶性乳腺炎的发病原因有哪些?

肉芽肿性小叶性乳腺炎的临床表现复杂多样，病灶变化多端，肿块、瘘管、脓肿常并存，患者往往深受其害，然而其发病的原因尚不明确。目前西医比较公认的发病原因主要分为自身免疫反应和外在炎症反应，与泌乳因素、细菌感染、外伤因素等相关。中医则认为痰湿质和阳虚质的患者容易发病，本病患者发病一开始多有免疫力低下、劳累乏力、精神困倦或情绪波动，发病属本虚标实，临床常可见本病多发于体型肥胖的患者，喜食肥甘厚腻，进食油腻之物后诱发本病或导致病情加重。

9. 肉芽肿性小叶性乳腺炎需要做哪些检查?

肉芽肿性小叶性乳腺炎，发病迅速，病灶范围此起彼伏，形态多样，临床表现与乳腺癌难鉴别。最重要的是炎症疾病应该与恶性肿瘤疾病如乳腺癌及其他可能的疾病相鉴别，因为这两种疾病的诊断直接决定其预后，空心针穿刺病理检查就是重中之重了。

此外，由于本病临床表现缺乏特异性，最主要的特征是表现为可触及的乳房肿块，专科医生的触诊有助于初步判断肿块的形态、质地和活动性，结合影像学检查（彩色多普勒超声检查）有助于评估肿块的病变范围，观察肿块是属于低回声还是无回声或者混合回声肿块及导管扩张和皮下脓肿等征象。乳腺钼靶检查和乳腺磁共振成像检查下局部病灶表现为结节状或片状不规则影，可有索条状影或高密度影，有时与乳腺癌表现非常相似，鉴别十分困难，但是此检查有助于全面评估病变范围及数目。因乳腺 X 射线摄影可能会加重患者的病情，所以一般不建议患者做这项检查。

10. 如何确诊肉芽肿性小叶性乳腺炎?

肉芽肿性小叶性乳腺炎,顾名思义就是以肉芽肿为主要表现的乳腺炎,是属于乳腺良性疾病,归属于非哺乳期乳腺炎的范围。病理检查可以与恶性疾病及其他可能的疾病相鉴别,直接确诊肉芽肿性小叶性乳腺炎。

11. 得了肉芽肿性小叶性乳腺炎如何治疗?

肉芽肿性小叶性乳腺炎(granulomatous mastitis,GM)的治疗存有争议,目前治疗方法中手术切除病灶的争议较小,但是针对手术时机的看法也不尽相同。传统单纯手术切除方法约占 50%,术后复发率达 20%~30%,类固醇激素治疗后手术可降低复发率。目前比较常用的治疗方法是分型治疗,主要分为肿块型 GM、脓肿型 GM、难治性 GM。

肿块型 GM,多见于 GM 的早期,此型酷似乳腺癌,病理学检查可以鉴别,类固醇激素治疗是肿块型 GM 的重要辅助治疗,激素治疗可缩小病灶,症状缓解后,开始逐渐减量至手术前,术后缓慢减量维持到停药,如过速减药则会导致早期病情进展。

脓肿型 GM,需要根据脓液的药敏试验结果,针对性应用抗生素治疗,一般抗生素治疗无效后,考虑用抗分杆杆菌三联药物治疗,可参考抗结核治疗的时间。患者炎症明显时可同时加用激素治疗提高病变缓解效果。经过一定周期的治疗,炎症消退后,影像学检查仍有病灶则需行手术治疗。

难治性 GM,对于部分激素依赖或者激素无效的患者,可以加入氨甲蝶呤等免疫抑制剂治疗,有研究发现免疫抑制剂与激素合用可以起到协同控制病情的作用。具体用药的剂量和疗程尚无统一的认识,需依据患者情况而定。

同时对于伴有激素水平异常的高催乳素血症者,可配合溴隐亭口服。对于用药导致的 GM,如精神病患者服用利培酮等引起的 GM,抗结核治疗是禁忌,应调整用药,病情可明确缓解或治愈。

12. 肉芽肿性小叶性乳腺炎需要手术吗？

肉芽肿性小叶性乳腺炎是一个复杂难治的疾病，但是并不是所有的肉芽肿性小叶性乳腺炎患者都需要手术治疗，在早期发病的时候，积极对症治疗是可以控制病情的，过度手术或者手术时机选择不当，也无法保证一次治愈，早期手术还有可能会损伤局部乳管，反复刺激伤口，耗伤正气，从而会导致病情反复发作。针对部分病程较长、病灶范围较大、多个炎性病灶形成、以乳腺炎性包块为特点的患者，待病情稳定后，根据患者对乳房外形的需求和意愿，手术治疗可以提高治愈的可能性。

13. 肉芽肿性小叶性乳腺炎，手术后会复发吗？

肉芽肿性小叶性乳腺炎，过早手术或者手术时机选择不当，术后是会复发的。因为手术主要是以起到清除病灶为目的的，可以切除大部分病变的肉芽肿组织，但并不能保证所有的病变组织都被清除干净，只要有残存的病变组织就会反复刺激机体产生免疫排斥反应，还是会继续出现红肿、疼痛等不适。此外，如果肉芽肿性小叶性乳腺炎出现的病因没有纠正，如乳头内陷、高催乳素血症的持续刺激等，病情还是会继续进展。所以肉芽肿性小叶性乳腺炎手术的时机选择十分重要，一般等待患者病情稳定、炎症局限后再行手术治疗的效果是比较好的。

14. 肉芽肿性小叶性乳腺炎，再次怀孕会复发吗？

肉芽肿性小叶性乳腺炎多发生在妊娠后 2 ~ 3 年，目前有研究认为其发病与哺乳不当有关系。由于患过肉芽肿性小叶性乳腺炎，局部的乳管或多或少都受到损害，怀孕后会刺激人体激素水平发生很大的变化，再次正常哺乳的可能性很小，可能会出现哺乳不畅，局部乳汁的刺激会导致炎症的反复发作。

15. 肉芽肿性小叶性乳腺炎会影响哺乳吗？

肉芽肿性小叶性乳腺炎是不会影响哺乳的，机体正常泌乳，乳管的通畅还会促进疾病向好的方向发展，在发病期间，我们一般鼓励患者正常哺乳。

16. 中医如何治疗肉芽肿性小叶性乳腺炎？

西医治疗肉芽肿性小叶性乳腺炎主要是靠抗生素来控制炎症，但抗生素极具"寒凉"的特性，导致乳腺僵块的形成，病程迁延难愈。激素治疗和手术治疗，虽然疗效显著，但是却容易复发，停药后病情可能还会加重。中医治疗肉芽肿性小叶性乳腺炎讲究内外合治，辨证施治。在疾病发展的不同时期，采取对症的治疗方案。在肿块期，我们一般口服中药汤剂、外敷芙蓉膏消肿散结。脓肿期，在中药汤剂内治托毒外出的同时，结合中医外治穿刺抽脓，垫棉绑敷治疗，以祛邪外出，促进疮口的愈合。在疾病后期瘘管形成，正气损伤，余邪未尽，则内服中药托里消毒散，外治配合生肌去腐的外用药以促进伤口愈合。此外，综合患者的局部表现结合整体进行辨证施治，根据疾病所处的分期和兼有症状，配以化痰祛湿药、清热药、补虚药等。

17. 肉芽肿性小叶性乳腺炎大肿块，吃中药能消掉吗？

如果是单纯的肉芽肿性小叶性乳腺炎大肿块，病情较轻，早期发现及时对症治疗，吃中药是可以消掉的。但如果是合并脓肿形成的大肿块，单纯吃中药是不能消掉的，需要内外合治，在内服中药的同时还需要配合外治进行脓液引流。

18. 什么是浆细胞性乳腺炎?

浆细胞性乳腺炎,顾名思义是以浆细胞浸润为主的浆细胞性乳腺炎,患者多有先天性乳头内陷的病史,以乳头溢液为主要表现,初起以乳晕旁出现肿块为主,继而患者乳房肿块红肿、化脓,破溃后脓液夹杂有脂质样物质,反复发作,形成与乳头相通的瘘管,经久难愈。

19. 浆细胞性乳腺炎的临床表现有哪些?

乳房就像是一棵倒生长的树,乳头是"树根",向里面生长的那一丛"树冠"是乳腺叶,乳腺叶上的输乳管就是"枝杈""叶脉"。有的患者先天乳头凹陷畸形,加之情绪不畅,肝经疏泄不及时,早期出现乳头溢液,继之乳络不畅,而出现营气不从、经络阻滞导致乳房肿块,继而化热为脓。如若病程反复发作,缠绵不愈,则病变会累及贯穿"树根"形成经久不愈的瘘管。浆细胞性乳腺炎又属于全身性疾病,部分患者可出现下肢结节性红斑。

20. 浆细胞性乳腺炎的发病原因有哪些?

乳房这棵倒生长的大树,以乳头为中心,逆生长形成,正常情况下,会有少量分泌物通过乳管内外排,然而有的患者由于先天乳头凹陷,导致乳管内的分泌物排出不畅,经年累月,分泌物堆积其中,从而发生乳腺导管扩张症。积聚物分解产生化学物质刺激导管壁炎性细胞浸润,所以病变部位初起多位于乳晕部位肿块,继而病变由局部蔓延至其他"枝杈""叶脉",从乳晕部发展到其他象限,加之患者情志抑郁不畅,肝郁气滞化热,则肿块局部会出现红肿热痛,红肿范围迅速扩大,严重者还可形成脓肿。

21. 得了浆细胞性乳腺炎如何治疗？

西医治疗浆细胞性乳腺炎多采用抗生素、手术和激素治疗的方式，然而其临床疗效不甚理想，且病程长，复发率高。中医认为"有诸内必形于诸外"，结合整体观念，辨证论治的方法，未溃偏重内治，已溃偏重外治，内外结合，适当对症处理；伴有乳头内陷者，可予以手术矫形治疗。

22. 浆细胞性乳腺炎需要手术吗？

浆细胞性乳腺炎患者常伴有先天性乳头凹陷、乳头溢液，由于乳头凹陷，乳管内正常分泌物排出不畅，分泌物在乳管堆积反复刺激导管壁，导致乳腺导管扩张，局部浆细胞浸润而发病。因而，如果伴有中重度乳头凹陷的浆细胞性乳腺炎患者，手术矫正乳头凹陷是不错的选择，其是可以做到纠正局部乳头凹陷、祛除病因的。此外手术时机的选择特别重要，浆细胞性乳腺炎发病早期，病变局限，手术可以起到彻底清除病灶的目的。如果浆细胞性乳腺炎发现较晚，累及的病变范围较大，则很难彻底清除病灶，因此越早清除病灶越好。

23. 浆细胞性乳腺炎手术后如何复查？

浆细胞性乳腺炎手术的目的是以清除局部病变组织为主，术后还需要定期复查，术后复查的内容与患者发病的诱因相关，如若是以催乳素增高为主导致的，术后应该积极复查催乳素水平；如若是因先天乳头凹陷畸形导致的，则应该术后定期复查换药，观察局部伤口情况；如若是口服精神药导致的，术后应及时停药或者换口服药。

24. 中医如何治疗浆细胞性乳腺炎?

浆细胞性乳腺炎的治疗与它的临床分期密切相关,中医在辨证论治的基础上,以分期论治为主。初期多表现为乳晕部肿块,以硬结为主,初起发病患者多有情志抑郁不畅,乳头先天凹陷或乳头溢液,伴有乳晕部肿块红肿、疼痛。女性乳头以"肝经"所主,故治疗上多以清泄肝经郁热为主,临床多选用柴胡清肝汤加减,中医外治上多选用芙蓉膏或者金黄膏外敷。随着病情的发展,肿块成脓后,可切开引流或者疮口药捻引流,再配以铁箍散软膏合芙蓉膏盖贴,达到箍围集聚、消散脓肿的功效。部分患者脓肿破溃后经久不愈形成乳头瘘,进入窦道期,表现出一派正气不足的征象,中医多采用扶助正气、托毒外出的托里消毒散治疗。

25. 什么是乳头瘘?

乳头瘘多是发生在乳房或乳晕部的脓肿破溃后,因其脓液中常兼有脂质样物质,导致疮口经久不愈、久不收口而形成一管道,检查患者可发现由体表通向乳房内导管通道异常情况,则称为乳头瘘。

26. 乳头瘘的临床表现有哪些?

乳头瘘多发生在非哺乳期的妇女,常伴有先天性乳头内陷的病史,初起多为乳头旁或乳晕部结块,以局部红肿、疼痛为主要表现,全身症状较轻。成脓破溃后,多有明显的疮口,疮口多凹陷,周围皮肤紫暗,脓液清晰或夹有脂质样物质,久不收口,也见于愈合后疮口反复红肿、疼痛而化脓者,如果用探针从疮口内探查,可从乳窍内穿出。

27. 乳头瘘的发病原因有哪些?

乳房像是一棵倒生长的树,乳头是"树根",无论发生在这棵树的哪个"枝杈""叶脉"出现了问题,都会牵一发而动"全树"。乳头瘘是由于既往乳腺炎症疾病或乳房肿块,失治误治,损伤乳络,累及"树根",导致乳房部脓肿,溃破流脓。因其位置与乳房、乳晕相接近,则形成一管道与外口相通,经久不愈而漏。或因患者先天乳头凹陷,影响乳管内正常分泌物外排,感染毒邪,继而发病为瘘。

28. 得了乳头瘘如何治疗?

得了乳头瘘,治疗上一般是内外治相互结合,且以外治为主,治疗的关键是了解瘘管管道的走向和分支情况,顺着乳络的方向,及时切开扩张的乳腺导管或通向乳头孔的瘘管,防止脓毒内蓄。同时配合中医内治扶助正气,促进疮口的愈合。

29. 乳头瘘需要手术吗?

乳头瘘即乳房内病灶通向乳头孔所形成的瘘管,瘘管为局部感染性病变,容易反复发作,是需要手术切除治疗的。一般治疗上外治和内治相互结合,在外治手术切开瘘管的同时,配合垫绵法促进伤口的愈合。

30. 中医如何治疗乳头瘘?

中医治疗乳头瘘以外治为主,内治则起辅助作用,外治方面先用提脓去腐药做的药捻对瘘管进行腐蚀,并外敷红油膏促进脓液排出,以达到去腐生肌的效果。脓去尽后则采用垫棉法,以促进疮口的愈合,防止假愈合的形成。在外治过程中，同时根据中医辨证论治分型治疗，乳头瘘早期表现主要是乳房、乳晕部结块，反复红肿流脓，一派阳毒内结之象，可选用银花甘草汤清热解毒，破口排脓治疗。乳头瘘中期见疮面肉色不鲜，脓水淋漓，伴有神疲乏力等正气不足、余毒留恋之象，应用托里消毒散，补益正气，托毒外出治疗。乳头瘘后期，随着正气的逐渐消耗，脓液稀薄，其中夹杂败絮样物质，体内气血津液的流失，并伴有形瘦食少、潮热颧红等症状，表现出阴虚痰热之象，可养阴益气、清化痰热治疗，配合口服六味地黄丸合清骨散加减。

31. 敷中药外治肉芽肿性小叶性乳腺炎的机制是什么？

将药物通过外治法外敷于乳房肉芽肿性小叶性乳腺炎的病灶处，可以直接在病变部位将药物通过肌肤渗透进入病灶和血液，直接刺激经络和气血运行，直达病所，无须再经过胃肠道消化和肝脏代谢。

32. 中药湿热敷缩小肿块的机制是什么？

湿热敷为消化膏，药物组成包括炮姜、红花、白芥子、南星、半夏、麻黄、附子、肉桂，功效为回阳散寒、活血消肿。非哺乳期乳腺炎肿块期时给予消化膏可以温阳散寒促进血液循环，散结消肿。

33. 刺络拔罐可以祛除肿块吗？

刺络可通过刺激神经系统的末梢感受器和血管感受器，调节大脑皮层的兴奋和抑制，加强大脑皮层对身体各部分的调节功能，促进病灶部位组织新陈代谢增强，有利于病灶的恢复。此外，肿块的形成与以人体经络气血功能失调引起的气滞血瘀有关。拔罐疗法通过对经络腧穴产生的负压效应，可行活血化瘀、疏通经络，使毒邪排出、瘀阻消散、气血通畅，增强血液循环从而达到肿消痛止、促进疮口愈合的目的。拔罐可以使皮肤局部毛细血管充血扩张，吸拔出体内的风、寒、湿、火、毒等邪气，邪祛则正安。拔罐还可使皮肤出现溶血现象，可产生一种类组胺的物质，随气血运行，促进新陈代谢，提高身体的免疫功能和身体的抗病能力。此外，通过拔罐疗法促使血管扩张，可以达到清热泻火、调节体温的作用。皮肤作为温度感受器接收到负压良性的刺激，再通过身体体温调节中枢，达到降温的作用。

34. 口服中药治疗肉芽肿性小叶性乳腺炎的机制是什么？

肉芽肿性小叶性乳腺炎手术治疗会使乳房组织缺损过大，破坏乳房外形，且本病容易复发，无法从根本上治疗本病，不可多次手术。跟手术治疗相比，中药口服可以消肿止痛，降低局部炎症反应，促进伤口愈合，降低复发率，提高患者的生活质量。通过全身调理，可改善患者体质，协调阴阳气血，利用"汗吐下和温清补消"治法，针对肉芽肿性小叶性乳腺炎所处的不同阶段，辨证加减用药。此外，口服中药配合药渣局部外敷，可使药效吸收更为完全，疗效显著。

35. 清热解毒汤在哪个阶段都能用吗？

非哺乳期乳腺炎根据临床表现可分为急性期、脓肿期、肿块期、窦道期；根据疾病发展阶段可分为初期痰瘀结聚，当重视箍围消散；中期热盛成脓，以托里透脓为要；后期久溃不敛，旨在生肌收口。在非哺乳期乳腺炎急性期或初期时，及时利用清热解毒汤进行凉血消痈、消肿散结的相关治疗，可以避免红肿及肿物增大，减少疾病向脓肿期进一步发展。

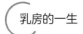

36. 脓液排出不通畅用什么中药效果好？

脓液排出不畅时，可辅以理气透托如陈皮、木香、莪术、沉香等；益气脱毒如生黄芪等；芳香透托如桔梗、白芷、升麻、防风等；清热脱毒如蒲公英、连翘、金银花、黄芩、败酱草等；散结托毒如天花粉、元参、浙贝、生牡蛎等；利湿托毒如薏苡仁、冬瓜仁等；冲散托溃如皂角刺等；处方如托里透脓散等。

37. 大肿块化脓是疾病加重了吗？

大肿块化脓不是病情加重，只是疾病处于不同的时期。大肿块化脓后可进行穿刺抽脓或刺络拔罐，促进炎症坏死物质排出，加速肿块减小。

38. 为什么说急性期的治疗很重要？

非哺乳期乳腺炎的急性期可出现局部皮肤红肿、肿块、体温升高，严重者可有高热、寒战，若未经治疗或治疗效果不佳，局部可形成脓肿、破溃或肿块积聚于乳房内。

39. 脓肿破溃后有什么外用药物吗？

脓肿破溃后可以用甘乳纱条引流，兼清热消肿；敷无菌纱布，外敷芙蓉膏、铁箍散软膏、紫色消肿膏清热消肿。

40. 乳腺炎肿块破溃后怎么护理？

肿块破溃的患者需每日开放换药，以双氧水、生理盐水、复方黄柏液冲洗脓腔，以甘乳纱条填塞创口，待创口缩小，于创口无菌消毒后敷无菌纱布，外敷清热消肿药膏，按时换药。形成窦道者，安置引流管，无菌操作下保持引流管通畅，如引流液有异味及时到医院就诊。

41. 形成窦道怎么办？

窦道形成后可采用药捻及药线均掺以由熟石膏、红升丹各半研磨成的细末，起到提脓化腐引流的功效；或采用甘乳纱条引流；也可手术切除。对于复杂的多房脓腔或深部窦道，可结合超声定位引导和探针探查设计引流路径，尽量避免皮肤切开。窦道远端未能有效清创或引流时，可建立对口引流。

42. 肉芽肿性小叶性乳腺炎在饮食方面应注意什么？

避免进食辛辣刺激、生冷的食物和含激素类的保健品。

43. 肉芽肿性小叶性乳腺炎有食疗方吗？

鼓励多食蔬菜、水果，补充足量的维生素 C，促进伤口愈合。

44. 怎么预防肉芽肿性小叶性乳腺炎？

肉芽肿性小叶性乳腺炎与肝郁有关，要保持心情舒畅，保护胸部不受外伤，减少熬夜、戒烟、避免感染等。

45. 生二胎有可能得肉芽肿性小叶性乳腺炎吗？

肉芽肿性小叶性乳腺炎与生二胎无明显关系，但是如果曾有肉芽肿性小叶性乳腺炎病史,生二胎会使产妇体内激素明显升高,从而使本病复发的风险明显升高。

46. 肉芽肿性小叶性乳腺炎和喂奶方式有误有关系吗?

肉芽肿性小叶性乳腺炎与喂奶方式有误无关,但是可能由于导管内的乳汁、分泌物及角化上皮逆向外逸于小叶间质内,会引起局部的炎症反应及超敏反应,导致肉芽组织的形成。

47. 男性也会得浆细胞性乳腺炎吗?

浆细胞性乳腺炎肿块一般位于乳晕边缘处,此病临床上多见于女性,男性乳头内陷者也可复发出现,但是较为少见。此外,吸烟是浆细胞性乳腺炎的危险因素。

48. 副乳也会得肉芽肿性小叶性乳腺炎吗?

副乳有乳腺腺体结构因此也有患肉芽肿性小叶性乳腺炎的风险,但是临床上副乳患肉芽肿性小叶性乳腺炎患者较少见。

49. 中医如何理解浆细胞性乳腺炎?

浆细胞性乳腺炎属于中医的粉刺性乳痈,从阴阳辨证的角度应将其归为"阳证"范围。素有乳头内陷畸形,加之情志抑郁不畅,肝郁气滞,营气不从,经络阻滞,气血瘀滞,聚结成块,蒸酿肉腐而成脓肿,溃后成瘘;若气郁化火,迫血妄行,可致乳头溢血;或思虑伤脾,脾不统摄,血不循经,溢于乳窍所致。

50. 中医如何理解肉芽肿性小叶性乳腺炎?

肉芽肿性小叶性乳腺炎从阴阳辨证的角度应将其归为"阴疽"范围。脓肿破溃形成窦道者称为乳漏。患者素有情志抑郁不畅,肝郁犯脾,脾失健运,痰浊内生,经络阻滞,加之外力撞击,气滞痰瘀互结可形成肿块。肝肾阴虚,肺津不布,致阴虚火旺,灼津成痰结为肿块,肿块皮色不红,化脓迟缓,失治后,脓出不畅,久郁化热,蒸酿肉腐成脓,破溃形成窦道、瘘管;或切开不当,损伤乳络,久治不愈。

51. 中医说的"毒随脓泄"是什么意思?

痈疽等症的出脓是正气载毒外出,毒气随脓而泄,它和伤寒表证从汗解、腑证从下解是同样道理。

52. 中药能够替代手术吗?

能。手术治疗慢性乳腺炎存在复发风险,而且手术无法从根本上改善患者的体质,只能将局部肿块切除,破坏乳房外形。中药在保乳情况下,可使患者乳房窦道、瘘管愈合,恢复乳房的外形。

53. 怎么样判断肉芽肿性小叶性乳腺炎是否痊愈?

肉芽肿性小叶性乳腺炎的疗效评价应参考临床症状及体征缓解情况,并结合乳腺彩超等辅助检查进行综合评判。

54. 肿块摸不到了，就说明肉芽肿性小叶性乳腺炎治好了吗？

肿块摸不到不代表肉芽肿性小叶性乳腺炎已治好，仍需定期复查乳腺 B 超和 MRI。

55. 肉芽肿性小叶性乳腺炎的预后如何？

肉芽肿性小叶性乳腺炎的肿块需经穿刺活检术排除恶性病变可能，确诊为肉芽肿性小叶性乳腺炎的患者，其预后良好，多数属于乳腺良性疾病。

56. 为什么慢性乳腺炎不同阶段治疗使用的中药不一样？

中医主张辨证论治，慢性乳腺炎分期治疗，首辨阴阳，运用消托补，兼顾护脾胃，针对不同时期表现的不同症状和体征辨证施治，更具针对性和有效性，有利于维持良好的乳房外形，减少患者的痛苦。

57. 肉芽肿性小叶性乳腺炎的中医外治法有哪些？

肉芽肿性小叶性乳腺炎的中医外治法包括中药外敷，如芙蓉膏、铁箍散软膏、紫色消肿膏等可以消肿散结；肿块期可采用湿热敷；其他外治法还包括化腐清创、钝性搔刮、提脓化腐、引流等。

58. 肉芽肿性小叶性乳腺炎保守治疗能完全治愈吗？

通过中药内服和外敷分期治疗浆细胞性乳腺炎可有效缩短病程，使患者免于手术而达到保守治疗的目的，但是治疗时间至少半年以上。

59. 浆细胞性乳腺炎保守治疗能完全治愈吗?

通过中药内服分期治疗，结合乳头矫正术，使得乳头凸出，每日清洗乳头，可有效缩短病程，使患者免于手术而达到保守治疗的目的，但是治疗时间至少半年以上。

60. 肉芽肿性小叶性乳腺炎治愈后还会复发吗?

肉芽肿性小叶性乳腺炎极容易复发，本病多见于经产、哺乳、其子女为 3 ~ 4 岁时的女性，要注意按时复查乳腺 B 超和催乳素水平，避免外力撞击乳房，少服用增强免疫力及含激素的保健品，及时戒烟，防止本病的复发。此外，再次怀孕可因雌激素、孕激素和催乳素水平的明显升高，再次引起本病的复发。

61. 浆细胞性乳腺炎抗结核治疗有效吗?

女性急性乳腺炎最多见于哺乳期，因为哺乳期存在急性乳腺炎发生的主要诱因，淤积的乳汁是最好的细菌培养基，乳头连接乳管与婴儿口腔相通，存在细菌侵入的途径，不合适的哺乳方式可加剧上述诱因。多数急性乳腺炎与细菌感染相关。而慢性乳腺炎病程长，发生在非哺乳期多于哺乳期，多数与微生物感染关系并不明确。慢性乳腺炎最多见的类型就是浆细胞性乳腺炎（目前更多称之为乳腺导管周围炎）和肉芽肿性小叶性乳腺炎。

浆细胞性乳腺炎发生在任何年龄段，与是否为哺乳期不相关，而与乳头内陷畸形相关。浆细胞性乳腺炎可能是某种原因导致导管堵塞，远端导管扩张，当导管内脂质及其他分泌物积攒到一定程度撑破乳管，导管内分泌物外溢，造成化学刺激出现炎症反应，出现乳头、乳晕周围慢性窦道，难以愈合。

有研究发现，在浆细胞性乳腺炎的组织内培养出分枝杆菌和棒状杆菌，这些微生物是否是致病的主要原因，目前仍无定论，但是有部分患者使用抗结核治疗取得了良好效果。由于抗结核治疗不良反应大，应该在医生专业指导下谨慎使用，一般不建议疗程超过 6 个月，无效可以考虑手术或中医治疗。

62. 浆细胞性乳腺炎一定需要手术治疗吗?

浆细胞性乳腺炎目前多以口服药物联合穿刺引流或外敷作为首选治疗，部分合并乳头内陷或乳头瘘的患者同时行手术治疗效果更确切，合理的选择术式其治愈率可接近 100%。而手术切除范围应该包括切除乳头内的病变导管。

63. 肉芽肿性小叶性乳腺炎的激素治疗有效吗?

目前西医发现肉芽肿性小叶乳腺炎更多与哺乳或者催乳素升高相关，多见于产后 6 年内、高催乳素血症患者及服用精神类药物的育龄期女性。大多数学者认为可能是哺乳期乳汁淤积造成乳管破裂、乳汁外溢，患者因为对乳汁的代谢产物发生"过敏"反应，造成非细菌性化脓性炎症，其起病急，往往 1 天内出现巨大乳房肿块，红肿热痛，不治疗很快出现皮肤破溃流脓，伤口难以愈合。

从肉芽肿性小叶性乳腺炎的发病机制探索使用糖皮质激素如泼尼松及甲泼尼龙治疗，有些患者可以快速缓解症状，但是使用时长及剂量目前没有非常肯定的答案。一般病程在 1 个月内未经任何治疗的患者，激素使用 80% 以上可以立竿见影，建议初始较大剂量，不少于 50 mg 的泼尼松或者 40 mg 的甲泼尼龙，不少于 4 个月的治疗时长，根据疗效再逐渐减低剂量，可以使 60% ~ 70% 的患者避免手术治疗，达到治愈的目的。但是对于经过多次治疗，出现窦道的患者，治疗难度相对较大，单纯激素有可能无法达到完全治愈的目的，需要在病情已得到部分控制、病灶减少的情况下开展手术辅助治疗，首选微创旋切手术方式清除超声所见的病灶。

64. 糖皮质激素治疗肉芽肿性小叶性乳腺炎不良反应很大吗?

糖皮质激素在临床上广泛被使用，有些疾病需要长期使用。但是由于大剂量长期使用糖皮质激素可能造成一些严重的并发症，这是需要我们警惕的。糖皮质激素必须在专业医生指导下使用，并监控可能出现的任何不良反应。

糖皮质激素使用后基本上都会出现所谓激素脸，即表现为"满月脸、水牛肩"。这和饮食无关，只是激素造成人体脂肪的重新分配，而随着激素剂量的减少或停止使用后，绝大多数患者 1 个月内可以完全恢复。当然也有一部分患者出现面部、前胸后背的丘疹，类似痤疮，偶伴疼痛，应该避免挤压，无须特殊处理。而面部毛发变粗增多，停药后基本都可以缓解。有部分患者服用激素后食欲增加，应该严格控制饮食、调节饮食结构、加强锻炼等进行体重管理。对于服用激素后出现视物模糊者，应该去眼科排除视网膜疾病。

长期大剂量服用激素者，如果有乙肝病毒携带或者感染者，有可能造成病毒的大量复制出现严重感染可能，需要在抗病毒的基础上进行激素治疗。服用激素期间，不能接种狂犬疫苗；同时也会影响一些疫苗的疗效，如宫颈癌疫苗。

当然最严重的并发症可能就是激素导致的股骨头坏死，在治疗"非典"期间使用大剂量激素出现了多例股骨头坏死病例，主要和使用剂量较大、时间较长、使用长效糖皮质激素地塞米松等相关。而在肉芽肿性小叶性乳腺炎使用中短效的泼尼松和甲泼尼龙，出现股骨头坏死的报道相对较少。当然尽可能减少激素的使用量和时长可以降低相关不良反应，如间断用药不失为一种替代方案。

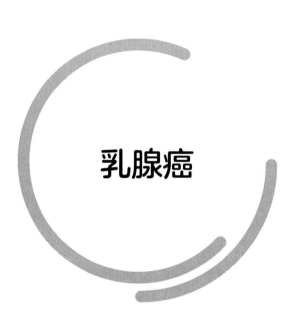

乳腺癌

早期乳腺癌

○ 新辅助治疗

1. 新辅助治疗的目的是什么？

新辅助治疗的目的主要包括：①将不可手术的乳腺癌降期为可手术的乳腺癌；②将不可保乳的乳腺癌降期为可保乳的乳腺癌；③获得体内药物敏感性的相关信息，从而指导后续治疗以期改善患者预后。美国国立综合癌症网络（National Comprehensive Cancer Network，NCCN）指南中提及的新辅助治疗潜在目的还包括将不可保腋窝的乳腺癌降期为可保腋窝，目前中国专家对此持审慎态度，认为实际操作过程中存在前哨淋巴结评估假阴性率高、长期安全性数据不足等风险，并不常规推荐将对已经证实转移的区域淋巴结进行降期保腋窝作为新辅助治疗的目的。

2. 新辅助治疗的适应证有哪些？

在不考虑其他因素（淋巴结状态、分子分型等）的情况下，当肿瘤负荷较大时，中国专家更倾向于推荐优选新辅助治疗。绝大多数专家推荐病灶大于 5 cm 的乳腺癌患者优选新辅助治疗，而其他单一病理学因素（如肿块大于 3 cm 或淋巴结阳性）并不能作为优选新辅助治疗的依据。在乳腺癌分类治疗的今天，肿瘤大小已经不是决定做新辅助治疗的唯一标准。对于特殊类别的乳腺癌，特别是三阴性乳腺癌、HER-2 阳性的乳腺癌，更多的医生会给予这些类型的乳腺癌患者以新辅助治疗。这两类患者进行新辅助治疗，可以获得更高的病理完全缓解（pathologic complete response，pCR）率，且 pCR 患者的预后要明显好于非 pCR 患者。

3. 新辅助治疗的优点有哪些?

新辅助治疗有助于医生了解肿瘤对治疗的敏感程度,为治疗方案的调整提供有价值的依据;有可能防止耐药细胞株的形成;能使肿瘤缩小,便于手术,降低分期,使更多的病例能采用保留乳房的手术;能防止新转移灶的形成和刺激免疫活性等。新辅助治疗能帮助消灭潜在的亚临床病灶,也为局部晚期患者创造了手术条件。

4. 新辅助治疗的缺点有哪些?

若新辅助治疗无效,由于手术治疗时间的推延,可能使可手术切除的肿瘤变为不能切除。新辅助治疗前仅有穿刺标本,样本量较少,提供的病理信息可能不够完整,新辅助治疗后的手术切除标本尽管样本量较大,但由于经历了治疗其与治疗前有所变化,可使肿瘤的真正病理分期变得模糊不清,而影响肿瘤的临床分期、治疗及疗效的评价。对局部晚期乳腺癌患者,新辅助治疗降期后行保乳术后,随着术后时间的延长,局部复发率有可能增高。部分乳腺癌新辅助化疗后其肿块呈灶性退缩,可能仍有肿瘤病灶残留于退缩的组织中,给切除范围判定带来困难。

5. 新辅助治疗的禁忌证有哪些?

乳腺癌新辅助治疗的禁忌证首先是未经组织病理学确诊的乳腺癌,推荐先行组织病理学诊断,并检测 ER、PR、HER-2 及 Ki-67 等免疫组织化学指标,不推荐将细胞学检查作为病理诊断标准。另外,妊娠早期女性为绝对禁忌,而妊娠中后期女性患者应慎重选择化疗,为相对禁忌。年老体弱且伴有严重心、肺等器质性病变,预期无法耐受化疗者也是禁忌证之一。而原位癌成分太多造成无法确认浸润性癌的大小或无法临床评估疗效者需谨慎使用。

6. 新辅助治疗的依据是什么?

新辅助治疗可使得部分不可手术的乳腺癌患者获得手术的机会。乳腺癌易于发生血行播散,在初诊的患者中有半数以上已存在有周身的微小转移。从理论上讲,对尚无临床征象的微转移(亚临床转移),尽早积极治疗,遏制其发展显然对提高远期疗效具有重要价值。恶性肿瘤内可产生血管生成抑制因子,在一定程度上能抑制肿瘤的发展。肿瘤切除后,因血管生成抑制因子减少,从而可促使转移灶的形成。新辅助化疗可防止因血管生成抑制因子减少而加速肿瘤的发展、转移。

7. 新辅助化疗的方案有哪些?

多数专家认为,规范的辅助治疗(包括抗 HER-2 治疗)方案可以作为新辅助治疗的可选方案,但并非一定为优选方案。新辅助治疗方案原则上应包括紫杉类和(或)蒽环类药物,HER-2 阳性者应加用抗 HER-2 的药物,曲妥珠单抗 + 化疗应作为 HER-2 阳性乳腺癌新辅助治疗的初始方案。新的研究显示了在三阴性患者的新辅助治疗中免疫检查点抑制剂联合化疗的有效性。

8. HER-2 阴性乳腺癌患者新辅助化疗的方案有哪些?

原则上推荐选择包含蒽环类和紫杉类药物的治疗方案,指南和共识推荐的方案包括 TAC 方案、AT 方案、AC-T 方案。部分初始使用 AT 方案效果欠佳的患者,可选择 NP 方案序贯治疗,年轻三阴性,尤其 *BRCA* 基因突变的患者,可选择含铂方案(如 TP)。

9. HER-2 阴性乳腺癌患者新辅助化疗的经典临床试验有哪些?

确定新辅助化疗方案的经典临床试验主要为 NSABP B-18、TAX301、NSABP B27。其中 NSABP B-18 证实对于临床 I 期和 II 期患者、术前化疗和术后化疗同样有效,能增加保乳手术机会(但同侧复发增加),可预测肿瘤敏感性,术前化疗达 pCR 的患者能提高术后无病生存期(DFS)及总生存期(OS)。TAX301 研究显示紫杉类药物可显著提高 pCR 及其生存率。NSABP B27 研究显示 AC 序贯多西他赛新辅助化疗可显著提高临床的有效率及 pCR。

10. HER-2 阳性乳腺癌患者新辅助治疗的方案有哪些?

HER-2 阳性乳腺癌的新辅助治疗应以抗 HER-2 治疗联合化疗为基本,抗 HER-2 治疗以曲妥珠单抗联合帕妥珠单抗为多数患者的最佳推荐。2020 年的乳腺癌 CSCO 指南推荐新辅助治疗方案为 TCbHP、TPH 等,II 级推荐为抗 HER-2 单抗联合紫杉类为基础的其他方案,如 TCbH、AC-TPH,以及科学合理设计的临床研究。

11. HER-2 阳性乳腺癌患者新辅助治疗的经典临床试验有哪些?

NOAH 研究确立曲妥珠单抗新辅助治疗地位,曲妥珠单抗相比单纯化疗可显著提高 pCR,5 年随访 EFS 和 OS 亦显著高于对照组。Neosphere 研究证实了曲妥珠单抗和帕妥珠单抗与多西他赛联合进一步提高了 pCR 率。

12. 年龄是否影响新辅助治疗方案的选择?

年轻乳腺癌的生物学特征及预后与年长患者有一定差异,在辅助及新辅助化疗方案上,年轻乳腺癌与年长乳腺癌患者的整体原则一致,但要考虑不同年龄患者对治疗的耐受性可能有所不同。而对 *BRCA* 基因突变年轻三阴性乳腺癌患者可考虑给予 TP 方案化疗。

13. 患者是否需要进行基因检测指导新辅助治疗用药?

国外指南推荐多基因检测作为部分激素受体阳性、HER-2 阴性患者选择辅助化疗的重要依据。多基因检测指导新辅助治疗,目前尚没有临床数据支持。但对于年轻三阴性,或者有家族史的乳腺癌患者建议给予 *BRCA1/2* 的检测,对于是否给予铂类药物化疗提供参考。

14. 三阴性患者是否需要接受铂类药物治疗?

铂类药物在术前化疗中的地位仍待确定,目前已有少量研究显示铂类药物可以提高三阴性乳腺癌患者术前化疗的 pCR 率,但由于缺乏随机对照的Ⅲ期临床研究数据,目前并不能常规推荐含铂方案作为三阴性乳腺癌的优选方案。如临床研究方案中涉及含铂类药物的化疗方案,研究设计应符合科学性和伦理要求。中国专家认为 *BRCA* 基因突变患者可能从铂类药物治疗中获益,对已知携带 *BRCA* 基因突变患者如行新辅助治疗时,新辅助化疗阶段可优选 TP(紫杉类药物联合铂类药物)方案。

15. 免疫治疗对三阴性乳腺癌患者新辅助治疗的价值

2019 年 3 月,美国 FDA 加速批准 PD-L1 肿瘤免疫疗法 Atezolizumab 联合化疗一线治疗 PD-L1 阳性不可切除性局部晚期或转移性三阴性乳腺癌患者。这使 Atezolizumab 联合白蛋白紫杉醇组合成为治疗 PD-L1 阳性转移性三阴性乳腺癌的首个乳腺癌免疫治疗方案。免疫检查点抑制剂联合化疗对比化疗用于早期 TNBC 新辅助治疗,pCR 率明显升高,也显示了 EFS 的获益趋势。

16. PARP 抑制剂对 *BRCA* 突变患者新辅助治疗的价值

PARP 抑制剂已在多个国家被批准用于治疗携带胚系 *BRCA1/2* 突变（有害或可能有害）、HER-2 阴性的局部晚期或转移性乳腺癌患者。在晚期乳腺癌治疗中的成绩，让我们有理由相信奥拉帕利在早期乳腺癌治疗中也可能有较好的表现。奥拉帕利在 HER-2 阴性且同源重组缺陷（HRD）的早期乳腺癌新辅助化疗患者中可能有良好的应用前景，但其优势人群尚待进一步研究。

17. 抗血管生成治疗对乳腺癌患者新辅助治疗的价值

NSABP B40 及 GeparQuinto 研究数据显示早期 HER-2 阴性乳腺癌患者在新辅助化疗基础上加用贝伐单抗可显著提高 pCR，但另一些临床研究显示激素受体阳性患者 pCR 无明显获益，且 pCR 的提高能否转化为生存获益，尚没有临床数据。因此贝伐单抗尚未作为新辅助治疗的常规药物推荐，未来需要更多临床研究去探索。

18. HER-2 阴性患者新辅助化疗结束后是否还需要辅助化疗？

如新辅助化疗尚未完成预定的全程化疗，术后应继续完成，如果新辅助化疗顺利完成，术后是否继续化疗，目前尚无共识。对于可手术乳腺癌，新辅助化疗完成预定全程化疗，术后原发肿瘤及腋窝淋巴结均达 pCR 者，术后不再化疗；而对未达 pCR 者，术后建议给予辅助卡培他滨 6 ~ 8 个周期，尤其推荐用于三阴性乳腺癌患者经含蒽环类、紫杉类药物的新辅助治疗后未达 pCR 者。

19. HER-2 阳性患者新辅助治疗结束后靶向治疗如何选择？

对于 HER-2 阳性患者在采用了高强度、足疗程的新辅助治疗（曲妥珠

单抗 + 帕妥珠单抗 + 化疗）后，术后证实 pCR 或接近 pCR 的患者，后续辅助阶段应继续抗 HER-2 靶向治疗。对于新辅助治疗后有残余肿瘤病灶 [乳腺和（或）腋窝淋巴结内浸润性癌] 的 HER-2 阳性早期乳腺癌，辅助治疗阶段使用 T-DM1 与使用曲妥珠单抗相比，能够显著降低疾病复发或死亡风险。

20. 哪些患者适合进行新辅助内分泌治疗？

需要术前治疗而又无法适应化疗的、暂时不可手术或无须即刻手术的激素受体阳性激素依赖型患者，可考虑术前新辅助内分泌治疗。老年乳腺癌患者多伴有其他内科疾病，对化疗耐受性差。新辅助内分泌治疗一方面安全、有效；一方面治疗方便、不需住院、减少医疗费用，尤其适用于老年人和一般情况较差的患者。

21. 哪些 HER-2 阳性患者适合进行新辅助内分泌联合抗 HER-2 靶向治疗？

激素受体阳性、HER-2 阳性的乳腺癌治疗，理论上可采用抗 HER-2 的靶向加内分泌治疗，适合需要术前治疗而无法适应化疗的，暂时不可手术或无须即刻手术的激素受体阳性而 HER-2 也同样阳性的患者，如化疗相关胃肠道反应较大、化疗后骨髓抑制较重及持续时间较长等不能耐受化疗，或者对脱发存在顾虑的患者。

22. 不同绝经状态患者新辅助治疗策略是否不同？

不同绝经状态患者新辅助内分泌治疗策略并不相同，目前绝经后激素受体阳性患者新辅助内分泌治疗的循证医学证据更充分，绝经前患者建议有选择性地应用。

　　绝经后激素受体阳性患者优先推荐使用芳香化酶抑制剂；部分不适合芳香化酶抑制剂的患者（如严重骨质疏松），可考虑氟维司群。

　　绝经前激素受体阳性患者新辅助内分泌治疗与新辅助化疗比较的临床研究数据有限，原则上不推荐该类患者接受新辅助内分泌治疗，除非不能耐受新辅助化疗。当选择新辅助内分泌治疗时，优先选择卵巢功能抑制联合芳香化酶抑制剂。

23. 哪些患者可以选择新辅助内分泌联合 CDK4/6 抑制剂治疗?

　　细胞周期蛋白依赖性激酶（cyclin-dependent kinase，CDK）4/6 抑制剂通过抑制细胞增殖周期起抗肿瘤作用，基于其突出的疗效与良好的安全性已被各大指南共识明确推荐与芳香化酶抑制剂或氟维司群联合作为晚期激素受体阳性乳腺癌的一线及二线优选治疗方案。目前已有小型临床研究证实 CDK4/6 抑制剂与内分泌治疗联合能显著增强对肿瘤细胞增殖的抑制效果［Ki-67 指数的下降、完全细胞周期阻滞（complete cell cycle arrest，CCCA）等］，但是是否能转化成临床获益尚需进一步研究探索证实。因此，目前指南与共识并不常规推荐新辅助内分泌联合 CDK4/6 抑制剂。

24. 新辅助内分泌治疗结束后是否还需化疗?

　　新辅助内分泌治疗作为新辅助化疗的一种安全有效的替代和补充，目前主要适应证为需要术前治疗而又无法适应化疗的、暂时不可手术或无须即刻手术的激素受体强阳性的乳腺癌患者。由此可见由于新辅助内分泌治疗耐受性良好、在肿瘤降期和保乳率方面能够获得与新辅助化疗相似的效果，对于一般情况较差、不能耐受新辅助化疗的患者是一个安全有效的替代选择，对于这些患者而言新辅助内分泌治疗结束后是不需要化疗的。

　　然而，临床实践中因为种种原因有部分能够耐受化疗的患者先进行了新辅助内分泌治疗，这些患者在新辅助内分泌结束后是否还需要化疗尚无共识性的指南或推荐，需要综合考虑患者的基线临床分期、新辅助内分泌治疗疗效、术后病理分期、Ki-67 指数变化、新辅助术前内分泌治疗预后评分（preoperative endocrine prognostic index，PEPI）、基因检测结果等因素，谨慎决定。

25. 新辅助治疗的疗程如何决定？

乳腺癌新辅助治疗是指对于未发现远处转移的初治乳腺癌患者，在计划中的手术治疗或手术加放疗的局部治疗前进行的全身系统性治疗。当被告知计划先进行新辅助治疗时，相信大家心中都会有一个疑问——我需要几个疗程的新辅助治疗？

新辅助治疗作为乳腺癌系统性治疗的重要组成部分，在临床实践中扮演着非常重要的角色，目前基于不同乳腺癌分子亚型包括新辅助化疗、新辅助抗人表皮生长因子受体 2（human epidermal growth factor receptor 2，HER-2）靶向治疗、新辅助内分泌治疗等。乳腺癌新辅助治疗方案的设计以治疗目的为导向，其基于"辅助方案"但又不完全等同于"辅助方案"，基于现有的循证医学证据，新辅助治疗方案周期推荐一般为 6～8 个疗程，根据需要视大家的疗效、耐受性进行调整。

26. 新辅助治疗早期评价为有效的患者其疗程是多久？

我国专家一致强调在新辅助治疗进行期间应重视疗效判断和预测，特别是早期疗效的评估和判断，推荐以疗效为导向制定后续治疗的决策。新辅助治疗早期评价为有效［包括完全缓解（complete response，CR）或部分缓解（partial response，PR）］时，大家应在术前完成拟定方案的全部疗程，一般为 6～8 个疗程；若拟定的新辅助治疗方案为蒽环类药物序贯紫杉类药物时，在治疗 2～4 个疗程有效（评估为 CR 或 PR）时亦应按既定计划序贯为后续的方案完成新辅助治疗。

27. 新辅助治疗后影像学检查病灶完全消失的患者是否还需按计划完成所有疗程?

抱着偷懒的心理和对新辅助治疗毒副反应的忧虑,很多患者会问新辅助治疗后影像检查病灶已经完全消失了是否仍然需要按计划完成所有疗程的新辅助治疗。很抱歉,答案是肯定的。新辅助治疗后影像检查病灶完全消失的患者仍然需要按计划完成所有疗程。

得益于乳腺癌治疗的发展进步,目前新辅助治疗方案的有效率显著提升,部分患者在尚未完成所有疗程新辅助治疗时影像学检查病灶已显示完全消失,目前新辅助治疗的意义不仅仅局限于传统的手术服务 – 降期保乳,同时可以指导辅助强化策略进一步改善,提高患者的预后。标准、足疗程是前提,因此目前国内、国际权威指南均明确推荐完成既定的新辅助治疗周期数,即便肿瘤退缩明显甚至完全消失,也应完成既定疗程(除非不能耐受),避免因治疗有效而临时中断新辅助治疗,立即手术的情况。

28. 新辅助治疗后影像检查病灶完全消失的患者是否还需手术治疗?

相信很多患者会有疑问:新辅助药物治疗后病灶在影像检查上已经完全消失了是否就不需要接受手术治疗了?因为手术治疗必然会带来形体和功能的伤害。答案是否定且坚定的,新辅助治疗后影像检查病灶完全消失的患者仍然需要手术治疗。

首先,影像的 CR 并不代表病理学的 CR,病理 CR 是金标准,大量临床数据表明相较于金标准影像判定的 CR 是被高估的,而且只有详细、规范、完整的病理学评估结果能够帮助临床医生更加准确地判断患者病情并制定术后辅助强化治疗策略。如新辅助治疗后未达到 pCR 的三阴性乳腺癌患者，可给予卡培他滨辅助强化；新辅助治疗后未达到 pCR 的 HER-2 阳性乳腺癌患者，可考虑在辅助阶段应用 T-DM1。

其次，手术作为乳腺癌综合治疗体系的重要组成部分，其能达到局部 CR（刀到瘤除）的效果，大大提高了局部控制率。而无论新辅助治疗的疾病控制时间多长，终有一日原发病灶会死灰复燃，甚至会有星星之火可以燎原之势（远处转移）。

29. 新辅助治疗早期评价为无效的患者后续治疗如何调整？

尽管大部分乳腺癌患者可受益于新辅助治疗，但是在新辅助治疗期间仍然有不到 5% 的患者出现病情进展，因此在新辅助治疗期间要密切监测治疗效果，对于这部分疗效欠佳的患者，规范的早期疗效评估尤为重要，以期尽早发现这部分患者，进而调整相应的治疗策略。

新辅助治疗早期（2～4 个疗程）评效不佳时大家肯定会比较失望，但是不必过于恐慌，因为医生会依据不同分子分型、不同新辅助治疗方案和不同评估时间进行多学科讨论、谨慎调整后续治疗策略。我们需要做的就是调整心态、积极配合。若分型为三阴性且仍为可手术者，可选择谨慎更换化疗方案或可以尽早改行手术治疗，以避免无效治疗致肿瘤进展至失去手术机会。若分型为 Luminal 型（大家俗称的两阳一阴），由于其对新辅助化疗的敏感性较低，从更换新辅助化疗方案中获益的可能性较低，绝大多数专家建议尽早予以手术治疗。

30. 新辅助内分泌治疗的最佳疗程是多久？

目前国内外权威指南均推荐对于需要术前治疗而又无法适应化疗的、暂时不可手术或无须即刻手术的激素受体强阳性的患者可考虑新辅助内分泌治疗。绝大部分患者对新辅助内分泌治疗的耐受性良好，那么大家都会问新辅助内分泌治疗的最佳疗程是多久呢？

目前关于新辅助内分泌治疗的最佳疗程时间尚无定论，绝大多数临床研究的新辅助内分泌治疗疗程为 3～6 个月，指南建议新辅助内分泌治疗有效且可耐受者，应持续 6～8 个月；或由于新辅助内分泌治疗不良反应较小，在肿瘤持续缓解的情况下，延长内分泌治疗的时间至肿瘤最大缓解可能不失为一个良策。但延长内分泌治疗的时间有可能增加疾病进展的风险，因此内分泌治疗期间要进行严密随访，并在适当的时机进行手术干预。

31. 新辅助治疗前患者治疗耐受性评估的注意事项有哪些？

新辅助治疗带来显著疗效的同时会伴随血液学和非血液学不良反应，包括骨髓抑制、脏器功能损伤等，因此，在开始新辅助治疗前我们需要充分进行自身状况评估、准确评估治疗耐受性、综合制定治疗方案。

首先，治疗耐受性的评估应全面、细致，包括既往病史采集（尤其需关注与治疗相关的重要病史信息如心血管疾病、病毒性肝炎、放疗史等）、体格检查（心肺功能等）、一般血液学检查（血常规、肝肾功能、电解质等）、评估主要脏器功能（包括肝、肾、心脏等）。

其次，患者首次确诊为乳腺癌时面临的精神和心理压力巨大，因为癌让人联想到死亡，会给现有的工作和生活带来很大的改变，因此需要进行心理评估和疏导，稳定心态。

最后，目前乳腺癌生存率的显著提升使育龄妇女的生育意愿成为可能，可在治疗前进行必要的生育咨询，但在治疗期间妊娠试验应呈阴性并嘱避孕。

32. 新辅助治疗前肿瘤评估的注意事项有哪些？

新辅助治疗前肿瘤评估的主要目的是明确肿瘤临床分期和病理类型、组织学分级、分子特征（HER-2、ER、PR、Ki-67）和瘤床定位。

新辅助治疗前必须对乳腺原发灶行空芯针活检（或真空辅助活检），最少 2 ~ 3 条的穿刺活检标本，明确组织学诊断及免疫组织化学检查，需诊断为浸润性癌（隐匿性乳腺癌除外）。对于区域淋巴结临床可疑阳性者，推荐在超声引导下行细针或空芯针穿刺以明确淋巴结性质。对于区域淋巴结临床阴性者，于治疗前后进行前哨淋巴结活检以确定腋窝状况及后续处理均可。应获得乳腺原发灶和区域淋巴结的详细、规范、完整的病理学评估，明确肿瘤病理类型、组织学分级、分子特征。

新辅助治疗前的基线影像学评估包括乳腺超声、乳腺钼靶，最好采用 MRI 评估，局部晚期或炎性乳腺癌患者需加做全身骨扫描、胸部 CT、腹部超声，获得规范、全面的影像学评估，明确肿瘤临床分期。

新辅助治疗前需要对乳腺原发肿物进行瘤床定位，可在肿瘤内放置标志物或对肿瘤表面皮肤进行标记，为后续确定手术范围提供依据；术前穿刺阳性的腋窝淋巴结亦应放置标志物进行标记。

33. 什么是前哨淋巴结活检?

想要明白什么是前哨淋巴结（sentinel lymph node，SLN）活检，我们首先需要明确前哨淋巴结的定义，然后理解前哨淋巴结活检的意义。确诊为乳腺癌的患者均需要明确腋窝淋巴结状态来确定分期、预测预后和制定个体化综合治疗策略。既往腋窝淋巴结清扫（axillary lymph node dissection，ALND）一直作为准确评价腋窝淋巴结状态和获得区域肿瘤完全切除的标准术式，但 ALND 可以导致严重的上肢水肿、皮肤感觉异常和肩关节功能障碍等并发症，影响生活质量，同时临床腋窝淋巴结阴性的患者中有 65% ~ 80% 并不需要接受 ALND。

SLN 是指最早接受肿瘤区域淋巴引流和发生肿瘤转移的 1 枚（或几枚）淋巴结，亦可称之为哨兵淋巴结。乳腺癌沿淋巴转移顺序是先转移至前哨淋巴结然后再向下一站转移。前哨淋巴结活检是一项评估腋窝分期的活检技术，可准确地评价腋窝淋巴结的病理学状态，主要适应证为临床腋窝淋巴结阴性的早期浸润性乳腺癌。对于 SLN 阴性的患者，可安全有效地替代 ALND，从而显著减少手术的并发症，改善患者的生活质量；对于 SLN 1～2 枚淋巴结转移的患者，亦可有条件地安全替代 ALND。

34. 哪些患者需要在新辅助治疗开始前进行前哨淋巴结活检？

需要在新辅助治疗开始前进行前哨淋巴结活检的患者主要指临床腋窝淋巴结阴性的早期浸润性乳腺癌，包括老年、单灶或多中心性病变、男性患者。临床腋窝淋巴结阴性是指临床查体和影像学检查阴性，或临床查体和影像学检查腋窝淋巴结可疑，经超声引导下细针穿刺或空芯针活检的细胞学或病理组织学证实为阴性。

这部分患者在新辅助治疗开始前进行前哨淋巴结活检的优点是提供精准的腋窝分期，为辅助放疗决策的制定提供准确信息。病理学检查证实前哨淋巴结为阴性的患者，新辅助治疗后不需再手术评估腋窝状态；前哨淋巴结为阳性的患者，在新辅助治疗后行第 2 次前哨淋巴结活检时检出率低、假阴性率高，因此不推荐新辅助治疗后行第 2 次前哨淋巴结活检，而推荐直接行腋窝淋巴结清扫术。

35. 哪些患者可以在新辅助治疗结束后进行前哨淋巴结活检？

初始临床腋窝淋巴结阴性的早期浸润性乳腺癌患者可以在新辅助治疗结束后行前哨淋巴结活检，该操作的优点是 25%～30% 的患者新辅助治疗后淋巴结转为阴性，可避免不必要的腋窝淋巴结清扫术，从而达到保腋窝的目的。

对于新辅助治疗前临床淋巴结分期 cN1 的患者，亦可以在新辅助治疗结束后行前哨淋巴结活检以期降期保腋窝。对于临床淋巴结阳性且在新辅助治疗后临床淋巴结转为阴性的患者，可以在符合下述条件时在新辅助治疗后行前哨淋巴结活检：新辅助治疗前阳性淋巴结放置标记、采用双示踪方式、术中探及 ≥ 3 枚淋巴结。若临床淋巴结阳性患者经新辅助治疗后前哨淋巴结经病理学检查证实有转移（包括宏转移和微转移），建议行腋窝淋巴结清扫术。

临床淋巴结分期 cN2 及以上的患者因在新辅助治疗结束后行前哨淋巴结活检，其有效性尚缺乏大样本量的研究，因此这部分患者不适合在新辅助治疗结束后进行前哨淋巴结活检术。

36. 在新辅助治疗前对乳腺原发灶给予瘤床定位的方法有哪些？

绝大多数患者能从新辅助治疗中获益，新辅助治疗后乳腺肿物缩小甚至消失，以致新辅助治疗后的术中乳腺标本无法观察到原始病灶，因此国内外指南均明确推荐在新辅助治疗前对乳腺原发灶进行瘤床定位，尤其是对于治疗目的为降期保乳的患者。当肿瘤完全缓解无迹可寻时标志物就是定位原始病灶的唯一标识，新辅助治疗前乳腺原发灶定位有助于精确定位原发病灶、新辅助化疗后保乳术的顺利进行，原发灶范围的精准标记有助于保乳术前评估同时提高术后局部控制率。

新辅助治疗前乳腺原发灶瘤床定位的方法包括超声引导下放置金属标志物或表皮文身，首选放置乳腺组织标志物。

37. 新辅助治疗过程中进行疗效评估的频率是多少？

鉴于新辅助治疗有效率并非百分之百，因此在新辅助治疗期间应注重疗效监测，规范的影像学评估是新辅助治疗的基础及实施的保障。

一般建议在治疗第 1 个周期的最后 1 天，亦即计划第 2 个周期治疗之前，进行细致的体检，初步了解治疗后的反应，如果肿瘤明确增大，要考虑早期进展的可能。随后每 1 周期治疗开始前均应对乳腺进行查体，每 2 个周期进行原发灶和区域淋巴结的疗效评估，最好设有危急值报告机制，一旦发现肿瘤增大能够及时干预；新辅助治疗期间最好每 2 个周期进行乳腺 MRI 检查，确有困难者可以在超声结果有疑问时进行；术前最好进行乳腺 MRI 检查，以助于精准评估疗效及评判是否适合保乳；因乳腺癌是全身性疾病，所以一般建议每 4 个周期进行全面检查，包括胸部 CT、腹部超声。

38. 新辅助治疗过程中进行疗效评估的最佳检查方法是什么？

新辅助治疗前后的检查手段应该一致，乳腺原发灶的评估建议在新辅助治疗前后进行超声、乳腺钼靶及乳腺 MRI 检查，乳腺 MRI 是优选的评估方式，结合我国的实际情况，超声和乳腺钼靶检查是不可或缺的，对于需降期保乳的患者，常规推荐乳腺 MRI 检查。

区域转移淋巴结的评估，考虑优选胸部 CT，同样结合我国的实际情况，患者对超声的接受度更高，当超声有疑问时可进行 CT 检查明确。

此外，骨扫描、脑 MRI 或 PET/CT 等影像学检查的意义主要体现在初始临床分期的判定，对新辅助治疗过程中的疗效评估有一定的提示意义，但由于影像评价指标不统一和临床可及性欠佳，其并非是接受新辅助治疗患者疗效评估的常规推荐检查项目。

39. 新辅助治疗疗效评估的评价标准是什么？

乳腺癌属于实体瘤，因此其疗效的评估可采用"实体瘤疗效评价标准（response evaluation criteria in solid tumors，RECIST）"，评价结果分为完全缓解、部分缓解、疾病稳定和疾病进展。

基线时靶病灶的选取原则为通过 CT 或 MRI 精确测量，最长径 ≥ 10 mm（而淋巴结需短径 ≥ 15 mm），且是可以精确反复评价的病灶。完全缓解的定义为所有基线病灶消失，所有选为靶病灶的病理性淋巴结病变短径缩小至

< 10 mm；部分缓解的定义为参考基线值，靶病灶直径总和至少减少 30%；疾病稳定的定义为参考基线值，靶病灶直径总和缩小< 30% 或靶病灶直径总和增加< 20%；疾病进展的定义为靶病灶直径总和较基础值至少增加 20%，该基础值定义为治疗中靶病灶直径总和的最小值，并且除相对值增加 20% 外，靶病灶直径总和的绝对值也需增加至少 5 mm。

40. 新辅助治疗中疗效的预测因子有哪些?

大家都接受新辅助治疗，疗效是否一样? 有无疗效预测因子?

乳腺癌是一类异质性很强的疾病，早已进入分子分型指导下的个体化甚至精准化治疗时代，不同患者对新辅助化疗的反应性千差万别。目前得到大家公认的是不同分子亚型可以预测新辅助化疗疗效，其中三阴性的 pCR 率可超过 50%；HER-2 阳性的化疗联合抗 HER-2 靶向新辅助治疗的 pCR 率可高达 70% 左右，其中激素受体阴性者要显著高于激素受体阳性者；Luminal 型（激素受体阳性、HER-2 阴性，即大家俗称的两阳一阴型）新辅助化疗 pCR 率最低，仅仅 10% 左右。其次，年龄、病理类型也对 pCR 率有一定的预测价值，如年轻、浸润性导管癌易获得 pCR。

除此以外，由于 Luminal 型为激素受体依赖型，对于该类型患者新辅助内分泌治疗作为新辅助化疗的合理替代正被越来越广泛地认识和接受。目前新辅助内分泌治疗疗效的评判仍处于摸索阶段，尚无共识性的指南或推荐。该类型新辅助治疗的 pCR 率低，基因检测如 21 基因、PAM50 等有助于筛选出新辅助内分泌治疗最合适的人群。同时该亚型的 pCR 率不能用于评价远期预后，目前已有部分临床试验尝试探索新辅助内分泌治疗后的预后因素，如 Ki-67 指数下降、新辅助术前内分泌治疗预后评分（preoperative endocrine prognostic index，PEPI）等。

41. 新辅助治疗的常见不良反应有哪些？

因为新辅助治疗药物在主要攻击杀伤肿瘤细胞的同时，会不同程度地损伤部分正常细胞，因此确实会伴随一些不良反应，但均是可控的，大家不用过于恐惧。

常见的不良反应包括血液学毒性和非血液学毒性。血液学毒性主要包括骨髓抑制（白细胞和中性粒细胞、血红蛋白、血小板减少）、肝功能异常（转氨酶、胆红素升高）、肾功能异常（肌酐、尿素氮升高）、电解质紊乱（低钾、低钠、低钙）等；非血液学毒性主要包括胃肠道反应（恶心、呕吐、腹泻、便秘、口腔黏膜炎）、脱发、乏力、周围神经毒性、手足综合征、心脏毒性（射血分数下降、心律失常）、过敏等。不同种类新辅助治疗药物最常见的不良反应互不相同，但目前均有指南指导如何防治，大大降低了不良反应的发生率和严重程度，我们需要做的是调整心态、积极配合治疗、遵嘱监测。

42. 新辅助治疗相关恶心、呕吐如何防治？

新辅助治疗相关恶心、呕吐主要由化疗引起，这是一个令大家谈之色变的话题，是大家最担心的不良反应，谈起化疗，恐怕大家脑海里第一时间闪现的就是影视作品中柔弱的女主捧马桶不停呕吐的痛苦画面。但现实并非如此痛苦和可怕。医学的发展进步推动了不同作用机制止吐药物的相继问世，包括 NK-1 受体拮抗剂阿瑞匹坦、5-HT3 受体拮抗剂司琼类、糖皮质激素、奥氮平等。临床可以依据化疗方案的致吐风险遵从指南推荐，使用不同的预防恶心、呕吐药物，能够显著降低恶心、呕吐的发生率，改善患者的生活质量。

除了上述治疗因素，还需要重视既往妊娠期呕吐史、年龄、酒精摄入史及焦虑、晕动病病史等因素，这些亦会对恶心、呕吐的发生产生影响。因此，当医生在询问患者的既往病史时，患者要知无不言言无不尽，以帮助医生准确地制定预防方案。

最后，患者还可以通过改变自己的生活和行为习惯来改善恶心、呕吐的症状。包括少食多餐、温度适宜、禁食辛辣、慢慢咀嚼食物以助消化；不要在吃饭时喝饮料，可以在饭前或饭后 1 小时饮用；饭后坐在椅子上休息，饭后 2 小时才可躺下；避免接触引起恶心的气味（烟味等），保持房间空气流通；如果早上感到恶心，可以在起床前吃一些干食品，如烤面包或饼干（如果口腔、咽喉疼痛或口干，就不要吃这些东西）；感到恶心时，可慢慢地做深呼吸；如果化疗前常常感到恶心，那么至少化疗前提前几小时就不要吃东西；可通过与朋友或家人聊天、听音乐或看电视等来分散注意力。

43. 新辅助治疗相关腹泻、口腔黏膜炎如何防治？

腹泻俗称"拉肚子"，在临床实践中大家普遍有一个认识误区——"腹泻排毒"，而真相是腹泻会导致很多的不良后果，包括脱水、电解质紊乱、躯体损伤、营养不良、延长住院时间、增加住院费用、停止 / 延迟治疗从而影响预后等。因此，对于腹泻我们要给予足够的重视。

大便次数明显增多或大便的性状变稀薄都是腹泻的临床表现。当出现腹泻时要及时告知医生，医生会依据腹泻的严重程度分级给予补液、止泻、生长抑素、抗生素等对症治疗。患者自己能做的则是饮食调节，包括少食或禁食含乳糖（如牛奶、酸奶、奶酪）及纤维含量高（如芹菜、韭菜、全谷物、豆类）的食物；尽量避免食用辛辣、刺激性食物，减少脂肪摄入；避免饮用含有咖啡因或酒精的饮品。

口腔黏膜炎亦称口腔溃疡，对患者造成的最大困扰为进食疼痛，严重时可合并感染、危及生命。口腔卫生差、义齿、高龄、摄入酒精和烟草、服用抗胆碱能、组织胺及类固醇药物、进食热和酸及粗糙食物、营养不良等因素均会增加口腔黏膜炎发生的概率及严重程度。因此，大家在新辅助治疗期间要注意饮食，确保高能量、高蛋白饮食，进食柔软、湿润、无刺激性、易咀嚼和吞咽的食物，避免进食酸性、辛辣、过咸及粗糙的食物，同时多饮水。此外，要注意口腔及唇部护理，保持良好的口腔卫生习惯，使用不含酒精的漱口水。当出现口腔黏膜炎时，根据需要给予漱口、局部止痛、促进溃疡愈合贴等治疗，必要时联合抗感染。

44. 新辅助治疗相关骨髓抑制如何防治？

新辅助治疗相关骨髓抑制主要由化疗导致，提到化疗导致的骨髓抑制时大家首先想到的是"血球下降"，专业术语称为白细胞计数及中性粒细胞计数的下降，但绝大多数人对"血球下降"背后的临床意义和不良后果并不了解。中性粒细胞减少是化疗中最常见也是最严重的并发症，是影响化疗疗程及剂量的关键因素，会增加大家感染的危险性。中性粒细胞减少性发热（FN）具有致死性危害，是肿瘤急症的第一位。中性粒细胞减少性发热的定义为中性粒细胞绝对值 $< 0.5 \times 10^9/L$ 或 $< 1.0 \times 10^9/L$ 且预计在 48 小时内 $< 0.5 \times 10^9/L$，同时单次口腔温度 $\geqslant 38.5\ ℃$ 或 $\geqslant 38.0\ ℃$ 且持续 1 小时以上或腋下温度 $\geqslant 38.5\ ℃$ 持续 1 小时以上。大多数联合化疗在用药后 1 ~ 2 周出现白细胞数及中性粒细胞数下降，10 ~ 14 天达到最低点，3 ~ 4 周时恢复正常。同时需要我们注意的是骨髓抑制还包括贫血即血红蛋白下降和有可能导致出血的血小板下降。

鉴于骨髓抑制的重要临床意义，目前权威指南已对骨髓抑制的防治策略给予了明确的推荐。以中性粒细胞计数减少为例，在每周期治疗前医生都会依据化疗方案和剂量、患者自身的危险因素、治疗目的，充分评估 FN 发生的风险。对于接受中、高 FN 风险化疗方案的患者，无论治疗目的是治愈、延长生存期或是改善疾病相关症状，均应考虑预防性应用集落刺激因子。同时考虑到 PEG-G-CSF 预防使用的疗效和使用的便利性，专家建议对于高FN 风险的患者优先使用长效制剂，于每个周期化疗给药结束后 1 天给予。

45. 新辅助治疗相关心脏毒性如何防治？

在新辅助治疗过程中人们更多关注的是血细胞下降、脱发、恶心、呕吐、肝肾功能损伤等不良反应，而重要脏器——心脏的毒性往往被忽视。而事实是随着乳腺癌诊疗水平的提高，患者的生存率逐渐提升，抗肿瘤治疗潜在的心脏毒性已成为幸存者的高危隐患。因此，在治疗过程中心脏毒性的评估和及时采取有效的保护措施十分重要。

新辅助治疗相关心脏毒性主要来源于化疗药物蒽环类和抗人表皮生长因子受体 2（HER-2）靶向药物曲妥珠单抗及帕妥珠单抗，不同种类药物引起心脏毒性的机制不同，引起的心脏毒性类型亦各有不同。这两种药物均是乳腺癌新辅助治疗的基石药物，显著改善了患者的预后，与之伴随的心脏毒性需要给予足够的重视，但不要过于担忧与恐惧，因为在临床实践中具备行之有效的预防策略。

首先，在接受抗肿瘤治疗前，患者需向医生充分告知以往的心脏疾病情况，同时完善心脏超声、心电图、心肌酶等检查来全面评估心脏功能，风险高的尽量避免使用蒽环类，或首次使用蒽环类药物前即开始应用右雷佐生以有效预防蒽环类药物心脏毒性。

其次，在治疗过程中，要定期监测心功能，如曲妥珠单抗及帕妥珠单抗使用期间应每 3 个月监测左心射血分数（LVEF）等心功能指标，及时识别心脏毒性相关信号或症状，及时处理。此外要依据指南限制蒽环类药物的累积剂量以降低其心脏毒性发生率。

○ 辅助治疗

1. 未发生远处转移的患者手术切除后身体内真的没有肿瘤细胞了吗?

在当前的临床场景中,我们一般所说的未发生远处转移,大都是指影像检查未明确看到肿瘤转移灶。而影像检查仅能观察到成团聚集的大量肿瘤细胞,对微观上单个肿瘤细胞的检查技术目前还不成熟。有动物实验发现,即使是早期乳腺癌,远处也会找到转移的癌细胞。

目前学界普遍认为乳腺癌是一种全身性疾病。因此对于大部分早期乳腺癌患者,手术之后仍需要进行相对应的治疗,以达到降低复发率的目的。

2. 原位癌术后需要辅助治疗吗?

原位癌指的是肿瘤细胞未突破基底层,仅存在于局部,没有向远处转移的可能。通俗地讲就是肿瘤细胞还被关在房子里,没有向家里的院子、小区、街道转移的可能。

理论上手术之后原位癌就从人体中切除干净了,是不需要进行辅助治疗的。但为什么有些患者术后仍在进行治疗呢。这些治疗的目的不是降低乳腺癌的复发率,而是预防残留乳腺和对侧乳腺再次出现新的乳腺癌。

3. 早期乳腺癌根治切除术后必须要辅助治疗吗?

绝大多数患者需要做辅助治疗。医生会根据患者的年龄、身体状况、肿瘤的分级、大小、类型、淋巴结转移等指标决定患者是否需要做辅助治疗并制定相应的治疗方案。辅助治疗包括化疗、放疗、内分泌治疗及靶向治疗。

4. 为什么保乳术后一定要放疗?

最初的乳腺癌手术切除的范围包括乳腺、周边的肌肉等大量组织。之后随着解剖、病理等技术的进步,乳腺癌的手术范围越来越小,一样可以达到和大范围切除术同样的效果并且降低了患者的痛苦。再后来因为患者对于美的需要,出现了乳腺癌保乳术,但进行保乳手术的患者,乳腺局部复发率相对增加。

随后大量的临床试验发现,保乳手术联合放疗的疗效与乳腺全切疗效相当,因此保乳术后一般需要放疗。但对于年老体弱的患者,患者一般身体条件较差,而且肿瘤发展相对较慢的,可根据具体情况免除放疗。

5. 局部晚期的患者,辅助治疗有何特殊性?

局部晚期的患者术后复发风险相对较高,因此,术后辅助治疗应尽可能地加强。另外,对于部分晚期患者在辅助治疗前,应完善局部及全身检查,明确有无肿瘤残留。

6. 什么是辅助化疗? 与新辅助化疗有什么区别?

对于没有远处转移的乳腺癌患者,在手术之后一切以降低复发率为目的的化学治疗均称为辅助化疗;新辅助化疗是相对辅助化疗来说,手术之前的化学治疗称为新辅助化疗。

新辅助化疗相对于辅助化疗最大的区别在于可以观察治疗的疗效,有效时病灶缩小,无效时病灶增大,使得医生可以根据疗效调整治疗方案。而辅助化疗因为病灶已经被切除,无法观察疗效,治疗有一定的盲目性。

7. 新辅助治疗后的辅助治疗如何选择?

根据 CREAT-X 和 KATHERINE 的临床试验结果,部分患者新辅助治疗术后的病理结果未到 pCR,也就是手术切除的病理组织中仍能找到癌细胞,那么这些患者需要进行进一步的术后治疗。这时的治疗一般称之为强化治疗。

对于一个早期乳腺癌患者,一般在治疗之前医生对于此患者的复发风险已经有了评估,此时就会制定一系列的降低复发概率的方案。而部分患者新辅助治疗术后的病理结果未到 pCR,也就是说原有既定方案不够,需要进一步的强化。因此,对于"新辅助治疗后的辅助治疗选择"最重要的是要在原有计划方案的基础上,再根据术后是否达到 pCR 来选择如何治疗。

对于未达 pCR 的患者,HER-2 阴性的可考虑加用卡培他滨;HER-2 阳性的可考虑单药曲妥珠单抗改为曲妥珠单抗联合帕妥珠单抗或者改为 T-DM1 治疗,部分患者新辅助采用曲妥珠单抗联合帕妥珠单抗治疗的可根据具体情况改为 T-DM1 治疗。

8. 辅助治疗中包含辅助化疗、放疗、内分泌治疗、靶向治疗,如何安排治疗顺序?

根据目前的临床试验结果,如果没有相应治疗的禁忌证,一般先选择辅助化疗,之后为辅助放疗同时考虑辅助内分泌治疗。目前批准用于乳腺癌辅助治疗的靶向药物仅有抗 HER-2 治疗,根据治疗方案适时开始靶向治疗。

9. 肿瘤分期与分型对治疗方案有哪些影响?

恶性肿瘤分为 Ⅰ 期、Ⅱ 期、Ⅲ 期、Ⅳ 期,不同的分期有着不同的治疗目的。早期乳腺癌的治疗方案以降低复发率、争取治愈为主,晚期乳腺癌

（Ⅳ期）的治疗方案以延长生命同时考虑生活质量为主。

根据激素受体、HER-2 及 Ki-67 的不同将乳腺癌分为不同的类型，不同的分型决定患者采取什么类型的治疗药物。所有的患者理论上均可用化疗。但绝大多数内分泌治疗仅用于激素受体阳性的患者，有相应的靶点才能用靶向治疗，例如 HER-2 靶点。

10. 辅助治疗未按期执行是否影响患者预后？

辅助治疗的目的为降低肿瘤的复发概率，目前已有大量的数据证实了此观点。根据不同的复发风险医生会制订相应的治疗方案。

一般需要避免治疗方案未按期执行。但未按期治疗也不必恐慌，小范围的延期甚至提前对于预后来说影响不大。在治疗过程中，因为不良反应等原因造成治疗延迟相对常见，医生会根据具体情况调整药物及剂量，以期达到理想的治疗效果。

11. 什么是靶向治疗？可以替代传统化疗吗？

靶向治疗顾名思义为针对细胞分子水平特定靶点的治疗，相对于传统化疗，具有精准打击及不良反应小的优点。靶向治疗及化疗均为治疗的重要手段，不同病情不同时期根据患者的具体情况，医生会选择相对应的药物。目前来说还不能完全替代传统的化疗。

12. 辅助内分泌治疗对患者的重要性

对于激素受体阳性的乳腺癌患者，术后辅助内分泌治疗是预防患者复发、延长生存时间的一种非常重要的手段。

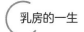

13. 辅助治疗国产药与进口药该如何选择?

在医院,常常会听到医生问:你是选进口药还是国产药。好多患者会产生疑惑:都是一样的药名,进口药比国产药贵,是因为进口药就好吗?国产药是我国厂家根据现有的法律规范仿制市面上已经有的进口药,目前我国有严格的仿制药上市标准,只有在国产仿制药与进口药的疗效及不良反应相当的情况下才允许上市。

14. 辅助治疗包含免疫治疗、基因治疗吗?

目前国际及国内乳腺癌指南均未把免疫治疗及基因治疗纳入推荐选项。

15. 辅助放疗主要有哪些不良反应? 假体植入术后如何放疗?

目前乳腺癌术后辅助放疗技术已相对成熟。常见的不良反应包括照射部位急性放射性皮炎,包括皮肤红斑、水肿、破溃等;慢性皮炎,包括皮肤干燥、色素沉着、皮肤紧绷感等。部分患者会出现咽痛、白细胞低等症状。一般不良反应较轻,经对症处理后会明显缓解。

医生会根据假体植入的位置及是否有乳腺腺体残留选择照射的剂量及靶区。假体植入术后的放疗虽然会增加假体挛缩等并发症发生的概率,但重建成功率、美容效果及患者满意度和接受度仍然较高,因此不用特别担心。

16. 辅助治疗过程中能否进行中药调理?

中医是我国优秀的传统医学,辅助治疗中不排斥中药调理,但也要注意尽量不要影响患者的肝肾功能及生活质量。

17. 哪些患者在辅助治疗前需要做基因检测？

目前指南推荐对于部分复发风险度较低的 Luminal 型患者可考虑做 *21* 基因或 *70* 基因检测，以决定是否行辅助化疗。

18. *BRCA* 突变的乳腺癌患者，是否需要加用铂类？

虽然目前还没有对于 *BRCA* 突变的乳腺癌患者加用铂类的大型 Ⅲ 期临床试验，但根据一些小样本的 Ⅱ 期临床研究，大多数专家认为对于三阴性 *BRCA* 突变的乳腺癌患者，应考虑加用铂类治疗。

19. 哪些患者需要进行辅助化疗？

医生会根据患者的年龄、身体状况、肿瘤的分级、大小、类型、淋巴结转移等指标决定患者需要的治疗方案。绝大多数患者需要做辅助化疗。对于术后淋巴结没有转移、肿瘤较小、类型较好的患者可以考虑不化疗。

20. 手术后多久开始做辅助化疗？

目前对于手术后多久开始做辅助化疗还没有定论，根据一些回顾性研究，建议做辅助化疗最好为术后 1 个月内。

21. 辅助化疗过程中的注意事项有哪些？

辅助化疗是早期乳腺癌术后综合治疗的重要组成部分，属于全身性治疗。一般需 4~8 个周期，治疗期间可每 4 个周期进行常规复查，有异常及时和医生沟通。

化疗期间需要患者和医生密切配合避免严重并发症的发生。骨髓毒性是化疗药物最常见也是最容易出问题的不良反应，处理不当会出现感染等并发症而危及生命。通过分析个人化疗周期中骨髓抑制的规律，适时按医嘱应用集落刺激因子。若骨髓抑制伴有发热及乏力等不适，需及时就诊复查血液学指标。注意监测肝肾功能避免影响下 1 个周期用药。部分紫杉类药物会导致严重过敏反应，需地塞米松预处理，一定按医嘱服药不能自行减量或停服。输液过程中伴有任何不适需及时告知医护人员保证治疗安全。开始辅助化疗的患者刚刚接受了乳腺手术，需尽量做好心理调整，合理膳食、均衡营养，依自己的耐受情况进行适度锻炼。化疗后免疫力下降注意外出佩戴口罩；按要求进行大静脉通路的维护，避免导管相关血流感染。要认真记录每周期的治疗不良反应作为医生调整治疗的重要依据。

22. 辅助化疗前需要做哪些检查与评估？

辅助化疗前需要进行肿瘤相关的评估及身体状况的评估。

肿瘤相关评估包括肿瘤的临床分期（TNM）及肿块的大小、切缘情况、区域淋巴结状况、有无转移转移病灶；明确肿瘤病理类型、组织学分级、分子特征（ER、PR、HER-2、Ki-67）；依据指南对部分患者进行多基因表达谱的检测，包括有 21 基因复发风险评估（Oncotype DX®）、70 基因检测（MammaPrint®）。

身体状况的评估包括与治疗相关的既往史，如高血压、冠心病等；相关血液学检查包括血常规、肝肾功能及其他内科合并疾病的相关检验；心理评估及疏导；育龄期女性必要时进行生育咨询；遗传性乳腺高危患者进行遗传学咨询。

23. 乳腺癌化疗药物有哪些?

乳腺癌术后辅助化疗药物的选择、剂量及毒性的处理很复杂,考虑到毒性反应、个体差异及合并症等因素,需根据患者危险度、耐受性、个人意愿及临床研究的背景选择药物。常用的化疗药物主要为蒽环类及紫杉类药物和环磷酰胺、卡铂、氟尿嘧啶等。蒽环类药物包括多柔比星、吡柔比星、表柔比星等;紫杉类药物包括紫杉醇及多西他赛等;特殊病情的患者可能接受白蛋白结合型紫杉醇的治疗。部分曾接受新辅助治疗的患者依据术后病理情况可能接受卡培他滨的治疗。

24. 辅助化疗的疗程为多久?每个周期都需住院治疗吗?

辅助化疗大部分方案均为每 3 周为 1 个周期,部分接受密集治疗的患者 2 周为 1 个周期,接受紫杉醇化疗的方案为每周治疗一次共 12 次。依据相关大型临床研究及 Meta 分析的结果,剂量密集型的 AC-T 方案适用于部分可耐受的高危乳腺癌患者。

并不一定每个治疗周期都需要住院。首次辅助化疗前需要进行相关检查与评估一般要住院治疗,完成治疗后依据患者化疗药物的选择、剂量及个体差异、合并症等因素考虑第一治疗周期可留院观察。依据前一次治疗周期的不良反应情况后续治疗周期可行日间病房治疗,但需要患者有很好的依从性及治疗相关不良反应的监测管理能力,且每次治疗前需完成相关检查评估明确有无化疗禁忌。

25. 辅助化疗的不良反应有哪些?该如何预防、处理?

辅助化疗的毒性管理中重点为骨髓抑制的预防和治疗、止吐及心脏毒性的监测及防治。此外包括有脱发、肝功能异常、腹泻便秘、乏力、周围神经损伤等，具体不良反应因人而异，所以需及时动态监测并治疗。

骨髓抑制是化疗常见的非特异性毒性，也是影响化疗疗程及剂量的关键因素，包括白细胞减少、贫血及血小板减少，最为常见的是白细胞减少。化疗前医生会根据发生发热性中性粒细胞减少的风险依据化疗方案、剂量强度、患者危险因素采取相应的预防措施，包括长效和短效粒细胞集落刺激因子的使用。化疗期间要根据医生要求定期复查血常规，预防感染。

化疗所致恶心、呕吐等消化系统表现直观，患者往往对此印象深刻会影响后续化疗的进行。严重者可导致电解质紊乱、酸碱失衡从而影响后续化疗的剂量与疗程，更有甚者会被迫停止化疗。因此，化疗期间应该遵医嘱常规采用预防性止吐方案保证化疗的实施。

不同化疗药物对心脏毒性的影响各异，而蒽环类药物最为明显。初次使用蒽环类药物就有对心脏造成损伤的可能，并且具有累积性从而影响患者其他抗肿瘤治疗及生活质量。既往有心血管疾病或者具有心脏损伤高危因素的患者使用药物前应充分评估心脏毒性风险，调整用药方案和剂量并常规预防性应用保护心脏药物，限制蒽环类药物的累积剂量。若出现心脏症状时需请心内科医生协助诊治。

脱发是乳腺癌化疗最常见的不良反应。目前没有很好的办法预防和避免脱发，不过化疗结束后会长出新的头发，或者可以提前做好准备用自己的头发制作假发。有研究可采用佩戴冰帽给头皮降温的方法来减少脱发。

化疗后出现疲劳或乏力感要注意多休息，均衡营养，如果有失眠的情况可借助安眠药，睡眠不好的伤害远比安眠药的不良反应更大。

便秘是由化疗及使用止吐药物和生活习惯改变、活动减少等导致。可以尝试以下办法来解决便秘：按摩腹部，多饮水，适当增加活动量，适当吃些蔬菜、水果，必要时使用开塞露或泻药。腹泻多为紫杉类药物所致，如果发生并且次数很多要及时服用止泻药物治疗，必要时需禁食补液等内科处理。

口腔黏膜炎、外周神经毒性也会在化疗后出现。周围神经炎可加用营养神经药物，避免接触冷水、金属等，注意避免因感觉迟钝不能很好感受温度而导致烫伤；口腔黏膜炎需注意保持口腔卫生、补充维生素。

26. 接受静脉化疗的患者如何选用静脉通路？

静脉化疗患者的静脉通路可以选择外周的 PICC 置管或"输液港"。

PICC 置管由专业护士自肘部或上臂的静脉穿刺进入，然后沿着静脉的走向前行到达上腔静脉。导管外露并需要每周通管，敷料需每周更换；对皮肤易过敏的患者可能引发导管周围皮肤炎症。

植入式给药装置，俗称"输液港"，是一种完全植入人体内的血管通路装置，可以将长期且频繁的药物输注变为简单的皮下穿刺，减少患者反复静脉穿刺的痛苦；若患者不要静脉输液，需每月进行一次维护；患者皮肤表面看不见装置，患者可正常洗浴及游泳，感染风险低；置入需要至手术室由经过培训的医生操作，拆除需再进行一次手术；价格比传统的 PICC 高。患者在选择适合自己的输液装置时，首先应咨询自己主管医生或主管护士，他们可根据患者的病情及治疗方案提供适合的输液装置。

27. 患者辅助化疗方案是否需要加用卡培他滨治疗？

依据国际相关临床研究的结果对于三阴性患者完成术前新辅助治疗后没有达到病理学完全缓解的患者术后可给予 6~8 个周期的卡培他滨治疗。而对于未接受术前新辅助治疗的患者中，已有研究表明在三阴性乳腺癌的术后辅助治疗中，将卡培他滨与蒽环类、紫杉类化疗药物联合使用，能使患者有着一定的获益且耐受性良好，这也是具有开创性作用的研究，希望会给三阴性患者带来更多的希望。

28. 目前乳腺癌抗 HER-2 靶向药物有哪些?

辅助治疗阶段乳腺癌抗 HER-2 靶向药物有曲妥珠单抗、帕妥珠单抗及 T-DM1、来那替尼等。

在辅助治疗中对于有高危复发风险尤其腋窝淋巴结阳性的患者推荐使用曲妥珠单抗及帕妥珠单抗双靶治疗。也有研究探索了另外的抗 HER-2 双靶治疗策略,对于已经完成曲妥珠单抗治疗且存在复发风险的患者可考虑序贯来那替尼。临床研究证实术前新辅助治疗使用曲妥珠单抗没有达到病理学完全缓解的患者术后辅助治疗使用 T-DM1 可以进一步改善预后。

29. HER-2 阳性的患者术后是否都需要做辅助靶向治疗?

依据 CSCO 乳腺癌诊疗指南,目前尚无 HER-2 阳性的微浸润患者可以从靶向治疗中获益的明确证据,此外:

肿瘤 > 1 mm,但 ≤ 5 mm 即 T1a 患者可考虑曲妥珠单抗辅助治疗,尤其伴高危因素患者如激素受体阴性、分级差、Ki-67 高等。

肿瘤 > 5 mm,但 ≤ 10 mm 即 T1b 患者可推荐使用曲妥珠单抗辅助治疗。

肿瘤 > 10 mm,即 T1c 及以上的患者应该接受靶向辅助治疗。

30. 靶向药物与化疗药物联合还是序贯?

在 HER-2 阳性患者的辅助治疗中建议术后尽早开始使用抗 HER-2 靶向治疗。由于曲妥珠单抗可能增加心脏毒性,不建议与蒽环类化疗同时使用,但是可与其他辅助化疗方案药物、辅助放疗、辅助内分泌治疗同时使用。对于辅助化疗期间没有及时联合靶向治疗的患者化疗后应该尽早开始使用;即使辅助化疗已经结束,但是短期内没有出现复发转移的患者仍可以考虑使用抗 HER-2 靶向治疗。

31. 靶向治疗过程中需注意什么？

针对不同的抗 HER-2 靶向药物，在治疗中需定期进行治疗相关的监测。

对于大分子单克隆抗体类的曲妥珠单抗及帕妥珠单抗我们需每 3 个月进行心脏功能的评估，注意监测其射血分数；在首次应用时需缓慢滴注，尤其注意有无输注反应的发生。

对于 ADC 类的药物即抗体药物偶联物 T-DM1 需要注意监测肝功能及血小板的变化尤其首次接受治疗后的第 1 个周期，然后根据前次治疗的不良反应情况调整后续治疗剂量。

来那替尼作为一种口服、不可逆的酪氨酸激酶抑制剂，服药时则需要关注其腹泻的不良反应并及时处理。

32. 靶向治疗主要包含哪些不良反应？

抗 HER-2 靶向治疗过程中不同的药物有其特殊的不良反应，对于曲妥珠单抗及帕妥珠单抗主要是心脏毒性，会导致亚临床和临床心力衰竭；此外还有输注反应和肺部反应，对于发生呼吸困难或临床显著低血压患者应该立即停止输注。T-DM1 主要的不良反应为肝毒性及血小板减少，此外还有贫血、乏力、低钾血症等。来那替尼最常见的不良反应是腹泻，其他还包括有恶心、皮疹、口腔炎、食欲下降等。

33. 靶向用药间隔时间过长会影响疗效吗？

靶向用药间隔时间过长大部分是由不良反应所致。不同抗 HER-2 靶向药物有着各自的不良反应，在临床应用中患者和医生要密切配合监测用药相关的不良反应及时进行不良反应的处理，并依据患者耐受情况进行后续剂量的调整从而保证治疗的连续性，避免出现停药间隔时间过长的情况。只要对于药物相关不良反应做到早发现、及时处理并积极调整，辅助阶段的靶向药物基本可以按疗程完成。

34. 抗 HER-2"双靶""单靶"治疗方案该如何选择？

对于接受过术前新辅助治疗的患者需结合新辅助阶段抗 HER-2 靶向药物为"双靶"还是"单靶"，以及患者术后是否达到病理学完全缓解来决定新辅助治疗后的辅助靶向治疗。

对于非微浸润的 HER-2 阳性患者依据病理情况均需接受抗 HER-2 靶向治疗。而结合国际大型临床研究结果，在辅助治疗中对于有高危复发风险尤其腋窝淋巴结阳性的患者指南推荐使用曲妥珠单抗及帕妥珠单抗双靶治疗，但专家并不认可适合单靶治疗的都需要双靶，对于腋窝淋巴结阴性的患者需综合其他危险因素（包括肿瘤大小、ER 状态等）选择最佳治疗方案。

35. 辅助靶向治疗需要用 T-DM1 或奈拉替尼吗？

临床研究证实术前新辅助治疗使用曲妥珠单抗未达到病理学完全缓解的患者术后辅助治疗使用 T-DM1 可进一步改善预后；此外，国内指南依据目前药物的获批情况及可及性提出：对于术前抗 HER-2 治疗使用双靶向治疗未达到 pCR 的患者可考虑使用 T-DM1。

也有研究探索了另外的抗 HER-2 双靶治疗策略，对于 Ⅱ～Ⅲ 期 HER-2 阳性乳腺癌患者在曲妥珠单抗辅助治疗结束 2 年内开始口服奈拉替尼 1 年的辅助治疗可带来一定的治疗获益。对于已经完成曲妥珠单抗治疗且存在复发风险的患者可考虑序贯奈拉替尼，但目前也存在药物可及性的问题。

36. 哪些患者需要内分泌治疗？

辅助内分泌治疗对激素受体（ER/PR）阳性的患者至关重要。其中对于 ER 弱阳性的患者（阳性率为 1%~9%），结合其生物学行为并依据指南不建议放弃辅助化疗，在辅助化疗结束后可考虑进行辅助内分泌治疗，但是对于绝经前患者不建议采用卵巢功能抑制联合的内分泌治疗方案。

37. 内分泌治疗药物包含哪些？

辅助治疗阶段内分泌治疗的药物有选择性雌激素受体调节剂（SERMs），主要有他莫昔芬、托瑞米芬；芳香化酶抑制剂，阻止雄激素转变成雌激素，适用于绝经后女性，代表药物：阿那曲唑、来曲唑、依西美坦。促性腺激素释放激素拮抗/类似物（GnRHa）通过阻止卵巢分泌激素治疗乳腺癌，即卵巢功能抑制，适用于绝经前女性，代表药物：戈舍瑞林、亮丙瑞林。

38. 绝经前、绝经后患者内分泌治疗药物如何选择？

对于需要接受辅助内分泌治疗的患者最关键的是在抗肿瘤治疗之前就应该明确患者的月经状况。卵巢功能的判断对辅助内分泌治疗的方案选择非常重要，指南中也特别强调了无论患者是否化疗均应该于全身治疗前了解患者的月经状况，判断患者的卵巢功能状态，制订患者的全程辅助治疗方案。此外，需结合患者的危险因素（淋巴结转移情况、组织学分级、肿瘤大小等）及绝经后患者骨密度情况来决定患者选用何种治疗药物，包括绝经前患者是否需加用卵巢功能抑制及是否需延长内分泌治疗。患者应充分认识到内分泌治疗的重要性，提高依从性，按时按医嘱完成治疗。

39. 绝经前患者卵巢药物抑制和卵巢切除手术该如何选择？

对于伴有相关复发危险因素的患者，往往需要卵巢功能抑制，而选择何种方式则需结合患者辅助治疗的总体情况、自身耐受性、患者年龄、心理状态及个人意愿综合来决定。对于部分初始治疗为绝经前患者但 2～3 年可能达到绝经的患者，CSCO 指南专家组建议，高危患者可切除卵巢后行芳香化酶抑制剂治疗；而对于组织学分级为 2 级、1～3 个淋巴结转移的患者可用他莫昔芬作为初始治疗，待绝经后再继续完成 5 年的芳香化酶抑制剂治疗。

40. 漏服内分泌药物是否需要补服？

辅助内分泌治疗是患者术后综合治疗中很重要的一部分，要根据医嘱服用至少 5 年，部分患者会考虑延长内分泌治疗至 10 年，所以治疗的依从性非常重要，无特殊情况不可间断服用。但漏服内分泌药物后无须补服，后续只需继续按医嘱用药。若出现药物不良反应，则应及时就诊，必要时可调整内分泌药物而不是自行停药。

41. 内分泌治疗的不良反应有哪些？如何处理？

内分泌治疗药物中，选择性雌激素受体调节剂（他莫昔芬、托瑞米芬）和芳香化酶抑制剂（阿那曲唑、来曲唑、依西美坦）作用机制不同，不良反应表现有所不同，主要发生在骨、关节肌肉、妇科和心血管系统等方面。

在骨不良反应方面，芳香化酶抑制剂可导致钙丢失，使得骨质疏松及骨折发生率有所升高。因此，接受芳香化酶抑制剂治疗的乳腺癌患者应常规摄入钙剂和维生素 D，增加体育锻炼，预防跌倒，减少烟草、咖啡因摄入，以预防或减缓骨质疏松的发生，并且应定期接受骨密度检测。对于已经出现严重骨质疏松的乳腺癌患者，由于使用雌激素治疗是禁忌，目前常用的药物是双膦酸盐或地舒单抗。他莫昔芬具有类雌激素样作用，所以对骨骼具有保护作用。

在关节、肌肉和骨骼疼痛方面，使用芳香化酶抑制剂的患者发生率较高。因此，在芳香化酶抑制剂治疗开始前和治疗中，应评估患者的骨和关节肌肉症状，并排除骨转移、骨关节炎及类风湿性关节炎等引起的疼痛。对于芳香化酶抑制剂引起的疼痛，轻者可补充维生素 D 和钙剂，并进行适当体育锻炼；疼痛明显者可服用非甾体类抗炎药。也可以考虑给予患者 3 ~ 4 周的药物假期（即停用药物一段时间）。此外，由于 3 个常用的芳香化酶抑制剂作用机制不完全相同，也可以考虑互换。

由于他莫昔芬具有类雌激素样作用，所以长期服用可能会导致潮热、阴道出血、子宫内膜增厚、子宫肌瘤、卵巢囊肿等不良反应，严重时可能会出现子宫内膜癌，但发生率较低。因此，长期应用他莫昔芬的无月经患者，应定期行超声检查子宫内膜厚度，必要时对增厚子宫内膜进行处理。芳香化酶抑制剂与他莫昔芬相反，上述妇科问题发生率较低，通常伴随的是阴道干燥、性欲减低。

心血管疾病可能会直接导致患者死亡，胆固醇、甘油三酯、低密度脂蛋白升高、高密度脂蛋白降低都是发生心血管疾病的危险因素。他莫昔芬可降低低密度脂蛋白和总胆固醇水平，但会增加脑卒中和静脉血栓的风险。而芳香化酶抑制剂对心血管系统的影响还需进一步研究。因此，在内分泌治疗时应常规检测患者的血压、血脂等指标，出现异常时及时与心血管专业医生沟通，处理相关症状。

42. 内分泌治疗过程中他莫昔芬和托瑞米芬如何选择？

他莫昔芬与托瑞米芬都是雌激素受体拮抗剂，广泛用于雌激素受体阳性乳腺癌患者的内分泌辅助治疗。从药物机制来说，CYP2D6 作为他莫昔芬的主要代谢酶之一，对于 CYP2D6 编码基因存在某些突变的患者，他莫昔芬的治疗效果较差。而托瑞米芬的代谢途径不同于他莫昔芬，不通过 CYP2D6 代谢，因此，对于这类基因突变的患者，托瑞米芬可以安全有效地取代他莫昔芬用于乳腺癌患者内分泌辅助治疗。

在药物有效性方面，既往有大量研究提示，他莫昔芬与托瑞米芬疗效相近；在不良反应方面，尤其在妇科安全性及改善血脂方面，托瑞米芬可能优于他莫昔芬。

43. 3 种芳香化酶抑制剂如何选择?

芳香化酶抑制剂作为绝经后激素受体阳性乳腺癌，特别是淋巴结阳性患者术后辅助内分泌治疗的标准药物，可以抑制绝经后女性体内的雌激素生成，降低血液中雌激素水平从而达到治疗乳腺癌的目的。目前常用的是第 3 代芳香化酶抑制剂，分为甾体和非甾体两类药物。其中，甾体类药物有依西美坦，非甾体类药物有来曲唑、阿那曲唑等。

多项临床研究将上述 3 种药物做了对比，结果显示在绝经后早期乳腺癌患者治疗中，阿那曲唑、来曲唑、依西美坦并未发现疗效的差异。

在不良反应方面，早期绝经后乳腺癌患者长时间接受内分泌治疗，受卵巢功能抑制和芳香化酶抑制剂的双重作用，雌激素水平大幅减退，势必会增加患者罹患动脉粥样硬化性心血管疾病的风险。有研究显示，患者使用阿那曲唑后心脑血管疾病发生率低，依从性较好。在骨关节事件上，多项临床研究也并未发现这 3 种药物的差异。

同时，对于心血管事件低风险的患者，可通过健康饮食、锻炼和戒烟等措施进行预防；而心血管事件高风险的患者，在进行健康饮食、锻炼和戒烟的同时，应尽早在医生的指导下进行降压和调血脂治疗。

44. 内分泌治疗药物长期服用是否会影响肿瘤患者情绪?

内分泌药物在辅助治疗阶段的标准使用疗程是 5 年,在这个过程中患者会出现服药依从性降低、无法耐受等情况。同时,内分泌治疗可引发体内性激素水平变化,这些因素都会使肿瘤患者的情绪受到影响。因此,在长期服用内分泌药物的过程中,必要的心理疏导对改善乳腺癌患者的生活质量、缓解焦虑或抑郁状态都有帮助。

45. 术后辅助内分泌治疗满 5 年后该怎么办?

研究表明,激素受体阳性乳腺癌持续存在远期复发风险,其复发模式、风险、趋势和激素受体阴性乳腺癌不同:激素受体阴性乳腺癌的复发风险逐年降低;而激素受体阳性乳腺癌复发风险的趋势则较为平缓。因此,现阶段也有大量研究去探索在标准 5 年内分泌治疗的基础上,延长治疗疗程能否进一步降低远期复发风险。

延长治疗需要结合现有的循证医学证据,使用预测指标评估患者的远期复发风险、监测患者的药物耐受性和不良反应,同时也要保证患者的治疗依从性,综合权衡利弊,为每个患者做出个体化、精准的决策。那么哪些患者需要延长内分泌治疗呢? 研究提示,对于复发风险高、耐受性良好的患者,可以考虑延长内分泌治疗的时间。

46. 患者长期服用内分泌药物是否可行?

在乳腺癌的治疗过程中,早期乳腺癌内分泌治疗的标准时间是 5 年,因此产生的不良反应也相对较多。主要表现在骨、关节、肌肉,妇科和心血管系统等方面。因此,在服用内分泌药物的过程中,需要按期复查,积极预防和处理内分泌药物带来的不良反应。

若患者的不良反应较小，药物耐受情况可，可按期完成内分泌药物治疗。若患者不良反应较大，或出现其他因服用内分泌药物所导致的不良症状，则需考虑换用其他机制的内分泌药物。

47. 手术后及化疗中的患者一直处于闭经状态，是否可以不用药物卵巢功能抑制？

全球将近 1/3 的新发乳腺癌患者是 50 岁以下患者，而这部分患者大多处于绝经前期。一部分绝经前乳腺癌患者由化疗引起的卵巢功能抑制可发生暂时性闭经或永久性闭经，但大部分患者发生化疗后闭经后仍有较大可能恢复月经。因此，我们需要规律检测血清性激素水平，将监测结果作为评估患者卵巢功能的参考，这也为是否加用药物卵巢功能抑制提供指导依据。

48. 辅助内分泌治疗中可否加用 CDK4/6 抑制剂？

对于绝经后早期乳腺癌的内分泌治疗，我们的选择是多样的。对于具有高危复发风险的绝经后早期乳腺癌患者，更推荐使用延长芳香化酶抑制剂治疗。而中低危复发风险的人群，能否从延长内分泌治疗中获益还需要更多的临床试验来证实。最新研究结果显示，对于高危的激素受体阳性患者，可以加用 2 年的 CDK4/6 抑制剂治疗。

49. 年轻女性患者在内分泌治疗后还有生育的机会吗？

年轻乳腺癌患者中的一部分人群是有生育需求的。对于这类有生育需求的年轻乳腺癌患者，在进行全身的系统治疗之前，应该和妇科医生、生殖科医生进行多学科的讨论，对患者进行卵巢功能的准确评估，并制定一个最合适的生育保护措施。后续生育时机问题，没有一个最佳的时点。目前认为在一个治疗结束后半年开始妊娠应该是相对比较安全的，需要根据每个患者的年龄、需求，以及疾病复发的风险，进行综合的个体化考量。

50. 1%～10% ER 或者 PR 阴性患者的内分泌治疗该如何选择？

免疫组织化学法是确定乳腺癌患者激素受体状态的最佳方法。≥ 1% 的细胞核染色阳性即激素受体阳性，而非以往的以 ≥ 10% 作为标准。结合内分泌药物相对较低的毒性，专家组推荐：≥ 1% 为 ER 细胞核染色阳性，可以接受内分泌治疗，而 < 1% 为阴性，不可以接受内分泌治疗。同时，专家组特别提醒：对于 1%～10%ER 阳性患者的内分泌治疗选择，需考虑疗效、花费、不良反应及患者的依从性。尤其年轻患者选择卵巢功能抑制治疗时更应权衡利弊，慎重为之，一般不推荐。

51. 口服阿那曲唑、来曲唑、依西美坦过程中出现关节的晨僵和疼痛如何处理？

口服阿那曲唑、来曲唑、依西美坦过程中较容易出现关节的晨僵和疼痛。因此，在芳香化酶抑制剂治疗开始前和治疗中，应评估患者的骨和关节肌肉症状，排除骨转移、骨关节炎及类风湿性关节炎等引起的疼痛。对于芳香化酶抑制剂引起的疼痛，轻者可补充维生素 D 和钙剂，并进行适当体育锻炼；疼痛明显者可服用非甾体类抗炎药。也可以考虑给予患者 3～4 周的药物假期（即停用药物一段时间）。此外，由于 3 个常用的芳香化酶抑制剂药物作用机制不完全相同，也可以考虑互换。

52. 内分泌治疗中多久查一次骨密度？结果异常该如何处理？

乳腺癌患者的内分泌治疗药物中，芳香化酶抑制剂能够降低乳腺癌患者骨密度，而对钙丢失和骨质疏松的预防有助于降低和预防骨相关事件的发生。因此，对于钙丢失和骨质疏松风险评估为中高危的患者，需定期监测患者的骨密度，采取积极措施预防骨质疏松。

对于服用芳香化酶抑制剂的患者，一般建议 3~6 个月复查一下骨密度，并进行 BMD 评分，判定骨质疏松情况，同时补充钙剂和维生素 D。通过骨密度检测，对于已存在骨量减少和骨质疏松的患者则可在补充钙和维生素 D 的基础上加用双膦酸盐或其他骨改良药物进行治疗（具体使用方法遵医嘱）。

53. 哪些患者需要用地舒单抗或者双膦酸盐？

对于早期乳腺癌，有研究数据显示，芳香化酶抑制剂治疗期间骨密度降低风险概率显著增高，如果不进行干预，骨折发生率可能达到 17%。因此，日常补钙和定期的骨密度监测是有必要的，适时的骨改良药物的使用，能有效改善骨质疏松风险。

那么，什么时候必须使用骨改良药物介入呢？做骨密度检测时会有一个 T 值，如果 T 值 < -2，这是一个比较严重的骨折风险值，就必须使用药物介入治疗。但由于芳香化酶抑制剂治疗会导致骨质流失的进行性加重，因此，有专家建议 T 值 < -1 就开始介入治疗，是有意义的。并且，前期临床实验数据显示，对早期患者来说，芳香化酶抑制剂治疗过程中，半年 1 次的骨改良药物的使用，可能进一步改善预后，至少不会更糟，因此，预防性使用有着一定的积极意义。

54. 辅助内分泌治疗过程中骨扫描的检查频率是多少？

对于辅助内分泌治疗过程中骨扫描的检查频率，目前临床诊疗指南、共识并没有明确的时间推荐，一般建议患者在内分泌治疗过程中每年查 1 次，内分泌治疗结束后每 2 年查一次。若患者有骨痛、碱性磷酸酶增高、高钙血症、病理性骨折等情况怀疑骨转移，或者其他症状、体征、检查提示疾病进展时需做骨扫描。

55. 内分泌治疗过程中新发孤立的异常骨病灶该如何处理？

应首先结合患者乳腺癌本身的临床病理特征，并尽量进行异常骨病灶活检，病理明确是否存在骨转移。

56. 辅助治疗结束后多久复查？需要复查哪些项目？

早期乳腺癌患者复查的意义主要有两点，一个是检查是否出现复发或者转移，另一个就是了解患者的不良反应。浸润性癌术后复查一般建议第 1~2 年每 3 个月左右 1 次，第 3~5 年 6 个月左右复查 1 次，5 年后一般 1 年复查 1 次即可。

复查的内容主要包括超声（乳腺、腋窝淋巴结、锁骨上淋巴结、肝脏等）、血生化（肝、肾功能）、血常规、肿瘤指标（包括 CEA、CA15–3 等）；还有乳腺钼靶（1 年 1 次）、胸部 X 线或者胸部低剂量 CT（半年或者 1 年做 1 次）；乳腺 MRI 一般由医生根据情况用于乳腺检查，不常规应用于术后复查。

骨扫描、头颅 MRI 等一般在出现相关症状时才会应用，不常规检查。但综合考虑患者的病情，若怀疑复发转移概率高的患者，会建议定期复查骨扫描等。

57. 若因非医学因素推迟复查，最长可推迟多长时间？

乳腺癌患者辅助治疗结束后须坚持定期复查，术后的第 1 年，应每隔 3 个月做一次检查，包括体检、抽血查肝肾功能和肿瘤指标、腹部 B 超，半年复查胸片。第 2、第 3 年应每 6 个月将上述项目复查一次。3 年以后，每年做 1~2 次的详细体检和化验检查。如出现持续性骨痛、气促、肢体麻木等不适症状，应立即告诉医生，到医院进一步检查。若患者无不适症状，因非医学因素需要延迟复查，按照上述时间适当推迟 1~2 个月都可以。

58. 随访过程中发现了淋巴结肿大、肺部结节该如何处理？

术后随访过程中有些异常结果可能需要进一步的检查明确，一些轻度异常的结果不用惊慌，及时请医生给出结论和建议即可。

淋巴结肿大：需注意原发灶附近的淋巴结有无异常，如患侧腋窝、锁骨上窝、颈部等部位的淋巴结，它们位置表浅，若有肿大、质硬、固定不动、表面不光滑的肿块，超声检查较为方便，可关注淋巴结结构有没有破坏？必要时行穿刺活检。

肺部结节：肺是乳腺癌容易转移的部位，肺转移大多没有症状，若有干咳、咯血丝、气短等情况考虑肺部 CT 检查。若发现结节则需根据大小、位置、影像学诊断结果进一步判断，必要时行穿刺活检，明确病理。

59. 每次复查都要到原就诊的医院复查吗？

肿瘤作为难治性疾病，在我国不同地区、不同等级医院的诊治水平差别很大。如果患者生活在发达地区且又在一个高水平的医院接受过治疗，回到就诊的医院去复查是最好的一个选择。

如果是到外地治疗的话，复查会付出很高的经济和时间成本。如果当地的医疗条件还可以，不必每次都回到就诊的医院去复查。有些复查可以选择在当地去做，但对一些跟疾病密切相关的重要检查，当地医院的仪器设备和技术如果达不到确诊的要求，模糊的诊断反而会延误确诊或造成不必要的恐慌，甚至损伤身体和会额外付出金钱。

因此，不管是在哪里做的手术，这种检查须考虑到省一级或以上的专科医院或综合性大医院去复查。并且在最初的两年内，每年最好能让为其手术的医生或值得信赖的医生查看一次身体的恢复情况和相关的复查指标，这是评估治疗效果并正确指导下一步治疗的重要参考依据。

60. 若随访阶段出现癌标升高：升高如何界定，后续如何处理？

肿瘤标志物在肿瘤普查、诊断、判断预后和转归、评价疗效和高危人群随访观察等方面，都具有一定提示和辅助诊断价值。CEA：是广谱性肿瘤标志物，某些良性疾病患者，如糖尿病，有 15% ~ 53% 的可能 CEA 也会升高。CA15–3是乳腺癌的首选标志物，但良性乳腺疾病、卵巢囊肿等患者的 CA15–3 也可超过正常值。乳腺癌术后监测常常用到肿瘤标志物，如 CA15–3、CA125、CEA等，偶尔一次的升高可能问题不大，持续升高或明显升高就得引起重视了。

同时需要强调，检测肿瘤标志物，必须结合其他相应检查才能明确。单凭检查血液中肿瘤标志物，无法诊断或排除肿瘤。必须在专科医生的诊治下，正确评估肿瘤血液标志物结果。

晚期乳腺癌

○ 基础知识

1. 什么是晚期乳腺癌？

欧洲晚期乳腺癌专家共识将晚期乳腺癌定义为无法手术的局部晚期乳腺癌和转移性乳腺癌。无法手术的局部晚期乳腺癌是指乳腺肿瘤比较大（一般大于 5 cm），或者侵犯到乳腺皮肤、胸壁或者乳腺引流区域广泛的淋巴结转移，如锁骨上下淋巴结等，外科手术无法完全切除肿瘤。转移性乳腺癌是指出现乳腺以外的远处器官转移，如骨、肝、肺、脑等。目前晚期乳腺癌仍然是几乎无法治愈的疾病，平均生存期大约 3 年，5 年生存率约为 25%。预后与乳腺癌的分子分型密切相关，HER-2 阳性生存期甚至可以超过 5 年，而三阴性一般预后较差。

2. 晚期乳腺癌容易转移到哪些部位？会有什么表现？

晚期乳腺癌容易转移到骨、肝、肺、脑、淋巴结等，有的也会出现心包膜、胸膜或腹膜转移。骨转移可能会导致转移部位的骨痛、骨折，甚至压迫脊髓引起大小便失禁；肝转移可出现厌食、肝区疼痛、全身皮肤黏膜黄染等；肺转移可引起胸闷、气短、咳嗽、咳痰，甚至咯血等；脑转移可出现头痛、头晕、恶心、呕吐、步态不稳等；心包膜、胸膜、腹膜转移会引起心包积液、胸水或者腹水等，表现为心悸、胸闷、气短、腹胀，甚至不能平卧等。

3. 晚期乳腺癌需要做什么检查？

因为晚期乳腺癌是全身性疾病，容易转移到全身各处器官，引起相应器官功能障碍，所以建议做全身检查，包括血液学方面，如血常规、肝功能、肾功能、电解质、凝血功能、肿瘤标志物等；乳腺及引流淋巴结超声、胸腹部及盆腔 CT 或 MR、头颅 CT 或 MR、骨扫描等影像学检查及必要的转移灶活检。只有通过全面检查后，才能明确乳腺癌转移的部位、范围及疾病严重程度，从而选择合适的治疗方案。

4. 晚期乳腺癌活检的意义

晚期乳腺癌活检具有非常重要的意义。首先是明确出现的转移灶是否属于乳腺癌来源。临床有很少一部分患者是双原发肿瘤，即一个患者本身患有乳腺癌，还可能同时患有其他肿瘤，不同于乳腺癌其他部位转移，如乳腺癌合并卵巢癌就是双原发肿瘤，不同于乳腺癌卵巢转移，治疗方案也不相同。其次是如果确定是乳腺癌转移，需要活检进一步明确具体的病理类型，从而指导后续的治疗。

5. 肿瘤标志物升高是否提示乳腺癌转移？

乳腺癌相关的常见肿瘤标志物包括 CA15-3、CEA、CA125。当肿瘤标志物短期内直线上升，且同时伴有不适的症状时，考虑疾病可能进展，但必须同时做相关的检查，不能单靠肿瘤标志物一项确诊乳腺癌转移。当肿瘤标志物轻度升高时，且没有任何症状，可以 1 ~ 2 个月后复查。

6. 什么是乳腺癌局部复发？局部复发后如何治疗？

乳腺癌局部复发是指同侧乳腺内或者同侧胸壁出现复发，或者同侧淋巴引流区，包括腋窝、锁骨上 / 下淋巴结区域出现乳腺癌复发。根据复发的部位、范围可以选择局部手术切除、局部放疗及全身治疗等。

7. 晚期乳腺癌有哪些类型？治疗原则及治疗手段有哪些？

晚期乳腺癌分为 4 种类型，包括管腔型（Luminal 型，ER/PR 阳性）、Luminal B HER-2 阳性（ER/PR 阳性且 HER-2 阳性）、HER-2 阳性、三阴性（ER、PR 及 HER-2 均为阴性）。晚期乳腺癌治疗原则是最大限度提高患者生活质量，尽可能延长生存期。Luminal 型可以选择内分泌治疗、化疗；Luminal B HER-2 阳性可以选择抗 HER-2 靶向治疗、内分泌治疗及化疗；HER-2 阳性可以选择抗 HER-2 靶向治疗及化疗等；三阴性乳腺癌可以选择化疗、免疫治疗及靶向治疗等，如有 BRCA 基因突变可以考虑奥拉帕利等治疗。

8. 晚期乳腺癌还能活多久？治疗还有意义吗？

晚期乳腺癌一般生存期为 2 ~ 3 年，但一些 HER-2 阳性患者经过积极抗 HER-2 治疗生存期可以超过 5 年。总体来说，三阴性乳腺癌预后最差。随着科技进步，药物研发及治疗手段增多，无论是既往化疗、内分泌治疗、靶向治疗，还是近几年新兴的免疫治疗，目前都在不断延长晚期乳腺癌的生存期，所以晚期乳腺癌患者要正确面对疾病并积极配合医生的治疗，是可以获得较高的生活质量和相对较长的生存期。

9. 晚期乳腺癌出现心包积液、胸水、腹水怎么办？

晚期乳腺癌可以转移到胸膜、腹膜或心包膜，引起心包积液和胸水、腹水。常表现为心悸、胸闷、气短、干咳、腹胀、纳差、乏力，严重者可出现呼吸困难、不能平卧，需要紧急处理。心包积液、胸水、腹水可通过心脏超声、胸腔及腹腔超声、胸腹部 CT 明确诊断。临床处理首先是行心包、胸腹腔穿刺检查，明确积液的性质和病因；其次可以通过穿刺引流积液缓解症状；对于已确定转移者可给予心包腔内、胸腹腔内注入药物，通过区域热治疗或热灌注治疗控制积液生长。还有最重要的一点，因为晚期乳腺癌是全身性疾病，所以应该同时联合全身治疗，通过有效的全身治疗才能更好地控制心包积液和胸水、腹水的发生。

10. 乳腺癌晚期会疼痛吗？出现疼痛怎么办？长期应用止痛药会不会成瘾？有什么不良反应？

晚期乳腺癌疼痛发生率可高达 60%～80%，约 2/3 的患者会出现中至重度疼痛，需要长期服用阿片类止痛药，目前最常用的阿片类止痛药物包括口服吗啡、羟考酮缓释片，还有芬太尼贴剂等。这些药物引起"成瘾"的现象非常罕见，根据医生医嘱用药一般不会导致成瘾。一般不良反应包括便秘、恶心、呕吐、嗜睡、瘙痒、头晕、尿潴留、谵妄及呼吸抑制等。便秘是最常见的不良反应，通常会持续发生于阿片类药物止痛治疗的整个过程，因此，在使用阿片类药物止痛时应该常规同时应用通便药物，保持大便通畅。

11. 晚期乳腺癌能吃中药吗？中医治疗有帮助吗？

晚期乳腺癌的治疗原则是综合治疗，可以吃中药。中医中药在晚期乳腺癌治疗中可以作为辅助治疗，在一定程度上可以调节患者免疫功能和体质状况，改善乳腺癌相关症状和生活质量，但不能单纯靠中医药来控制肿瘤，必须联合相应的全身治疗。

12. 晚期乳腺癌放疗还有意义吗？

当然是很有意义了，其实放疗在乳腺癌治疗中占据非常重要的地位，属于肿瘤治疗的几大手段之一。晚期乳腺癌放疗一般为局部姑息性治疗，意思是不能根治，但可以一定程度上缩小肿瘤或者减轻患者症状，如脑转移、骨转移、肺转移、肝转移及淋巴结转移，或者胸壁局部复发等，都可以采用放疗。但必须同时联合全身抗肿瘤治疗，才可以明显提高患者生活质量和延长生存期。

○ 治疗

1. 什么是化疗？它和靶向 / 内分泌 / 免疫治疗有什么区别？

化疗，顾名思义即"化学治疗"，广义的化疗指通过化学（合成）药物治疗，通常所说的化疗指使用化学药物杀伤肿瘤细胞的治疗，是最经典的抗肿瘤全身治疗（或系统治疗）方法。随着科学技术的发展，近年来出现了很多新的治疗手段如靶向治疗、免疫治疗等，但化疗仍是抗肿瘤治疗的重要方法。

早在 100 多年前，国外就有学者发现切除卵巢可以治疗部分乳腺癌，随着分子生物学的发展，这一机制已被阐明：部分乳腺癌细胞高表达雌激素受体（ER），这些受体与雌激素结合便会激活下游信号通路，从而诱导肿瘤细胞生长，因此通过阻断这一信号通路即可诱导肿瘤细胞凋亡，这一疗法就是内分泌治疗。除乳腺癌外，前列腺癌患者也可以通过内分泌治疗获益。

随着对肿瘤的研究不断加深，人们发现了一些在肿瘤发生发展过程中起关键作用的分子（如 HER-2、CDK4/6 等），并针对这些分子开发了相应的药物（如针对 HER-2 的曲妥珠单抗、针对 CDK4/6 的哌柏西利等），这些药物被称为靶向药。使用靶向药抗肿瘤的方法就是靶向治疗，靶向治疗具有疗效好、不良反应小的特点。

免疫治疗是近年来兴起的一种治疗方法，其原理是通过药物阻断肿瘤细胞对人体免疫细胞的抑制，诱发抗肿瘤免疫反应来达到杀伤肿瘤细胞的目的。免疫治疗的特点是抗肿瘤效果持久，将来有望成为最强有力的抗肿瘤疗法之一。

2. 哪些晚期乳腺癌患者需要做化疗？

乳腺癌根据 ER、PR、HER-2 表达水平可分为 Luminal A 型、Luminal B 型、Her-2 阳性型、三阴性（即 ER、PR、HER-2 均为阴性）乳腺癌。其中，三阴性乳腺癌由于缺乏特异性的分子标记，无法从内分泌治疗和抗 HER-2 靶向治疗中获益，其全身治疗以化疗为主。但这并不表示其他类型的乳腺癌患者就不需要做化疗。对内分泌治疗耐药或出现内脏转移的 Luminal A 型和 Luminal B 型患者，化疗仍是不可替代的全身疗法。而 HER-2 阳性乳腺癌患者在进行抗 HER-2 靶向治疗的同时也需要联合化疗，才能达到控制肿瘤的目的。

3. 晚期乳腺癌的化疗应该怎么做？

晚期乳腺癌化疗的目标是控制肿瘤生长、改善生活质量，进而延长生存期，因此需要全面考量每个患者具体的分子分型、体力状况、疾病负荷、经济能力等诸多因素，制定合理的治疗方案。

4. 什么叫节拍化疗？

节拍化疗指采用明显低于最大耐受剂量的化疗药物（通常是最大耐受剂量的 1/10 ~ 1/3）频繁地给药，甚至每天给药。与传统化疗相比，节拍化疗的主要作用靶点是肿瘤血管内皮细胞，而非肿瘤本身。节拍化疗的优点包括①用药剂量小，毒性小；②不易耐药；③治疗费用低。乳腺癌常用的节拍化疗药物有长春瑞滨等。

5. 什么是维持化疗？

晚期乳腺癌很难治愈，"细水长流、延年益寿"的策略是比较合理的选择。因此对部分经过一段时间的化疗（通常为多药方案，或化疗联合靶向）后有效或因不良反应不能继续耐受联合化疗的晚期乳腺癌患者，可以考虑合理的维持治疗。维持化疗应采用单药治疗有效、相对低毒、便于长期使用的药物，如卡培他滨、长春瑞滨等口服化疗药。

6. 晚期乳腺癌化疗需要做多长时间?

与早期乳腺癌不同,晚期乳腺癌的化疗并没有固定的周期数或时长。一般来说,晚期乳腺癌的化疗建议持续进行,直至疾病进展或患者毒性不耐受,但在实际临床实践中要根据患者的具体情况综合考量。

7. 每次化疗间隔多长时间? 化疗推迟几天可以吗?

大部分化疗方案都以 21 天为周期,少部分方案(如吉西他滨、白蛋白结合型紫杉醇、艾立布林等)为减少不良反应,分别在化疗周期的第 1 天和第 8 天进行化疗。乍看之下,这种方案好像间隔时间较短,但其实第 1 天和第 8 天是同一周期的两次化疗药物输注,周期仍是 21 天。

化疗之所以以 21 天为周期,是因为大部分化疗药物使用后 21 天左右,其不良反应都可恢复正常,但并不绝对。化疗的不良反应因人而异,有些恢复较慢的患者,可以在 21 天基础上推迟一段时间(视具体情况而定),但不可过长,否则影响治疗效果。

8. 化疗会不会很痛苦? 如何预防化疗不良反应?

大多数人对"化疗"的概念既熟悉又陌生,在影视作品中经常能见到接受化疗的患者,他们往往表现得很痛苦,使人们对化疗望而生畏。真实情况下,化疗真的那么可怕吗?

实际上,因为对人体细胞缺乏选择性,化疗药物在杀伤肿瘤细胞的同时,也会杀伤部分正常细胞,所以患者会出现一些不良反应。但是大家不用担心,因为大多数化疗相关不良反应都可以通过预防及对症处理得到良好控制。

常见的不良反应包括胃肠道反应(恶心、呕吐、腹泻、便秘等)、骨髓抑制(白细胞、血红蛋白、血小板减少等)、脏器功能损伤(肝功能损伤等）、外周神经毒性等。不良反应的出现因人而异、因药物而异。只要采取恰当的措施，如化疗前使用止吐药、部分药物（如培美曲塞、紫杉醇等）使用前预处理等，大多数不良反应都可以得到很好的预防，大部分患者并不会出现很严重的不良反应。需要注意的是，有些不良反应（如骨髓抑制、肝功能损伤等）并不一定会出现明显的症状，因此，需要在治疗过程中定期检查，才能做到及时发现、及时治疗。

此外，化疗的不良反应多为剂量限制性毒性，其严重程度与用药剂量有关。因此，若发生过较严重的不良反应，在后续化疗中减少药物剂量也是降低或消除不良反应的重要方法。

9. 化疗不良反应的严重程度和疗效是否相关？

化疗的不良反应因药物而异、因人而异。不同的化疗药物引起的不良反应类型及严重程度差异较大，而接受同一化疗方案的不同患者，不良反应的严重程度也有差异。目前尚不能证实不良反应的严重程度和疗效相关。

10. 什么是骨髓抑制？有什么危害？如何预防 / 治疗？

骨髓是人体的造血组织，负责生产人体血液中的各类细胞（如白细胞、红细胞、血小板等），多数化疗药物会杀伤骨髓中的造血细胞，从而导致白细胞、红细胞及血红蛋白、血小板减少，即为骨髓抑制。不同化疗方案对骨髓中不同细胞的杀伤作用也有差异，因此不同患者化疗后骨髓抑制的表现形式也各不相同，有的仅出现白细胞、红细胞及血红蛋白、血小板减少的一种，有的则会同时出现两种或两种以上血细胞的减少。

白细胞（其中中性粒细胞占一半多）是人体的"战士"，主要负责清除外来的细菌、病毒等病原体和体内衰老死亡的细胞等，因此发生这一类型的骨髓抑制会增加感染的风险；红细胞和血红蛋白是人体的"氧气运输员"，主要负责为组织和器官输送氧气，因此其减少会引起组织代谢下降，人体会感到乏力、头晕等不适；血小板在止血、凝血过程中发挥着重要作用，因此其减少会增加出血的风险。

发生骨髓抑制需要及时处理，使用相应的药物刺激骨髓造血，若发生较严重的贫血、血小板减少还需输血。若既往发生过严重的骨髓抑制，则需在后续化疗后及时使用药物，预防骨髓抑制的发生。

11. 化疗会掉头发吗？掉头发后还会长出来吗？

美丽的秀发是大部分女性朋友的标志，因此女性患者在化疗前非常关注是否会脱发。不同的化疗药物引起的不良反应类型及严重程度各不相同，引起脱发的化疗药物只是一小部分。乳腺癌常用的易导致脱发的化疗药物有蒽环类（表柔比星、吡柔比星等）、紫杉类（紫杉醇、多西他赛、白蛋白结合型紫杉醇等）、烷化剂（环磷酰胺等）、铂类（卡铂、顺铂等）等。如前所述，不同患者对同一化疗方案的反应也不尽相同，因此脱发的严重程度也是因人而异的。一般来讲，在化疗停药（指整个化疗周期结束）后，头发会慢慢重新长出来。自信的女人最美，只要保持好心态，即便出现了脱发也并不影响女性之美。因此，对化疗引起的脱发不用特别担心。

12. 化疗都要住院吗？

近年来，不少医院都开设了日间化疗病区，对部分体力状况良好、不良反应轻微的患者，可以采取日间化疗，当天出院。日间化疗一来可以减少住院时间，二来可以减少治疗费用。因此在有条件的地方，合适的患者可以采取日间化疗的方式，避免住院。

13. 乳腺癌常用的口服化疗药都有哪些？口服化疗是不是比静脉化疗不良反应小？

乳腺癌常用的口服化疗药物包括卡培他滨和长春瑞滨。卡培他滨的胃肠道反应较小，但因其对肝功能有一定损伤，因此需要定期监测肝功能；长春瑞滨的不良反应则以胃肠道反应为主。总体来讲，口服化疗药的不良反应比静脉化疗更轻微，但具体因人而异。

14. 化疗对血管损伤大吗？一定要放 PICC/ 输液港吗？

大部分化疗药物对血管都有一定损伤，尤其对血管条件较差的患者损伤较大，易引发静脉炎、药物渗漏等不良反应，甚至导致皮肤坏死、组织坏死等严重并发症。因此对需要长期使用对血管刺激较大的药物（如紫杉类、蒽环类、氟尿嘧啶等）的患者，或血管条件不佳（如长期透析等）的患者，我们都建议置入 PICC 或输液港，从而保护外周血管。

15. 中药可以替代化疗吗？化疗期间可以吃中药吗？

中药是中华民族的瑰宝，但目前尚没有任何中药可以替代化疗。部分患者在化疗期间使用中药进行调理，可以起到一定的改善食欲、减轻不良反应的作用。

16. 激素受体阳性的乳腺癌，过 5 年了还会复发转移吗？

很多患者把抗肿瘤历程戏称为"闯关"，若 10 年后仍没有复发转移则"顺利通关"，医学上定义为治愈。早期乳腺癌经过规范系统治疗，治愈率高达 80%，但仍有一部分患者会出现复发转移。三阴性和 HER-2 阳性乳腺癌患者复发高峰期在术后 3 年内。而激素受体阳性乳腺癌有两个复发高峰期，第一个高峰在术后 2 ~ 3 年，也有一部分患者术后 8 ~ 9 年仍然会出现复发转移。整体而言，乳腺癌患者复发高峰期在术后 3 年内，如果 5 年后病情仍稳定，那么复发转移风险将明显下降。因此，一般推荐患者术后 3 年内每 3 个月进行一次全面复查，之后复查频率可以调整为每 6 个月一次，超过 5 年后每年复查一次。当然平时有不适，也要及时就医。

17. 什么是晚期乳腺癌内分泌治疗？晚期乳腺癌患者都可以进行内分泌治疗吗？

雌激素长着两张面孔，天使的一面是可以保持柔美的女性特征，魔鬼的一面是过多的雌激素会引起乳腺癌的发生。但这同时也为我们抗肿瘤治疗提供了途径，即可以通过减少雌激素的产生或者阻断雌激素发挥作用达到抗肿瘤目的。很多晚期肿瘤只能化疗，而乳腺癌患者多了一把抗肿瘤利器——内分泌治疗，其不良反应轻，且可以有效控制肿瘤发展，能延长患者生存期，提高生活质量。

当然并非所有晚期乳腺癌患者都可以接受内分泌治疗。在病理报告单上，ER 代表雌激素受体，PR 代表孕激素受体，这两个指标只要有一个阳性，就可以进行内分泌治疗，阳性程度越高提示内分泌治疗越有效。

18. 乳腺癌出现复发转移后，应该进行化疗还是内分泌治疗呢？

大家可能觉得乳腺癌一旦出现复发转移，人生就没有希望了，其实乳腺癌治疗手段多，效果好，通过规范治疗，患者仍然可以有很长生存期，在临床实践中生存 10 多年的晚期患者比比皆是。晚期治疗方法主要有化疗、放疗、靶向治疗、免疫治疗及局部手术等，最常用的是内分泌治疗或者化疗，究竟选择哪一种要根据患者的具体病情决定。如果患者是激素受体阳性型乳腺癌，没有严重内脏转移影响生活质量或重要脏器功能，或者有些患者机体状况及化疗耐受性欠佳，可以选择毒副作用更小的内分泌治疗。当然，如果患者激素受体阴性，或既往内分泌治疗耐药，肿瘤负荷大，已造成明显的临床症状，这种情况下需要进行化疗以快速控制疾病、缓解症状。

19. 晚期乳腺癌常用的内分泌治疗药物有哪些? 有什么常见不良反应?

早在一百多年前，英国的 George Tomas Beatson 医生为一位 33 岁的晚期乳腺癌患者进行了世界首例卵巢切除术，这是最早的内分泌治疗，之后患者又存活了 4 年。现在内分泌治疗已经是激素受体阳性晚期乳腺癌的标准治疗方案。目前乳腺癌内分泌药物主要针对雌激素、孕激素及雄激素，其中抗雌激素药物应用最广泛，主要有四大类：雌激素受体调节剂（代表药物是他莫昔芬、托瑞米芬）、雌激素受体下调剂（氟维司群）、芳香化酶抑制剂（来曲唑、阿那曲唑、依西美坦）及卵巢功能抑制剂（戈舍瑞林、亮丙瑞林）。这四类内分泌药物均可用于晚期乳腺癌，其中氟维司群仅获批用于晚期乳腺癌，一般不用于早期乳腺癌，是目前抗肿瘤活性最强的内分泌药物。研究证实芳香化酶抑制剂及氟维司群疗效优于他莫昔芬，晚期患者处于带瘤状态，需要更强效的治疗，因此复发转移后通常会优先选择前两者。戈舍瑞林 / 亮丙瑞林无论早期或晚期乳腺癌患者均可使用，效果可以与手术切除卵巢相媲美，目的是抑制绝经前患者的卵巢功能，减少雌激素产生，从而起到抗肿瘤作用。

内分泌治疗主要是通过减少雌激素产生、拮抗雌激素作用来发挥抗肿瘤疗效，不良反应也主要体现在雌激素抑制后产生的症状上，就像是人为导致绝经，如潮热、出汗、性欲减退、骨骼肌肉疼痛、骨量流失、血脂异常、体重增加。需要注意的是服用芳香化酶抑制剂前 2～3 个月可能出现骨骼肌肉疼痛，给予布洛芬等对症处理即可。他莫昔芬使用过程中还要注意血栓、子宫内膜癌风险。年轻靓丽的女性可能担心，会不会像绝经后女性一样很快衰老呢？大可不必担心，虽然内分泌治疗抑制了雌激素，但机体其他脏器功能还是保持在稳定正常的状态。

20. 如果漏服了内分泌药物，需要加量补服吗？

这是很多患者在长期服药过程中会出现的问题，其实内分泌药物发挥作用相对温和缓慢，如果不小心漏服一次不会对疗效造成严重影响，加量补服反而可能干扰药代动力学稳定性，因此不建议加量补服，第二天继续正常剂量服用即可。为了尽量避免漏服药的情况发生，建议大家固定服药时间，形成定点服药的习惯和生物钟，也可以使用一些小道具，如分药盒、服药提醒 APP 等。

21. 为什么有的患者需要打"绝经针"，有的不需要打？

绝经前和绝经后的雌激素产生有很大差别，绝经前主要来源于卵巢分泌，绝经后主要由肾上腺产生。绝经后的女性卵巢功能已经退化，不需要再使用"绝经针"，通过服用芳香化酶抑制剂减少肾上腺产生雌激素即可。而绝经前患者，则要接受"绝经针"治疗从而抑制卵巢功能、减少雌激素的产生。目前多项研究表明，长效及短效"绝经针"均可以起到满意的降雌激素作用，短效剂型每 4 周注射一次，长效剂型每 12 周注射一次，可根据自身使用便捷性及经济情况选择。

22. 医生说卵巢去势可以手术、放疗或打针，应该怎么选择呢？

这三种方式各有优缺点，针对不同人群可以根据病情需要来选择。

（1）手术将卵巢切除的优势是立竿见影地切断雌激素产生的源头，快速降低雌激素水平，疗效确切，但是手术有创伤，一旦切除则无法恢复卵巢功能，无法保留患者生育功能。对于晚期患者一般不推荐再进行有创手术切除卵巢，另外对于一些高危早期患者，1~3 年复发概率较高，有可能卵巢切除后短时间内又出现复发转移，因此，需要权衡卵巢切除的获益与损伤。

（2）放疗去势也可以快速降低雌激素水平，但是疗效没有手术切除卵巢那么确切，有 20%~30% 失败率，也存在放疗损伤，目前放疗去势应用不是很广泛。

（3）药物去势，优点在于损伤小，仅 1~3 个月皮下注射一次即可，最大优势在于停止治疗后卵巢功能可以恢复，能满足患者再生育要求，缺点是降雌激素需要一定时间，研究显示用药后 3 周左右可以降低到绝经后水平，也有极个别患者不能达到完全去势，治疗过程中如果出现月经来潮一定要及时和医生反馈。

23. 患者因其他疾病需要其长期应用激素，和内分泌治疗冲突吗？

有些患者伴随肾病、风湿免疫病等基础疾病，需要长期口服激素，会有这样的疑问，乳腺癌患者不是不可以吃激素吗？在这里告诉大家，此激素非彼激素。乳腺癌患者要禁用雌孕激素，而治疗肾病、风湿免疫疾病使用的是糖皮质激素，和乳腺癌内分泌治疗并不冲突。不过，长期口服糖皮质激素，要注意防治一些常见并发症，如糖皮质激素和乳腺癌内分泌治疗会产生叠加的骨量流失风险，要注意加强补钙，监测骨密度。

24. 使用抗雌激素内分泌药物会使女性患者男性化吗？

很多年轻靓丽的女性患者在使用抗雌激素内分泌药物时会有这样的顾虑，其实不用过度担忧。目前药物研究及临床使用中并未发现明显的女性男性化改变。内分泌药物主要起抑制雌激素作用，但不会明显增加雄激素，不会导致男性化改变。另外，一些内分泌药物本身是雄激素抑制剂，因此爱美的女性不用担心这个问题。

25. 男性也会得乳腺癌吗？也可以进行内分泌治疗吗？

很多人认为男性不会得乳腺癌，这个观念是错误的。男性同样会得乳腺癌，但发病率极低，在所有乳腺癌中占比不超过 1%。多数男性乳腺癌雌孕激素受体表达阳性，甚至高于女性，阳性率可超过 90%，因此，内分泌治疗对于男性乳腺癌患者非常重要。常用的内分泌药物同女性患者一样，例如，他莫昔芬、芳香化酶抑制剂、戈舍瑞林/亮丙瑞林及氟维司群。另外，男性乳腺癌容易携带 BRCA 基因突变，这是遗传性乳腺癌的易感基因，如美国影星安吉丽娜·朱莉，家族中多人携带 BRCA 基因突变，无论男女患乳腺癌风险都会显著升高，因此建议男性乳腺癌患者常规进行 BRCA 基因检测。

26. 晚期乳腺癌患者内分泌药物要用多久呢？

经常听到晚期乳腺癌患者问医生：当时手术后内分泌药物吃了 5 年，出现复发转移后内分泌治疗得多久呢？肿瘤科有句行话叫"生命不止，治疗不息"，现在我们将晚期乳腺癌治疗目标设立为将肿瘤慢性病化，通过低毒有效的治疗尽可能控制疾病，延长生存期，提高生活质量。内分泌药物就是很好的选择，其不良反应较轻，患者可以长期耐受。需要注意的是一旦出现复发转移，就不能轻易停药，就像高血压、糖尿病这些慢性病一样，药物治疗可以很好地控制疾病，但是一旦停药疾病会失控，再次进展。目前建议晚期乳腺癌患者内分泌治疗"效不更方"，有效就一直治疗，如果出现耐药再调整方案。

27. 病理报告写的 AR 阳性，有什么意义吗？

大家都对 ER、PR、HER-2 很熟悉了，AR 还是一个比较新的概念，是指雄激素受体。雄激素通路在乳腺癌发病中也起着重要作用，抗雄激素是晚期乳腺癌治疗中很有潜力的内分泌治疗手段，很多 AR 抑制剂（如比卡鲁胺、恩杂鲁胺）都在积极试验中，尤其对于缺乏治疗手段的晚期三阴性乳腺癌，是值得期待的新手段。

28. 晚期乳腺癌内分泌治疗耐药后怎么办呢？

晚期乳腺癌长期内分泌治疗后出现耐药是不可避免的问题，但是不用担心，现在内分泌治疗有了好搭档、好伙伴——提高疗效、逆转耐药的靶向药物，如 CDK4/6 抑制剂哌柏西利、mTOR 抑制剂依维莫司、PI3K 抑制剂 Alpelisib、HDAC 抑制剂西达本胺等，都给内分泌治疗耐药的晚期乳腺癌患者带来新的希望。目前这些靶向药物除了 Alpelisib 需要基因检测提示 *PI3K* 突变才能带来获益，其他靶向药物只要是激素受体阳性人群均可使用。

除了使用上述的靶向药物逆转内分泌耐药，当内分泌治疗不敏感后，还可以转换为化疗控制疾病。总体而言，激素受体阳性的晚期乳腺癌治疗模式就是内分泌 - 化疗、诱导治疗 - 维持治疗不断交替应用，力争将恶性肿瘤慢性病化，通过低毒有效的治疗手段尽可能延缓疾病进展。当然，对于多线治疗耐药的患者，建议积极进行二代基因测序，以发现新的突变靶点，指导精准治疗。

29. 什么是 CDK4/6 抑制剂？什么样的患者可能获益？为什么要在内分泌治疗基础上联合 CDK4/6 抑制剂？

首先来了解一下什么是 CDK4/6 抑制剂，CDK（细胞周期蛋白依赖性激酶）通路激活介导的细胞增殖失调是肿瘤发生的关键原因之一，通过精准靶向抑制 CDK4/6 通路，可以起到抗肿瘤的作用。多项研究显示，CDK4/6 抑制剂靶向治疗取得了显著的疗效。哪些患者可以从 CDK4/6 抑制剂中获益呢，目前没有标准的生物学标志物，一般认为 ER 或 PR 阳性就可以在内分泌治疗基础上联合 CDK4/6 抑制剂治疗。打个比方，抗肿瘤治疗就像打球赛，内分泌治疗是本地队员，靶向治疗就像引进的优秀外援，可以加强战斗能力，取得比赛胜利。大样本研究均显示在内分泌药物基础上联合 CDK4/6 抑制剂对比单用内分泌药物治疗，可以提高疗效。如果内分泌治疗出现了耐药，CDK4/6 抑制剂还可以逆转内分泌耐药，使患者有机会从内分泌联合靶向治疗中继续获益，而不是必须更换化疗。

30. CDK4/6 抑制剂常见不良反应有哪些？如何管理？

2 年前 CDK4/6 抑制剂还是新鲜事物，而现在其临床使用已经很广泛了，肿瘤科医生对其不良反应和处理方法都很熟悉了。它属于靶向药物，主要调节细胞增殖周期，目前中国已经上市的 CDK4/6 抑制剂是哌柏西利，临床刚刚使用时很多专家认为它不是传统意义上的靶向药，更像化疗药，因为其作用十分显著，不良反应主要体现在骨髓抑制上，白细胞、血小板降低十分常见。但也不用太担心，其与化疗导致的骨髓抑制还是有所区别的，化疗会导致细胞凋亡，而 CDK4/6 抑制剂主要使细胞周期阻滞，停药后骨髓造血细胞又会很快恢复增殖。因为骨髓抑制严重，所以其使用方法不同于其他靶向药物，CDK4/6 抑制剂不是每天连续服用，而是服 3 周之后，需停药 1 周，以给骨髓一个恢复期。如果骨髓抑制 ≤ 2 级，可以不做处理继续口服哌柏西利，如果骨髓抑制 ≥ 3 级，则需要暂停或减量使用哌柏西利，对于感染风险高的患者，也可以酌情给予粒细胞刺激因子治疗。除了骨髓抑制，常见不良反应还有疲乏、口腔炎，但程度比较轻，大多数人可以耐受。另外需要注意的是哌柏西利需要与食物同服，服药期间避免食用西柚，否则会影响药效。

31. CDK4/6 抑制剂耐药后，还能再继续服用吗？

这是一个很前沿的问题，由于 CDK4/6 抑制剂费用昂贵，很多患者还没有使用过，而一些人经过 CDK4/6 抑制剂治疗后已经产生耐药了，那么这么先进的药物耐药后怎么办呢？有下列几种策略。

（1）目前国际上市的 CDK4/6 抑制剂有三种，我国现在只有哌柏西利，还有两种也很快会在国内上市。如果哌柏西利耐药后可以更换为其他 CDK4/6 抑制剂，在没有其他选择的情况下，也可以保留哌柏西利，更换内分泌治疗搭档。

（2）提高内分泌治疗效果的靶向药，除了 CDK4/6 抑制剂还有其他选择，如 mTOR 抑制剂依维莫司、PI3K 抑制剂 Alpelisib、HDAC 抑制剂西达本胺等，也可以积极尝试其他靶向治疗。

（3）若反复更换内分泌联合靶向治疗方案后病情仍旧进展，提示的确对内分泌治疗产生了耐药，此时我们需要换个思路，可以更换为化疗，需要控制局部症状的也可以行放疗。

32. 晚期乳腺癌内分泌治疗常联合应用的靶向药物都有哪些注意事项？

（1）mTOR 抑制剂依维莫司：常见不良反应是口腔炎、疲乏及肺炎。最多见的是口腔炎，为了防止口腔炎的发生有一些小窍门，服药期间应加强口腔卫生管理，如含漱生理盐水或氯己定漱口水，口服维生素 C、维生素 B，还可以将药片放入空胶囊壳，减少药物与口腔接触概率从而降低口腔炎发生率。如果发生了口腔炎，可以行局部贴溃疡贴、喷生长因子等对症处理。另外，注意服药期间避免食用西柚、圣约翰草等，否则会影响疗效。

（2）HDAC 抑制剂西达本胺：要注意西达本胺每周服用 2 次，至少间隔 3 天，多数人会在第 3 ～ 6 周出现骨髓抑制，因此服药期间需要监测血常规，如果出现白细胞减少或贫血，要及时对症治疗。

（3）PI3K 抑制剂 Alpelisib：目前我国还未上市，研究报道最主要不良反应包括消化道反应（腹泻、恶心、呕吐）、高血糖、皮疹，我国临床应用经验还有限，但是对于 PI3K 突变晚期乳腺癌患者是新型的、有潜力的治疗手段。

33. 什么是 HER-2？如何判定 HER-2 阳性？

HER-2 是一种致癌基因，它产生的蛋白质在正常组织中不表达或微量表达，而在肿瘤组织中则会过量表达，并指挥细胞不断增殖，进而形成癌细胞。简单来说，在病理报告上提示为"CerbB-2（3+）""HER-2（3+）"或者"FISH 阳性"都属于我们常说的 HER-2 阳性乳腺癌。占所有乳腺癌患者的 20%～25%。

34. HER-2 阳性有什么意义？

HER-2 是乳腺癌重要的预后因子，是肿瘤复发和生存期长短的独立预后因子。HER-2 阳性与患者的无病生存期缩短密切相关；HER-2 阳性乳腺癌患者生存率明显降低；HER-2 阳性是乳腺癌重要的风险因素之一；HER-2 阳性也是抗 HER-2 靶向治疗的绝对指征。

35. HER-2 与乳腺癌究竟有怎样的联系呢？

HER-2 中文是人表皮生长因子受体 2，20%～25% 的乳腺癌患者 HER-2 过表达，过表达的 HER-2 蛋白，能持续激活下游信号传导，破坏细胞分裂过程的动态平衡，导致细胞不受控制地生长，在细胞生长、分化、黏附、运动、生存过程中发挥重要作用。

36. 什么是抗 HER-2 靶向治疗？常用药物有哪些？

抗 HER-2 靶向治疗主要是从细胞分子的水平，针对 HER-2 位点进行治疗的一种办法，即靶向药物进入体内以后，与特异性的 HER-2 受体相互作用，使癌细胞死亡。但是对周围正常组织或其他器官不造成明显的伤害，特点是针对性强，相对于传统的治疗办法，不良反应要明显小。常用药物有大分子的曲妥珠单抗、帕妥珠单抗及我国原研的尼妥珠单抗，还有小分子的拉帕替尼、吡咯替尼，还有一类化疗抗体偶联物，如 T-DM1 等。

37. 曲妥珠单抗和帕妥珠单抗有什么不同？

"HER 家庭"成员有 HER-1/HER-2/HER-3/HER-4，HER-2 蛋白质结构可以分为 3 个区域，即胞外区、跨膜区和胞内区。HER 蛋白间可发生同二聚化（两个相同的受体间）或异二聚化（两个不同的受体间），二聚化是 HER 家族发挥其功能及信号转导活性的基本条件。曲妥珠单抗和帕妥珠单抗与胞外区的结合位点不同，曲妥珠单抗主要作用在 HER2-HER2 同源二聚体，帕妥珠单抗阻断 HER-2 异源二聚体信号通路。帕妥珠单抗必须在曲妥珠单抗的基础上使用。

38. 晚期乳腺癌治疗在曲妥珠单抗的基础上，为什么还要再加帕妥珠单抗？

帕妥珠单抗与曲妥珠单抗可以起到协同抗肿瘤作用，也就是 1+1＞2 的作用，这是基于一些大型临床研究得出的结论。研究表明，相比单靶，曲妥珠单抗联合帕妥珠单抗双靶一线抗 HER-2 治疗能够改善晚期患者的生存期，双靶组有一半的人无进展期超过 18.7 个月，而单靶组只有 12.4 个月。HER-2 阳性乳腺癌晚期一线接受双靶方案患者的中位总生存期已近 6 年，也就是一半的人都活过了 6 年，8 年生存率达 37%，所以国内外权威指南一致推荐晚期一线使用双靶治疗。

39. 晚期乳腺癌什么情况下选择小分子的抗 HER-2 药物?

相对于传统的抗 HER-2 药物，如曲妥珠单抗、帕妥珠单抗，小分子的抗 HER-2 药物如吡咯替尼、拉帕替尼、奈拉替尼有机制上的优势。曲妥珠单抗主要作用于 HER2-HER2 同源二聚体，帕妥珠单抗主要阻断 HER-2 异源二聚体信号通路。而小分子的抗 HER-2 药物可以全面阻断 HER 家族同 / 异源二聚体下游通路。同时由于作用机制的不同，对于曲妥珠单抗耐药的患者，小分子的抗 HER-2 药物仍可能有效。此外，小分子抗 HER-2 药物透过血脑屏障通透性较大分子单抗强，所以对脑转移患者，可以考虑使用小分子抗 HER-2 药物。

40. "双妥" 使用期间为什么需要定期做心脏彩超?

因为心脏毒性是 "双妥" 常见的不良反应，也是需要高度注意的不良反应，需要通过左心室射血分数（LVEF）来评估，而左心室射血分数是通过心脏彩超得到的。"双妥" 开始治疗前及治疗过程中都应进行左心室射血分数的监测，治疗期间每 12 周需要做一次心脏彩超。如果治疗期间左心室射血分数下降至一定水平，需要暂停使用 "双妥"，甚至永久停用 "双妥"。

41. "双妥" 使用期间如果暂停了一段时间，该怎么办?

间隔 ≥ 6 周应该重新给予 8 mg/kg 负荷剂量曲妥珠单抗，此后每 3 周一次维持剂量（6 mg/kg）。同理，840 mg 负荷剂量的帕妥珠单抗也要重新给予，此后每 3 周一次维持剂量（420 mg）。

42. 晚期乳腺癌抗 HER-2 治疗需持续多长时间？

对于 HER-2 阳性乳腺癌，抗 HER-2 治疗是治疗核心，即使曲妥珠单抗进展后，后续抗 HER-2 治疗仍能够给患者带来持续获益，这是基于一系列临床研究得出的结论，也是各指南明确推荐的，所以晚期乳腺癌需持续抗 HER-2 治疗。

43. "双妥"治疗常见的不良反应有哪些？应该如何处理？

根据国内外专家的共识，"双妥"治疗常见的不良反应有发热、恶心、呕吐、输液反应、腹泻、感染、咳嗽加重、头痛、乏力、呼吸困难、皮疹、中性粒细胞减少症、贫血和肌痛。对发生轻至中度输液反应的患者应降低输注速率；对呼吸困难或临床明显低血压患者应中断输注；对发生严重和危及生命的输液反应的患者，强烈建议永久停止单抗的输注。首次治疗前应评估左心室射血分数（LVEF），应达到 LVEF $\geqslant$ 50%，后应每 12 周检测 1 次 LVEF。若 LVEF < 50%，且与治疗前绝对数值相比降低 $\geqslant$ 10%，应停药至少 3 周。3 周后 LVEF 回升至 $\geqslant$ 50%，或 LVEF 较治疗前绝对数值下降 $\leqslant$ 10%，可恢复使用"双妥"。若 LVEF 下降并未改善，或者在后续评估中进一步下降，应永久停用。

44. 曲妥珠单抗治疗期间，如果出现了心脏毒性，该怎么办？

按照说明书，曲妥珠单抗开始治疗前应进行左心室射血分数（LVEF）的检测，治疗期间必须经常密切检测 LVEF。出现下列情况时，应停止曲妥珠单抗治疗至少 4 周，并每 4 周检测 1 次 LVEF：LVEF 较治疗前绝对数值下降 $\geqslant$ 16%；LVEF 低于该检测中心正常范围或 LVEF 较治疗前绝对数值下降 $\geqslant$ 10%。4 ~ 8 周 LVEF 回升至正常范围或 LVEF 较治疗前绝对数值下降

≤ 15%，可恢复使用曲妥珠单抗。LVEF 持续下降（＞8 周），或者 3 次以上因心脏毒性而停止曲妥珠单抗治疗，应永久停用曲妥珠单抗。

45. "吡咯替尼"治疗最常见的不良反应是什么？应该如何处理？

吡咯替尼治疗最常见的不良反应有腹泻，其次还有皮疹、口腔黏膜炎等。吡咯替尼腹泻发生率为 96.9%，主要是轻至中度。如果腹泻次数 < 4 次 / 天，无须调整剂量，可口服"蒙脱石散"或"洛哌丁胺"止泻。若腹泻次数 4~6 次 / 天，洛哌丁胺治疗 48 小时无效，应中断治疗。如大便 ≥ 7 次 / 天且大便失禁、腹部疼痛、循环衰竭，应暂停给药，直至腹泻 < 4 次 / 天方可恢复，若 14 天内未恢复至 < 4 次 / 天，应永久停用，并给予洛哌丁胺持续治疗，联合阿托品和静脉补液，若伴有中性粒细胞降低，还应预防性使用抗生素。

46. 口服吡咯替尼应注意什么？

推荐剂量为 400 mg（两大一小），每日一次，餐后 30 分钟内口服；每天大约相同时间服用，应整片吞服，不得压碎或破坏服用；如果漏服了某一天的吡咯替尼，不需要补服，下一次按计划服药即可；服药期间避免食用柚子或西柚。

47. 什么是抗体偶联药物，常用抗体偶联药物有哪些？

抗体偶联药物（antibody-drug conjugate，ADC）是通过化学键将具有生物活性的细胞毒药物连接到单克隆抗体上，即抗体与化疗药物的复合物，是单克隆抗体作为载体将细胞毒药物靶向运输到目标细胞中发挥作用的一类药物。目前常用抗体偶联药物是恩美曲妥珠单抗（T-DM1）。

48. 哪些晚期乳腺癌患者更适合用 T-DM1?

根据指南推荐，T-DM1 用于 HER-2 阳性，并且接受以曲妥珠单抗为基础的联合治疗无效的晚期乳腺癌患者。

49. 晚期乳腺癌还需要手术吗?

这个问题分为两种情况，一种情况为一发现即为晚期乳腺癌，对于这种患者，应该以化疗、靶向治疗或内分泌治疗等全身治疗为主，但如果患者全身治疗效果不理想，或转移灶引起较严重不适，且为孤立性转移灶、患者一般状况良好，也可以考虑手术等局部治疗。如患者出现孤立性肺转移，导致严重呼吸困难、咯血等，就可以考虑手术或介入等局部治疗。另一种情况为乳腺癌术后复发，如果是术后局部复发，其他部位没有转移，这个时候也可以考虑手术治疗。

50. 晚期乳腺癌骨转移能不能用骨水泥?

骨是晚期乳腺癌最常见的转移部位，当患者出现骨转移时，提示病情出现进展，这时不要过度紧张，一般情况下，骨转移不危及生命。在临床工作中，经常会见到患者发生了骨转移，但全身没有任何不适的情况。当出现骨转移时，除了全身治疗，也可以给予局部治疗，这些治疗包括手术、放疗等。在手术中就有一种方式是骨水泥，骨水泥是骨粘固剂的常用名，是一种用于骨科手术的医用材料，由于它的部分物理性质以及凝固后外观和性状颇像建筑、装修用的白水泥，便有了如此通俗的名称。临床中对于骨转移造成的脊柱骨缺损，为维持患者脊柱的稳定性，可以考虑给予骨水泥填充以增加稳定性，便于患者活动。因此，临床中若患者出现骨转移，应请骨科教授会诊看能否行局部手术，给予患者更加专业的治疗。

51. 晚期乳腺癌肝脏、肺寡转移可否局部治疗？

对于这个问题我们首先得明白什么是寡转移，寡转移最初是指单个器官的孤立转移病灶，随后延伸为少数几个器官出现的 3～5 个转移病灶，主要强调转移肿瘤的负荷比较小。晚期乳腺癌出现肝、肺寡转移时，应首先选择化疗、内分泌治疗、靶向治疗等全身治疗，同时可联合局部治疗。我们可以选择的局部治疗包括手术、射频消融、放疗等。对于肝、肺转移病灶，若肝转移部位为单叶，肺转移灶为孤立病灶，患者一般状况良好、既往行乳腺手术后稳定时间比较长，这些患者可以考虑行转移灶手术治疗，但具体的治疗方式还需要与医生沟通，不可自行决定。

52. 晚期乳腺癌复发术后还需要内科治疗吗？

乳腺癌是个全身性疾病，需要全身系统性治疗。晚期乳腺癌出现复发、转移，多为血行转移，手术只是把局部的转移灶切除了，但是全身血液里的肿瘤细胞并没有被清除，这时仍需要全身系统性治疗以清除全身的肿瘤细胞，具体治疗方案需要依据分子分型来定，常见的方案为化疗、靶向治疗、内分泌治疗及免疫治疗。

53. 晚期乳腺癌脑转移能不能手术治疗？

乳腺癌是一个全身性疾病，脑转移后可能会出现脑转移灶压迫导致的中枢神经系统症状，比如头痛、头晕、恶心、呕吐、复视、步态不稳、肢体无力、麻木、肢体抽搐、言语不清、面瘫等，转移灶部位不同，引起的症状也就不一样，同时也可能出现全身病情进展，这时就需要局部治疗联合全身治疗。局部治疗可以考虑手术、放疗等。手术治疗适用于浅表的脑转移灶（也就是在脑 MRI 片子边缘的病灶）、病灶多为 1～3 个、一般情况良好、无脑外转移灶的患者，手术治疗单发乳腺癌脑转移患者的中位生存期可达 12 个月，但这与手术患者的一般状态较好有关。手术后还需要行全身治疗，根据患者不同的分子分型，选择不同的、合适的治疗方案。

54. 什么是免疫治疗？免疫治疗适合哪些乳腺癌患者？

这里说的免疫治疗，特指免疫检查点抑制剂治疗。通俗来讲，免疫细胞相当于身体的警察，肿瘤细胞类似于坏人，肿瘤细胞（坏人）通过一些办法逃避了免疫细胞（警察）的监视，叫免疫逃逸，这时免疫细胞（警察）就无法杀伤肿瘤细胞（坏人）。但是当使用免疫检查点抑制剂时，肿瘤细胞（坏人）就会暴露，免疫细胞（警察）就可以识别这些肿瘤细胞（坏人）并进行攻击、杀伤。乳腺癌主要分为激素受体阳性型、HER-2 阳性型、激素受体和 HER-2 均阳性型、激素受体及 HER-2 均阴性型。并不是所有的乳腺癌患者都适合免疫治疗，有研究表明，三阴性（激素受体及 HER-2 均阴性型）乳腺癌患者可以在免疫治疗中获益，故多在三阴性乳腺癌患者中使用免疫治疗，目前也有研究在激素受体阳性及 HER-2 阳性乳腺癌中使用免疫治疗，我们一起期待他们的实验结果。

55. 乳腺癌免疫治疗常用药物有哪些？有哪些不良反应？

乳腺癌免疫治疗常用的药物为阿替利珠单抗和帕博利珠单抗，目前研究的其他免疫抑制剂有纳武利尤单抗和度伐鲁单抗。免疫相关不良反应与传统化疗的毒性不同，常见为食欲下降、发热、关节痛、乏力、腹泻、甲状腺功能减退、白癜风、转氨酶异常升高。免疫相关不良反应通常在治疗的前 3 个月内出现，也可能延迟或者在停止免疫治疗后发生，不同系出现的不良反应可能不同，大多数不良反应在用糖皮质激素后恢复，但有些人可能需要终止免疫治疗。

56. 在晚期乳腺癌中，可不可以单用免疫治疗？

乳腺癌是免疫治疗的"冷"肿瘤，免疫治疗效果不如肺癌等其他恶性肿瘤效果明显。有研究表明，在乳腺癌中单用免疫治疗，并未改善患者的总生存期，但是当免疫治疗与化疗联合时，可显著改善患者的总生存期。并且免疫治疗与化疗相比，具有见效相对慢，但疗效维持久的特点。一般来说，化疗在两个周期后就可评价疗效，但免疫治疗则需要 3 ~ 4 个周期才能起效，一旦起效后症状会得到较为持久的改善。故目前在乳腺癌中，我们多将免疫治疗与化疗联合，让患者获益更多。

57. 免疫治疗的禁忌证有哪些？

病情进入终末期，各器官功能不全；有急性细菌感染，尚未控制；做过肝移植、肾移植等手术需要长期接受免疫抑制剂治疗；有系统性红斑狼疮、白塞病、干燥综合征、血管炎等自身免疫性疾病且尚未控制。对于上述情况，我们需要严格评估患者情况，慎用免疫治疗。

58. 在乳腺癌中，免疫治疗的最佳时机是什么？

目前指南推荐在三阴性乳腺癌晚期一线就可以考虑使用免疫治疗，推荐的药物为阿替利珠单抗；在三阴性乳腺癌新辅助治疗、辅助治疗中也可以用免疫治疗，推荐的药物为帕博利珠单抗。

59. 晚期乳腺癌合并肝炎能进行免疫治疗吗？

晚期乳腺癌合并病毒性肝炎（乙肝或丙肝）也可以进行免疫治疗，不过需要在全程管理病毒性肝炎的前提下进行治疗。对于合并乙肝的患者，需在乙肝病毒 DNA 定量比较低的水平开始免疫治疗,即使乙肝病毒 DNA 定量不高,如果检查发现 HBsAg(+)和(或)HBcAb(+),建议在首次免疫治疗开始前给予抗病毒治疗(推荐核苷类似物,比如恩替卡韦或替诺福韦酯),并定期监测乙肝病毒 DNA 定量和乙肝表面抗原和抗体;对于合并丙肝者,无须在免疫治疗的同时行抗丙肝治疗,但需定期监测丙肝病毒 RNA 定量。

○ 转移

1. 什么是骨转移?乳腺癌发生骨转移的概率有多大?

骨转移即肿瘤转移至骨骼。据统计,晚期乳腺癌患者骨转移的发生率为 65% ~ 75%,而首发表现为骨转移的占 27% ~ 50%。

2. 骨转移好发于哪些部位?

乳腺癌骨转移以脊柱、骨盆、长骨干骺端最为常见,其次为胸骨、肋骨、颅骨等。

3. 骨转移常见的表现有什么?

骨转移最常见的临床表现是骨痛。部分患者为无痛性骨转移,仅表现为实验室检查异常。因此,若出现高钙血症、碱性磷酸酶升高、乳酸脱氢酶升高或肿瘤标志物升高时,应考虑到骨转移的可能性,并及时进行相应的检查。

4. 出现骨转移是不是意味着生命快结束了?

与内脏转移不同，骨转移本身一般不直接威胁患者生命。但是若合并病理性骨折、肿瘤压迫神经等骨相关事件，患者的生活质量会明显下降，因此，骨转移虽然不威胁生命，但仍需警惕并及时治疗。

5. 什么是骨相关事件?

骨相关事件包括出现新的骨痛或骨痛加剧、病理性骨折（椎体骨折、非椎体骨折）、椎体压缩或变形、脊髓压迫、骨放疗后症状及高钙血症。

6. 如何诊断骨转移?

全身骨扫描（ECT）对骨转移敏感且价格低廉，因此是临床最常用的检查，对于临床怀疑骨转移的患者，应及时行 ECT 检查。但仅仅骨扫描异常浓聚不能诊断骨转移，仍需进一步对可疑部位行 CT 或 X 线检查。若怀疑神经血管受压或脊柱椎体转移，应行磁共振成像检查。此外，骨活检是骨转移诊断的金标准，因此对于没有其他部位转移的骨转移者，需进行骨活检明确诊断。

7. 如何治疗骨转移?

乳腺癌骨转移的治疗原则：在全身治疗的基础上联合骨改良治疗，必要时可接受局部治疗。首先，应根据患者的具体情况选择合适的全身治疗方案，同时联合骨改良药物如唑来膦酸或伊班膦酸、地舒单抗（亦称地诺单抗）。若出现神经压迫或脊髓压迫、病理性骨折、肢体活动受限等可考虑手术、放疗等局部治疗。

8. 唑来膦酸多长时间打一次？总共要打多长时间？

唑来膦酸是应用最为广泛的双膦酸盐类骨改良药物，使用方法为 4 mg 静脉滴注，每 3 ~ 4 周注射 1 次，对病情稳定者，连续使用 2 年后可改为每 3 个月注射 1 次。

9. 唑来膦酸的常见不良反应有什么？如何预防？

唑来膦酸的常见不良反应包括发热、肌痛、流感样症状、关节痛、头痛等，多出现于用药后 3 天内，这些反应绝大多数为轻到中度，并在 3 天内可缓解。对部分出现上述症状的患者，可使用非甾体类抗炎药如塞来昔布等预防或治疗。此外，唑来膦酸可能导致低钙血症，因此使用时需检测血钙水平，及时补充钙剂。其他不良反应如颌骨坏死、肾功损害等不良反应虽然发生率低，但可能引起严重后果，也需要在使用中注意预防，如加强口腔卫生、监测肾功等。

10. 骨转移患者在日常生活中需要注意什么？

在日常生活中，骨转移患者最需要注意的是预防骨相关事件的发生，尤其是病理性骨折。骨转移部位骨质破坏较多，若发生摔倒等意外，非常容易出现病理性骨折，因此日常应注意防滑、防摔。此外，多数骨转移患者伴有骨质疏松或骨量流失，因此建议日常补充钙剂及维生素 D。

11. 骨转移患者什么情况下需要放疗？

骨转移患者放疗的主要适应证包括：①疼痛明显的骨转移灶，可通过放疗缓解疼痛及恢复功能；②负重部位（如股骨、脊柱等）骨转移易发生病理性骨折，可进行预防性放疗。

12. 骨转移需要做手术吗？

骨转移患者手术治疗的主要适应证包括解决神经或脊柱压迫、减轻疼痛、恢复肢体功能。但应在肿瘤综合治疗的基础上进行。

13. 骨转移疼痛如何治疗？

骨转移疼痛明显者可考虑局部治疗如手术、放疗。若无法接受局部治疗，则需在全身系统治疗的基础上接受止痛治疗，按照三阶梯止痛的原则进行，首选口服阿片类药物。

14. 什么是乳腺癌脑转移？脑转移的发生率是多少？

我们所说的乳腺癌脑转移就是起源于乳腺的恶性细胞转移至脑内，进而形成脑转移灶。乳腺癌脑转移是脑转移瘤中第二大常见原因。高达 30% 的转移性乳腺癌在疾病期间发生脑转移。

15. 乳腺癌脑转移有哪些临床表现？

（1）颅内压升高症状：头痛为最常见的症状，也是多数患者的早期症状，常出现于晨间，开始为局限性头痛，多位于病变侧，以后发展为弥漫性头痛，此时头痛剧烈并呈持续性，伴恶心、呕吐。

（2）常见体征：根据脑转移瘤所在的部位和病灶的多少，可出现不同的体征。常见有偏瘫、偏身感觉障碍、失语、面神经麻痹即眼斜嘴歪等。体征与症状的出现并不同步，往往前者晚于后者，定位体征多数在头痛等颅高压症状出现后的数天至数周始出现。对侧肢体无力的发生率仅次于头痛，居第 2 位。

（3）精神症状：见于 1/5 ~ 2/3 患者，特别见于额叶和脑膜弥漫转移者，可为首发症状。表现为痴呆、攻击行为等。

（4）脑膜刺激征：脑膜刺激征包括颈强直、凯尔尼格征（Kernig 征）、布鲁津斯基征（Brudzinski 征）。颈强直时头前屈明显受限，即被动屈颈遇到阻力，头侧弯也受到一定的限制。凯尔尼格征（Kernig 征）又称屈髋伸膝试验，患者仰卧位使膝关节屈曲成直角，然后被动使屈曲的小腿伸直，当膝关节不能伸直，出现阻力及疼痛而膝关节形成的角度不到 135° 时为 Kernig 征阳性。布鲁津斯基征（Brudzinski 征）：患者仰位平卧，前屈其颈时发生双侧髋、膝部屈曲；压迫其双侧面颊部引起双上臂外展和肘部屈曲；叩击其耻骨联合时出现双下肢屈曲和内收，均称 Brudzinski 征阳性。脑膜刺激征多见于弥漫性脑转移瘤的患者，有时因转移灶出血或合并炎症反应也可出现脑膜刺激征。

（5）癫痫：各种发作形式均可出现，可以是某一局部或一侧肢体的强直，也可以是全身肢体强直并伴尖叫、面色青紫、尿失禁、舌咬伤、口吐白沫、瞳孔散大等，癫痫发作见于约 40% 的患者。

16. 脑转移会影响认知吗？

是的，有部分患者初诊时即存在不同程度的认知功能障碍。认知功能障碍主要与病灶部位、累及脑叶、病灶个数相关。主要表现有痴呆、注意力及记忆力下降，命名、语言、定位功能减退等。

17. 什么样的乳腺癌患者容易出现脑转移？

临床上，乳腺癌可以分为四大类，包括 Luminal A 型［雌激素受体 ER（＋），孕激素受体 PR（＋）且高表达，HER-2（－），Ki-67<15%］，Luminal B 型

[ER（+），PR 低表达或（-），HER-2（-），Ki-67> 30% 或 ER（+），PR（+），HER-2（+）]，HER-2 阳性 [HER-2（+），ER（-），PR（-）]，三阴性 [ER（-），PR（-），HER-2（-）]。其中 HER-2 阳性和三阴性乳腺癌脑部转移的概率高一些。

18. 如何确诊乳腺癌脑转移？

乳腺癌确诊患者出现颅内占位时，一定要高度怀疑脑转移。除了根据病史及症状，主要通过影像学检查判断。

（1）CT 检查：CT 是目前诊断颅内转移瘤的首选检查手段，不仅在大多数情况下能发现脑转移瘤，还能显示转移瘤的形状、大小、部位、数目，伴随脑水肿及继发脑积水和中线结构移位程度。

（2）MRI 检查：MRI 检查不仅能进一步提供转移瘤的影像学固有特点，还能发现多个病变从而易于诊断（因为 MRI 比 CT 能发现更小的肿瘤，而多发性病灶为转移瘤的特点）。确诊乳腺癌脑转移的金标准是活检病理，如果病理明确脑内转移灶系乳腺来源，即是病理水平的确诊。

19. 乳腺癌脑转移患者生存期会大大缩短吗？

这类患者预后差，由于不同的分子分型，预后的差异性也很大。患者多死于颅内高压引起的脑疝和脑干受压。影响脑转移瘤患者生存的因素较多，主要有：①全身状况；②有否颅外其他部位转移；③原发肿瘤的治疗情况；④局部病灶的治疗情况。随着乳腺癌诊治水平的大幅度提升，经过积极的全身治疗及局部脑转移灶治疗，如手术、放疗，乳腺癌脑转移患者生存期也有一定程度的延长。

20. 乳腺癌脑转移的治疗方法有哪些?

常用治疗措施包括类固醇激素治疗、靶向治疗、化疗、外科手术及放疗等，综合治疗优于单一治疗，有助于提高疗效、延长生命。随着神经外科、放射诊断技术及肿瘤内科学治疗的进展，颅内转移瘤的疗效和预后均有改善。

21. 乳腺癌脑转移患者生活中需要注意什么?

日常生活中，应多食用些黄绿色蔬菜和水果，如胡萝卜、南瓜、西红柿、莴苣、油菜、菠菜、大枣、香蕉、苹果、杜果等。在注意事项方面，主要是合理地安排生活起居，避免情绪激动，保持大便通畅。有肢体活动受限需长期卧床的患者，应注意勤翻身、擦拭身体，避免褥疮产生，防跌倒及坠床。有认知功能障碍的患者，家人需耐心陪同，防受伤及走失。

○ 基因检测

1. 晚期乳腺癌做基因检测有意义吗?

肿瘤实际上是一种基因病，人体基因异常突变会导致肿瘤，现在晚期乳腺癌已经进入了精准治疗的时代，进行基因检测非常有意义。基因检测首先可以帮我们更深刻地认识乳腺癌，如三阴性乳腺癌，目前没有发现明确致癌驱动因素的就统称为三阴性乳腺癌，其实也包含很多类型，可以借助基因表达谱更进一步分型，选择不同的治疗策略。除了指南常规推荐的方案，基因检测还可以发现新的靶点指导精准、个体化治疗。

2. *BRCA* 基因是什么？哪些患者需要进行检测？怎么检测？*BRCA* 基因突变患者如何治疗？

BRCA 本身是抑癌基因，当它异常突变后易导致遗传性乳腺癌、卵巢癌等恶性肿瘤发生。美国影星安吉丽娜·朱莉从她母亲那遗传了美貌基因，同时也遗传了突变的 *BRCA* 基因，她的母亲和姨妈都罹患肿瘤，她患乳腺癌和卵巢癌的风险也大大增加，超过了 50%，因此她接受了预防性乳腺和卵巢切除。

一般我们建议年轻、三阴性、男性乳腺癌患者进行 *BRCA* 基因检测，如果患者或直系亲属合并卵巢癌、前列腺癌、胰腺癌，也应进行检测。抽外周静脉血 5 mL 即可进行基因检测，不需要进行其他有创操作。

研究发现，晚期乳腺癌患者如果 *BRCA* 基因存在有害突变，就可以针对性接受奥拉帕利靶向治疗，可以取得良好效果。同时建议超过 18 周岁的直系亲属（尤其女性）也接受 *BRCA* 基因检测，携带 *BRCA* 基因有害突变的人群要密切定期查体，早发现问题，早治疗疾病。

3. *PIK3CA* 基因是什么？突变患者怎么治疗？

曾有学者预测，发现 *PIK3CA* 基因的科学家将是 2017 年诺贝尔奖得主，可见这是医学领域里程碑式的发现。*PIK3CA* 基因突变与乳腺癌的发生和耐药密切相关，该基因突变的患者可以接受 *PIK3CA* 抑制剂，目前国外已经广泛用于携带 *PIK3CA* 基因突变的晚期乳腺癌患者。我国相应的临床研究也在积极开展，我们相信会给广大乳腺癌患者带来新的治疗曙光。

4. 如果基因检测提示 *NTRK* 融合阳性，有特定的靶向药物吗？

NTRK 基因家族有三兄弟，各司其职，当它们和其他家族基因异常融合，混到一块时，就会脱岗懈怠，不履行本职工作，导致肿瘤发生，有学者

发现在多种恶性肿瘤中均高表达 *NTRK* 基因融合。曾有一项"篮子"试验，把多种类型肿瘤患者纳入研究，只要 *NTRK* 基因融合阳性，就使用 *NTRK* 抑制剂（拉罗替尼），发现取得了不错的抗肿瘤效果。因此指南推荐，对于 *NTRK* 基因融合的恶性肿瘤均可尝试拉罗替尼靶向治疗。

5. 所有靶向药使用前都需要先做基因检测吗？

靶向治疗，顾名思义就像打靶一样，要有靶点，这个靶点可以是某个基因，也可以是某个组织，甚至是某种肿瘤，因此并非都要求做基因检测。大多数针对特定基因的靶向药物都需要先行检测，例如，HER-2 抑制剂（曲妥珠单抗）、BRCA 突变靶向药（奥拉帕利）、PI3K 抑制剂（Alpelisib）、NTRK 抑制剂（拉罗替尼），而有些靶向药物如哌柏西利、西达本胺、依维莫司只要是激素受体阳性人群就可以使用。另外一些抗血管生成药物（贝伐珠单抗）、多靶点药物（安罗替尼）无须参考基因状态，晚期乳腺癌患者均可使用。

乳腺癌的护理

1. 乳腺癌手术一定要切除乳房吗？

不一定切除乳房。大样本临床试验证实，早期乳腺癌患者接受保乳治疗和全乳切除治疗后远期生存率相似。同样病期的乳腺癌，保乳治疗和乳房切除术后均有一定的局部复发率，前者 5 年局部复发率为 2%～3%，后者约为 1%，不同亚型和年龄的患者有不同的复发和再发乳腺癌的风险。保乳治疗患者一旦出现患侧乳房复发可接受补救性全乳切除术，仍能获得较好的疗效，如有再造意愿者可行乳房再造术。

2. 乳房切除术后会影响上肢活动吗？该如何活动？

会影响患侧上肢活动。

患侧上肢的功能锻炼对于恢复患者肩关节功能和预防及减轻上肢水肿至关重要，但必须严格遵守循序渐进的顺序，不可随意提前，以免影响伤口的愈合。

循序渐进方法：①术后 1 ~ 2 天，练习握拳、伸指、屈腕；②术后 3 ~ 4 天，练习前臂伸屈运动；③术后 5 ~ 7 天，练习患侧的手摸对侧肩、同侧耳（可用健肢托患肢）；④术后 8 ~ 10 天，练习肩关节抬高、伸直、屈曲至 90°；⑤术后 10 天后，利用肩关节进行爬墙及器械锻炼，一般应在术后 1 ~ 2 个月使患侧肩关节功能达到术前或对侧同样的状态。

功能锻炼的达标要求是：2 周内患侧上臂能伸直、抬高绕过头顶摸到对侧耳朵。达标后仍需继续进行功能锻炼。

值得注意的是，术后 7 天内限制肩关节外展。严重皮瓣坏死者，术后 2 周内避免大幅度运动。皮下积液或术后 1 周引流液超过 50 mL 时应减少练习次数及肩关节活动幅度（限制外展）。植皮及行背阔肌肌皮瓣转移乳房再造术后要推迟肩关节运动。

3. 什么是前哨淋巴结活检？

前哨淋巴结活检指乳腺癌淋巴引流的第一站淋巴结，可用示踪剂显示后切除活检。根据前哨淋巴结的病理结果可预测腋淋巴结是否有肿瘤转移。前哨淋巴结活检阴性者可不做腋淋巴结清扫术。

4. 乳腺癌术后如何对伤口进行观察和护理？几天换药？什么时候拆线?

（1）有效包扎：手术部位用胸带加压包扎，使皮瓣紧贴胸壁，防止积液、积气。包扎松紧度以能容纳 1 手指，维持正常血运，且不影响呼吸为宜。包扎期间告知患者不能自行松解绷带，瘙痒时不能将手指伸入敷料下搔抓。若胸带松脱，应及时重新加压包扎。

（2）观察皮瓣血液循环：注意皮瓣颜色及创面愈合情况，正常皮瓣的温度较健侧略低，颜色红润，并与胸壁紧贴；若皮瓣颜色暗红，提示血液循环欠佳，有坏死可能，应报告医生及时处理。

（3）观察患侧上肢远端血液循环：若手指发麻、皮肤发绀、皮温下降、动脉搏动不能触及，提示腋窝部血管受压，肢端血液循环受损，应及时调整绷带的松紧度。

术后 48 小时打开敷料给伤口换药，观察伤口皮瓣愈合情况；若伤口愈合良好，一个星期左右可以间断拆线，再过一周左右可以全部拆除缝线；如用可吸收缝线缝合则不需要拆线。

5. 乳腺癌术后使用引流管需要注意什么？什么时候拔除引流管？居家引流需要注意什么？

乳腺癌术后使用引流管需要注意：①妥善固定引流管，患者卧床时将其固定于床旁，起床时固定于上衣。②保证有效的负压吸引。③观察引流液的色、质、量并做记录。术后 1 ~ 2 日，每日引流血性液体 50 ~ 100 mL，以后逐渐减少；术后 4 ~ 5 日时，如果 24 小时引流量少于 20 mL、皮瓣下无积液、皮肤与胸壁紧贴，即可拔管。若拔管几天后又出现皮下积液，可在严格消毒后抽液并局部加压包扎；如果积液过多，亦可重新放置引流管。

居家引流时，主要观察记录引流管内引流液的量，并注意伤口感觉，一般 2 ~ 3 天要去医院找专业医生查看一次。

6. 乳腺癌术后需局部加压包扎几天?

乳腺癌术后局部加压包扎至引流管拔除，拔除后需再加压包扎 3 ~ 4 天。

7. 乳腺癌术后为什么会发生皮下积液? 能治好吗?

乳腺癌术后创面会产生大量渗血、渗液，需要引流出去才能使创面愈合。如果引流不通畅可发生皮下积液。具体原因有引流管选择不当，放置位置不合适，或引流管扭曲、阻塞等。少量积液可自行吸收，较多量积液可行穿刺抽吸后加压包扎或重置引流管治疗。

8. 乳腺癌术后什么时候可以洗澡?

乳腺癌术后一个月切口愈合，并且已经拆线就可以洗澡了。在洗澡的时候一定要注意缩短洗澡时间，最好选择淋浴，且不要用力地搓洗手术部位。在洗完澡后应及时擦干身体，不要受凉。

9. 乳腺癌术后何时可以坐飞机?

乳腺癌术后最好在伤口愈合之后再坐飞机，如果伤口愈合不好，在飞机的高空影响下，可能会引起伤口裂开、渗液，延长愈合时间。

10. 乳房切除术后手术区域皮肤发木，正常吗?

正常。乳房切除的过程会损伤感觉神经，这种损伤是不可逆的，术后会出现胸壁皮肤，甚至上臂内侧皮肤感觉异常，包括麻木、刺痛感等。

11. 乳房重建术后需要穿塑身衣吗？

乳房重建术后 3 个月内需佩戴弹力胸罩，以固定乳房并起塑形作用。

12. 乳腺癌手术能否同时进行乳房重建？

可以。根据重建的时机，乳房重建可以分为即刻重建、延期重建及分期即刻乳房重建 3 类。

乳房重建可以在全乳切除的同时进行，通过一次麻醉过程完成，称为即刻重建。即刻重建的优点主要有：可以保留乳房原有的重要解剖结构，如乳房下皱襞、乳房皮肤甚至乳头、乳晕；节省手术费用；患者不会经历失去乳房的痛苦。

乳房重建也可以在全乳切除术后的数月或数年后进行，称为延期重建。延期重建时受区的组织条件相对较差，患者经受了失去乳房的痛苦，对乳房重建有明确需求和心理准备，通常不会影响乳腺癌的治疗，但是需要多次手术，才能达到理想的美容效果。

如果乳房全切术前无法确定是否需要术后放疗，且患者又有重建意愿，则可在手术切除乳房同时先植入扩张器，术后择期更换永久乳房假体或选择自体组织乳房重建。这种通过两个阶段完成的乳房重建，称为分期即刻乳房重建。乳房重建的时机选择取决于很多因素，包括医护团队的能力，以及患者的意愿、身体状况和肿瘤治疗方案。

13. 乳腺癌腋窝淋巴结清扫术后一定会发生淋巴水肿吗？需要怎么预防和锻炼？

不一定发生淋巴水肿。

上肢淋巴水肿的预防和锻炼如下。

（1）预防感染：保持患侧皮肤清洁；不宜在患肢手臂进行有创性的操

作，如抽血、输液等；洗涤时戴宽松手套，避免长时间接触有刺激性的洗涤液；避免蚊虫叮咬；穿衣、佩戴首饰或手表时一定要宽松。

（2）避免高温环境：避免烫伤；患侧手臂不要热敷，沐浴时水温不要过高；避免强光照射等高温环境。

（3）避免负重：术后2~4周避免上肢负重，一般不超过500 g。4周后，需缓慢、逐渐增加肌力及肌张力的活动，但仍需避免提、拉、推过重的物品。避免从事重体力劳动或较剧烈的体育活动。

（4）避免上肢近端受压：避免穿紧身衣、测量血压、患侧卧位。

（5）注意睡姿，保证睡眠质量：平卧位患侧肢体垫高，手臂呈一直线，手掌高度要超过心脏平面；健侧卧位，患肢放于体侧或枕头垫高超过心脏水平。良好的睡眠能够帮助患者放松心情，兴奋迷走神经，激活淋巴系统，预防并改善淋巴水肿。

（6）其他：术后尽快恢复手臂功能，不要忽视轻微的手指、手背、上肢的肿胀；乘坐飞机或长途旅行时戴弹力袖套；在医生指导下进行适当的体育锻炼；避免过度疲劳。

14. 患肢锻炼及运动时需要佩戴压力袖套吗？

乘坐飞机或长途旅行时戴弹力袖套。

15. 乳腺癌术后可以侧卧吗？

乳腺癌术后可以向健侧卧位。

16. 什么是皮瓣坏死？

皮瓣坏死一般在术后24小时即出现，可见缺血的皮肤变苍白并逐步呈青紫色，水肿表面有小水疱，3～7 日之后坏死区域逐渐清楚，皮肤逐渐呈黑色硬痂状。皮瓣坏死是乳房切除术后最常见的并发症，主要原因是皮缘对拢缝合张力较大所致，早年其发生率为 10%～60%，有的达 71%，近年来发生率大大下降。可采用早期切痂、清创、一期植皮的方法处理，即使皮瓣坏死合并了感染，只要彻底清创，按上述办法处理，同样可获得满意效果。

17. 乳腺癌术后多长时间可以拿到病理结果？什么情况下需要做 FISH 检测？

乳腺癌术后一周左右可以拿到病理结果。

HER-2 是乳腺癌重要的预后指标，同时也是抗 HER-2 药物疗效的预测指标。HER-2 阳性的定义，是标准免疫组织化学检测 3+ 或 FISH 检测阳性。如果患者免疫组织化学检测显示 HER-2 为 3+，可以直接判断为 HER-2 阳性；如果免疫组织化学检测 HER-2 为 2+，应该再进行 FISH 检测，如 FISH 报告有扩增，即为 HER-2 阳性，如报告为无扩增，则为 HER-2 阴性；如果标准实验室免疫组织化学检测结果 HER-2 为 1+ 或 HER-2 为 0，则判断为 HER-2 阴性。

18. 行保留乳房手术后需要放疗吗？

原则上接受保留乳房手术的患者均需要接受放射治疗。

19. 乳腺癌术后需要安置镇痛泵吗？

不需要安置镇痛泵。

20. 乳腺癌术后可以吃鱼类或其他海鲜吗？

如果对鱼类或其他海鲜不过敏，乳腺癌术后对鱼类或其他海鲜没有禁忌。

21. 怎样理解化疗方案？

化疗方案的制定是根据患者的 CT、MRI、病理报告、基因检测结果等决定的。应根据患者的身高和体重计算化疗药物的使用剂量。因此化疗方案是具有个体化差异的。

22. 蒽环类药物用药后尿液为什么是红色？

正常的尿液中含有尿色素、尿胆素、尿胆原等物质，大多为淡黄色透明的液体。但尿液的颜色有时会受到饮食、药物、疾病等多种因素的影响。当患者使用蒽环类抗肿瘤药（阿霉素、表柔比星、吡柔比星、柔红霉素、伊达比星等）化疗后会发现尿液变为红色，多为其代谢产物。一般情况下，蒽环类抗肿瘤药在 48 小时后就会彻底排出体外。

23. 化疗是天天给药吗？

不是。肿瘤患者一般 3 周或 2 周行一次化疗，我们称为一个化疗周期，个别时候是每周给药。化疗间隔时间是根据化疗药物的药代动力学和肿瘤细胞增殖周期设计的，但不是绝对的，要考虑毒性和患者状况，一般不能提前，但可以推后，推后不超过周期的一半都是许可的，也不会影响疗效。

24. 化疗的静脉通路如何选择？

建议使用外周静脉作为静脉通路进行化疗，一般选用中心静脉作为静脉通路化疗。常见的中心静脉通路为经外周穿刺置入中心静脉导管（PICC）、完全植入式静脉输液港（TIVAP）等，可以根据患者的治疗周期、使用的化疗药物、患者病情及经济情况选择静脉通路。两者特点比较见表 2。

表 2　PICC 与 TIVAP 的特点比较

	PICC	TIVAP
植入部位	健侧上臂静脉	锁骨下静脉
留置时间	6~12 个月	10 年以上
操作者	护理人员	外科医生
生活质量	影响较大，置管侧不可提超过 10 斤重物，不可以游泳、泡澡、蒸桑拿、大幅度运动等	影响较小，可正常洗澡、游泳等，注意避免剧烈运动
维护时间	每 7 天维护一次	治疗间歇期每 28 天维护一次
并发症	静脉炎、穿刺点感染、血栓、堵管、断管、异位	血栓、感染、异位、脱管
费用	3000 元左右，每月维护费约 800 元	9000 元左右，每月维护费 200~300 元

25. 哪些药物易引起药物外渗？

常用的化疗药物均为细胞毒性药物，均易引起药物外渗，例如，表柔比星、环磷酰胺、多西他赛、吉西他滨、顺铂、长春瑞滨、奥沙利铂等。

26. 有不掉头发的化疗药吗？

大部分化疗药均会不同程度破坏毛囊，引起脱发。多数化疗引起的脱发，在化疗结束后还可以再生，往往年轻和气血充沛的患者生长的较快，有时甚至比以前的头发还好，所以不要为脱发而苦恼，要积极调养，充满信心。

27. 化疗期间恶心、呕吐怎么办？如何进食才能减少恶心、呕吐？

如发生恶心呕吐，可以采取以下方法：喝水或饮料的时间与正餐间隔一小时以上，放慢饮食的速度，避免过甜、油炸或是油脂成分过高的食物，选择冷却或是室温下的食物，以减轻食物令人不悦的味道，细嚼慢咽，以帮助消化，喝一些甜度较低的果汁（像是苹果汁或葡萄汁、排除气泡后的碳酸饮料），避免进食产气的食物，避免令人不悦的味道如烟油味、烟熏味或是香水味，以聊天、听音乐或看电视等方法来分散注意力，进餐后不要立刻卧床休息，感到恶心时可以做深呼吸缓解。

遵医嘱按时、准确服用止吐药物，保持病房干净整洁无异味，减少不良刺激，当发生呕吐后要漱口，保持床单位及衣物整洁。化疗期间应根据患者口味选择清淡易消化的饮食，少量多餐，鼓励进食。可以选择碱性或固体食物，以中和过多的胃酸。少量多餐，每天 4~6 餐，鼓励患者进食高营养、高热量的食物，多喝水。

28. 化疗期间为什么要多饮水？

化疗期间应适量饮水，可以减轻化疗药物引起的肾毒性，防止泌尿系感染的发生，促进药物代谢。

29. 化疗间歇期出现白细胞减少怎么处理，如何预防？

一般认为白细胞的减少通常于化疗停药后一周内开始，至停药 7~14 天达到最低点，在低水平维持 2~3 天之后缓慢回升，至第 21~28 天恢复正常。

在日常生活中关注一些小细节可以预防白细胞降低，加速白细胞恢复。

第一，注意休息。白细胞降低的患者常表现为活动无耐力，需卧床休息，避免劳累。

第二，预防感染很重要。身体的每一个部位都不容忽视。皮肤护理方面：一些皮肤褶皱处如腋窝、腹股沟、会阴部、臀部、乳房下部易积汗的部位应及时清洁。口腔护理方面：三餐及睡前用温开水漱口，用软毛刷刷牙。上呼吸道护理方面：保持室内空气新鲜，经常通风，室温保持在 20 ℃左右，湿度 40% ~ 50% 为宜。避免对流风预防受寒。泌尿道及肛周护理：应多饮水，每日保持尿量 2000 ~ 3000 mL，预防感染，同时注意观察患者尿液颜色的变化，每日大小便后均应清洗会阴及肛周皮肤，尤其是出现腹泻后，可时常用温水坐浴，保持局部皮肤清洁干燥，预防肛周感染。

第三，避免交叉感染。白细胞降低期间还需要减少人员探视，做好保护性隔离，避免交叉感染。白细胞低于 1×10^9/L 则为四度骨髓抑制，此时应高度重视，重者会危及生命。在此期间要定时通风，谢绝探视，卧床休息，避免受凉感冒。

第四，遵医嘱合理用药。根据白细胞下降的程度遵医嘱应用升白细胞药物。

第五，科学的饮食。注意饮食的卫生，要进食高热量、高蛋白、易消化的食物。

30. 化疗对皮肤有影响吗?

有影响。皮肤毒性常表现为手足综合征、色素沉着、皮疹等。

手足综合征常见于口服卡培他滨后的患者，手足综合征出现时应用保湿乳膏、类固醇软膏外涂，要避免手和足的摩擦和受压，不宜长时间站立；避免剧烈的运动和体力劳动；穿平底鞋或网球鞋时应该穿棉袜；遵医嘱口服维生素 B_6；双手和双足用温水浸泡 10 分钟后，擦干再涂上含尿素的软膏或乳液；避免在阳光下暴晒；避免进食辛辣刺激的食物。如果出现水疱，脱皮时不要用手撕，需到医院进行处理。

预防色素沉着，患者应保持皮肤干燥和清洁，涂抹保湿霜，使用防晒霜，避免摩擦和日光照射，穿宽松棉质衣物，避免接触热水。

引起皮疹常见药物有多西他赛、吉西他滨、培美曲塞二钠等，出现皮疹时忌搔抓，一般情况下可自行消退，必要时可遵医嘱应用药物。

31. 化疗后手麻脚麻怎么办？

化疗引起手脚发麻是化疗药物导致神经毒性的表现。临床上可能导致神经毒性的常见药物包括铂类、紫杉类、长春碱类等。

化疗药物所致的手脚麻木程度不一，有些患者症状较轻，有些患者却不得不因此而停药。

大部分患者的症状为轻中度，多数在停药后数月或数年可自行缓解。一般情况下遵医嘱应用营养神经的药物，如维生素 B_1、维生素 B_{12}、甲钴胺等，一定程度上可以缓解手脚麻木等化疗所致的外周神经毒性。

肿瘤患者化疗后注意以下几点，或可以降低神经毒性发生的风险。

（1）不用冷水洗手、不吃冷食（如冰块、冷饮）、避免吹冷风。

（2）避免接触装有开水的杯子或热水袋，洗澡水不宜过烫。

（3）若要清洗餐具，可戴橡胶手套；当从冰箱或冰柜中取东西时戴厚的棉手套。

（4）使用能减震的鞋垫，在家可以穿拖鞋，坐着或躺着的时候将手和脚放在较高的位置。

（5）冬天出门注意保暖，戴好口罩、围巾、帽子和手套。

32. 化疗后口腔溃疡该如何处理？

餐后与睡前用生理盐水或复方氯己定含漱液漱口。可用溃疡散涂于患处。如果有霉菌感染，则应给予抗霉菌治疗，可将制霉菌素研磨碎并用生理盐水溶解后漱口。若有厌氧菌感染，则应给予 3% 的过氧化氢溶液漱口。如溃疡引起疼痛，可用 1% 的利多卡因喷雾或含漱。

33. 化疗期间失眠可以使用安眠药吗？

可以。

化疗期间失眠多与使用激素药物有关，也与患者住院化疗紧张焦虑的心情有关，可以适当应用安眠药物辅助睡眠，保证足够的睡眠也是化疗正常进行的保证。

34. 化疗期间出现便秘怎么办？

（1）积极采取预防措施，包括增加食物中膳食纤维的含量，增加液体摄入量，规则、规律饮食，建立规律的排便习惯，增加活动等。

（2）了解轻泻药的类型及使用方法，同时服用轻泻药。

（3）当发生便秘时，可推荐患者做以下调整，每次只调整一下，坚持三天，根据效果决定下一步调整细化：增加可使大便柔软的食物，如香蕉；增加液体的摄入；逐渐增加富含膳食纤维的食物，但不可过快，避免造成腹痛和腹泻；逐渐增加运动量。

35. 怎样减少化疗后腹泻的症状？

（1）不吃生冷辛辣刺激、不洁净的食物。

（2）注意饮食卫生，餐具高温消毒，食材煮熟、煮透。

（3）注意个人卫生，饮用水需煮沸。

36. PICC 和输液港如何维护？

（1）留置 PICC 患者至少每隔 7 天进行一次维护，包括消毒、更换敷料、更换接头、根据导管的类型选择封管液体（如肝素或生理盐水）20 mL 正压脉冲式冲管。

（2）留置输液港的患者在治疗间歇期，每 4 周需要用无损伤穿刺针穿刺，后用生理盐水 10～20 mL 冲洗导管，再用肝素盐水 5 ml 正压脉冲式冲管。

37. 化疗间歇期应注意哪些问题？

（1）按时监测血常规及肝功能。

（2）注重心理护理：多与患者交谈，倾听，沟通，鼓励。协助患者将情绪调整至最佳的状态，勇敢面对现实，积极配合治疗。开导并帮助患者保持平稳的情绪。

（3）如果患者有导管，如输液港或 PICC，还要注重导管的维护。

（4）用药后抵抗力会下降，因此要更加注重皮肤、口腔黏膜等个人卫生的护理。

（5）注重饮食的护理：患者化疗后多体质虚弱、免疫力下降，需增加蛋白质、维生素及其他营养素的摄入，增强机体抵抗力。鼓励患者少量多餐食用高蛋白、高能量、高维生素、低脂肪、富含铁质、富含叶酸、易消化的流质或半流质饮食。多食用新鲜蔬菜水果，避免油炸和辛辣刺激的食物。食物不宜过热过硬，以免损伤黏膜或引起消化道出血。注意饮食卫生。

38. 如何应对化疗后疲乏？

（1）营造安静、舒适的休息环境，保证充足的睡眠。

（2）培养兴趣爱好，例如练书法、听音乐等。

（3）书写疲乏日记，进行自我监测记录。

（4）进行有氧运动，如慢跑、爬山、骑车。

（5）改善营养，选择食用高蛋白、高热量的饮食。

39. 化疗后，在居家过程中出现血小板降低，该如何处理？

（1）避免磕碰，用软毛刷刷牙。

（2）不吃坚硬食物，减少剔牙。

（3）口服升血小板药物优于注射升血小板药物。

（4）按压针眼时间需延长。

40. 什么样的患者需要靶向治疗？

HER-2 阳性是确定靶向治疗患者的主要指标。检查方式有免疫组化检测（IHC 检测）与荧光原位杂交技术（FISH 技术）。首先，乳腺癌患者需要取病理标本，进行免疫组化检测（IHC 检测）。如果检测结果为"+++"，即确定该乳腺癌患者 HER-2 阳性，适合靶向治疗。如果免疫组化检测显示"+"或"++"，则需要行 FISH 检测进一步确诊。FISH 检测可更为准确地筛查出 HER-2 阳性乳腺癌患者。

41. 曲妥珠单抗的治疗时间是多久？

靶向药物治疗的疗程是根据循证医学实践而来的。临床试验对比了 9 周、半年、1 年以及 2 年不同时间靶向治疗的疗效，证实靶向药物的疗程以 1 年为最佳。假如提前中断治疗，可能会使病情恶化。

42. 靶向药物的不良反应有哪些?

赫赛汀（曲妥珠单抗）靶向治疗的常见不良反应包括药物过敏与心脏毒性。初始应用赫赛汀时需要减缓输液滴速，并观察有无过敏反应。在应用赫赛汀期间也需要注意定期评估心功能，如心电图、心脏超声等检查。

（1）过敏反应：较少发生，多在输液时发生。轻者有皮肤瘙痒、头晕，重者可能有喉头水肿、血压下降。

（2）心脏毒性：是赫赛汀靶向治疗的不良反应之一，多无症状，仅表现为左心室射血分数降低。

有症状的心脏毒性表现为心功能不全，如一走路就气喘、头晕、下肢水肿、有气无力，甚至发生心力衰竭（发生率小于5%）。三类人具有危险因素：高龄；使用过蒽环类药物；治疗前心功能较差。赫赛汀导致的心功能异常大多数是可逆的，通过对症治疗或停药可恢复。

心功能的检测：在治疗开始前、中、后都要评估心脏功能。主要检查包括心电图、心脏超声等。

43. 什么样的患者应使用双靶向治疗?

帕妥珠单抗已被批准用于治疗晚期乳腺癌，正被研究用于早期疾病的治疗。曲妥珠单抗与帕妥珠单抗、多西他赛或紫杉醇联用已成为治疗晚期乳腺癌的标准治疗方案。帕妥珠单抗也被批准用于乳腺癌的新辅助治疗，联合曲妥珠单抗、多西他赛或紫杉醇一起使用。

44. 靶向药物的储存方法有哪些?

保存：在2~8℃条件下储存。用配套的灭菌注射用水（含防腐剂）溶解后在2~8℃冰箱中可稳定保存28天。

45. 如何申请参加赫赛汀慈善赠药?

患者援助项目属于慈善项目,是向那些适合使用赫赛汀治疗的贫困或低收入肿瘤患者提供援助。

患者必须接受医学评估和经济评估。即患者在指定医院接受医学评估,用药开始 2 个月内由指定医生确定患者适合使用赫赛汀并填写相关申请文件。然后由中国癌症基金会"赫赛汀患者援助项目"办公室对患者的经济状况进行评估,并向审核合格的患者签发进入项目通知。合格患者凭通知到指定发药地点领取捐赠的药品,然后到指定医院进行用药。

目前已在全国 28 个城市设立了捐赠药物发放处,详细地址在患者被批准进入项目的同时项目办公室会通知。

46. 靶向治疗期间能否上班?

赫赛汀没有什么明显的不良反应,患者完成轻松的工作没有问题。尽早融入社会,恢复正常生活和工作是有益于患者身心康复的。

47. 如何判断赫赛汀耐药?

药物是否耐药,疾病是否进展,在绝大多数情况下要以影像学为准,可测量病灶增大超过 20% 或出现了新的转移灶,就是耐药。而患者一般情况变差、体力下降、症状加重、肿瘤标志物升高等,均不能作为独立的判断标准。

48. 靶向治疗期间多久进行心功能检查?

使用曲妥珠单抗前应检测左心室射血分数,治疗期间应监测左心室射血分数,时间间隔尚无定论,FDA 目前推荐为每 3 个月 1 次。

49. 如果出现耐药，还能再用靶向治疗吗？

局部进展：患者在接受靶向药治疗过程中，出现局部的单发或者少数几个病灶的进展，比如新出现了一个骨转移，或者出现了一个不算大的脑转移。可以考虑继续靶向治疗，同时对进展的局部施加一点干预，比如骨转移可以放疗，脑转移可以用伽玛刀治疗等。

缓慢进展：全身的一个或多个病灶很缓慢地进展，比如几厘米的肿瘤，半年了才增长零点几厘米，如果是这种情况，继续服用之前的靶向药，或者联合一个温和的、单药的化疗，都是可取的，毕竟可用的靶向药物有限，要省着点用。但突然停药是不可取的，一部分情况下会引起肿瘤的"报复性"加速进展。

全面进展：患者出现了全身的、多发的、快速的进展。这类疾病是进展最凶险、预后最差的。一般建议停用原有的靶向药，有条件的患者建议再次行穿刺活检，考虑化疗，根据活检耐药的原因，给予针对性的治疗。

50. 患者放疗前需要具备哪些条件？

乳腺癌患者放疗前最重要的是功能锻炼，使患侧上肢活动达到放疗要求。因为放疗时手臂要向上伸展，患者术后应积极进行功能锻炼，在医生和护士指导下做乳腺康复操，这对患者非常重要。其次是胸壁条件，放疗对胸壁的要求是切口愈合且皮下没有积气、积液。患者要积极配合医生，如果有糖尿病则要严格控制血糖，加快术区恢复，以达到放疗要求。放疗开始前，医生会进行 CT 模拟以及图像传输，勾画各类靶区以及重要器官，制订最合适的放射治疗计划，最后在患者身上实施。

51. 放疗对家人有辐射吗？

乳腺癌患者在接受放疗的时候，电离辐射从放疗机器里发出，就像光一样直接照射在患者的身体上。当放疗结束以后，射线瞬间就消失了，就像关灯一样，患者的身体上不会残留任何的有毒有害物质，患者自身也不会再发出任何的辐射。所以，接受放疗的乳腺癌患者，对家人是没有任何辐射影响的。当然，考虑到患者在放疗期间抵抗力下降以及其他可能的不良反应，还是建议患者以静养为主，不要过多地接触外人，以免过度疲劳或意外感染。

52. 放疗的疗程该如何选择？

乳腺癌放疗根据不同的分割方式分为短疗程和常规疗程，具体时间及次数如下。

（1）常规疗程：如保乳术后，初步做 25 次全乳照射，局部的瘤床补量一般做 5 ~ 8 次，总共做 25 ~ 30 次。通常 1 周 5 次，全程 5 ~ 6 周，大概 30 ~ 40 天。

（2）短疗程：短疗程一般做 16 次，每次的剂量比常规疗程高；还有部分患者可以选择加速照射，如只做局部的乳腺照射，称为部分乳腺照射，放射治疗集中在 5 天，一天 2 次，共 10 次。

不同的放疗方式，需要的时间不同。短疗程的放射治疗要求很高，患者要根据自己的经济情况，选择不同的放疗方式。

53. 中断放疗对复发转移有影响吗？

导致乳腺癌复发、转移的诸多因素中包括治疗不规范。治疗不规范是导致癌症复发的重要原因。癌是一种全身性疾病，而手术只能解决局部问题，这就是为什么大部分乳腺癌患者需要进行规范的辅助治疗（包括化疗、放疗、内分泌治疗、靶向治疗和中医药治疗）。目前规范的辅助治疗是最大限度降低癌症复发转移风险最有效的措施。

54. 乳腺癌放疗后的不良反应有哪些?

（1）放射性皮炎：放射区域局部皮肤发红、脱皮，严重者腋窝处皮肤破溃、渗液，如积极进行对症处理，放疗结束两周内可恢复。

（2）皮肤纤维化。

（3）放射性肺炎：病变区域较小，一般不会引起咳嗽等症状，无须处理，定期观察即可。

55. 放疗后的皮肤该如何保护?

做好皮肤护理，能有效地预防皮肤反应。乳腺癌患者，放疗部位皮肤组织较薄，术后患者的皮肤弹性差，特别容易产生皮肤反应，放疗期间应做好个人清洁卫生，适宜穿清洁、柔软、宽松的棉制开身内衣。保持床铺清洁、干燥、柔软、舒适。避免放疗区域皮肤摩擦受压，避免用刺激性强的洗浴液，不可用过热的水洗浴。照射野区域不可涂抹化学油膏、粘贴胶布。如有皮肤红、胀、痒、疼痛，嘱患者勿用手抓挠或乱涂药物，应遵医嘱用药，有效地控制皮肤反应，减轻痛苦和精神负担。

56. 放疗区域皮肤出现水疱破溃该如何处理?

首先需要明确是术后辅助放疗还是晚期姑息放疗。

（1）术后辅助放疗。目前乳腺癌保乳术后是需要放疗的，这个是临床确定的放疗指征。改良根治术后，如果肿瘤直径＞5 cm，淋巴结转移数＞4枚，有脉管癌栓、神经侵犯等高危因素，就需要术后辅助放疗。如果放疗后出现皮肤破溃，首先要保持破溃部位的皮肤干燥，切不要自行涂抹药物、化妆品等。如果伴有渗出液，可先用无菌棉棒擦拭，再局部用碘伏消毒，保持干燥，避免用敷料覆盖；必要时可应用促进皮肤新生的药物。

（2）乳腺癌晚期姑息放疗。如果出现放疗区域皮肤破溃，需要明确是正常皮肤破溃还是肿瘤组织破溃。如果是正常皮肤破溃，可按照上述方法治疗，此处不赘述。如果是放疗后肿瘤组织破溃，需要先评估破溃的程度，再结合病情看是否需要停止放疗。

总之，放射治疗是局部治疗，对于局部皮肤组织有损伤。乳腺癌放疗后出现皮肤破溃，要明确破溃的性质，给予积极治疗。

57. 放疗后皮肤瘙痒难忍该如何缓解?

放疗后皮肤瘙痒是放射线对皮肤造成损伤的一个表现。第一，要在放疗前后充分暴露照射范围的皮肤，保持皮肤的干燥清洁，避免日晒。不可以挠，挠破后放疗区域恢复比较慢，容易引起感染，会影响后续的放射治疗。第二，不要在照射区域贴胶布或涂窒息性的药品。第三，进食高蛋白、高热量、容易消化的饮食，以增强患者的体力和皮肤免疫功能。第四，可使用药物治疗，如芦荟胶、多磺酸粘多糖软膏、美宝湿润烧伤膏、康复新液、重组人表皮生长因子外用溶液等，都可以有效地缓解放疗后的皮肤反应。第五，在放疗期间可以穿柔软棉质内衣，以减少皮肤进一步损害。

58. 放疗后喉炎多久能缓解?

首先要明确喉炎不是肿瘤导致的而是放疗的不良反应，其次要遵医嘱对症处理，一般 3 ~ 5 天会有明显缓解。

59. 放疗期间的着装要求有哪些?

放疗期间应做好个人清洁卫生，适宜穿清洁、柔软、宽松的棉制开身内衣。

60. 放疗期间适合做哪些运动？

乳腺癌患者放疗期间除了可以做术后的手臂康复操以外，还可以做适当的运动，如散步、慢跑等，如果是出现骨转移的特殊患者则需要征求医生的意见，进行适当的锻炼。不建议进行打球和游泳等上肢活动量较大的运动，以免引起上肢水肿。如果运动后第二天浑身酸痛，就说明运动量过大了，需要减少运动量。运动时若出现不适或异常，如气短、疼痛、手臂肿胀加重等，要及时就诊。

61. 放疗后疲乏如何处理？

全身乏力、食欲减退是放疗的常见不良反应。如果患者感到疲劳，建议每天下午睡 1 ~ 2 小时或晚上睡觉时间提前，增加睡眠时间。同时还应该制订合理的饮食计划，保证营养的充分摄入，以助于增强体质、减轻身体的不适；适量地应用中药，如人参皂苷 Rh2，也可以减轻放疗的疲劳感。对于症状较重者，应及时调整照射方案，在医生的指导下使用镇静剂、维生素，并补充水分和营养，从而减轻症状或促进恢复。

62. 放疗后白细胞降低需要打升白针吗？

放疗后白细胞低于 $3.0 \times 10^9/L$ 需要打针。

正常血常规的白细胞参考值需在 $3.5 \times 10^9/L$ 以上；如果放疗后复查白细胞在 $3.0 \times 10^9/L$ 以上，可以继续跟踪观察，暂时不用给予升白治疗；如果低于 $3.0 \times 10^9/L$，建议使用升白针（重组人粒细胞刺激因子），避免白细胞下降引起抵抗力下降，导致感染的出现。

63. 放疗期间能洗澡吗?

乳腺癌放疗后可以洗澡,洗澡时注意事项为如下。

(1)洗澡时千万不要将皮肤上的标记点洗掉,如果标记点颜色变淡,一定要找医生及时补充、加粗标记点。

(2)放疗后局部皮肤会有破损、红肿,洗澡时不要擦拭破损、红肿的皮肤,更不能涂抹肥皂,仅仅用水轻轻冲洗即可。

64. 什么样的患者需要内分泌治疗?

内分泌治疗适用于激素敏感性乳腺癌。激素受体 ER 和(或)PR 阳性的浸润性乳腺癌患者,无论年龄、淋巴结情况如何,都可以考虑内分泌辅助治疗。

65. 口服内分泌药物有哪些注意事项?

(1)饮食需要多样化:为了保证身体的需要,需要摄入很多的营养物质,比如蛋白质、碳水化合物、脂肪、维生素、矿物质、水及膳食纤维等共计 40 多种营养素。没有一种食物能够提供人体所需要的所有营养物质,所以需要吃各种各样的食物,尽量做到饮食的多样化。

(2)多吃新鲜的蔬菜和水果:可以将这些水果、蔬菜切成小块,当成点心来吃,蔬菜最好是蒸、煮、炖着吃,最好不要炒着吃。水果中含有大量的果胶,可以促进人体的新陈代谢,使得排便顺畅,对于进行内分泌治疗的乳腺癌患者可以起到很好的补充营养的作用。

(3)补充足够的水分:人体每天需要摄入 1.5 千克左右的水分,如果补充水分不足的话,就可能造成肾脏无法正常工作,从而导致废物积累在肝脏,脂肪不能正常分解代谢,出现不健康的体重增加,这对于乳腺癌患者来说非常不利,会妨碍内分泌治疗的顺利开展。

（4）多吃含有大量纤维的碳水化合物：人体需要的能量主要来自于摄入的碳水化合物，比如面包、面条、大米、谷物等，患者在摄入碳水化合物的时候一定要注意，不要仅仅食用低纤维碳水化合物，比如淀粉以及精加工的食物，还要摄入含有大量纤维的碳水化合物，比如豆类以及全麦食品等。

（5）生殖系统反应：内分泌药物在抑制雌激素水平的同时，也影响了生殖系统的正常运转，患者会出现潮热、子宫内膜增厚、无痛性阴道出血、阴道干燥、性欲低下等症状。出现潮热时，患者应避免食用辛辣刺激的食物，采用冥想锻炼的方法来缓解潮热的症状；绝经前妇女服用药物出现子宫内膜增厚，只要不超过 19 mm，无明显出血症状，都是正常的现象，保持常规的妇科检查即可；绝经后妇女若出现异常的无痛性阴道出血，应立即就医，积极治疗；患者服用药物期间出现阴道干涩，可使用阴道润滑液改善；发现性欲低下时，可向另一半解释并获得对方的理解和支持。

（6）骨质疏松：雌激素的另一个功能就是阻止骨骼中的钙质流失，内分泌药物抑制雌激素的作用易导致患者钙质流失、骨质疏松。接受内分泌治疗的乳腺癌患者适当地补充钙剂和维生素 D，配合运动锻炼，可有效地预防骨质疏松。

66. 注射内分泌药物有哪些注意事项?

（1）激素受体下调剂：代表药物氟维司群。氟维司群的主要功能是下调雌激素受体水平，减少雌激素与受体的结合，抑制雌激素对乳腺癌细胞的促进作用。氟维司群臀部肌内注射，首次应用时两周一次（500 mg），之后每四周注射一次，有严重肝功能损害者严禁使用。

（2）卵巢去势药物：代表药物戈舍瑞林（诺雷德）。绝经前女性体内雌激素主要由卵巢分泌，因而去除内分泌腺体或抑制卵巢功能，亦是内分泌治疗的方法。以往用外科手术和射线切除卵巢，现在可以采用药物来起到类似的作用。诺雷德为皮下注射药物，每四周用药一次。

67. 应用内分泌药物会出现更年期症状吗？如何应对？

应用内分泌药物会出现更年期症状，如潮热、失眠、骨质疏松等。正常人更年期以后，卵巢分泌雌激素的水平很低，主要依赖于少量雄激素的转化，在更年期前后会出现一系列更年期症状。

主要的应对方法如下。

（1）潮热：除了针灸外，内服中药如酸枣仁汤、归脾汤、甘麦大枣汤等在治疗潮热时同样疗效显著。同时改变生活方式，避免吸烟、饮酒，二者可加重潮热症状；潮热发生时，深呼吸、冥想放松有利于改善症状。制订一份体育锻炼计划，如瑜伽，以缓解潮热带来的不良情绪。

保持舒适：发生潮热，尤其是多次潮热时，身上往往大汗淋漓。出汗后，要及时更换衣服，避免着凉。可以使用风扇、空调，保持凉爽舒适。夜间睡觉时，被褥可适当减少一些，穿着透气、棉质的服饰。

（2）失眠：①建议保持良好的睡眠习惯，定时入睡。②营造舒适、安静的睡眠环境，保持床褥整洁干净。③睡前不宜看激烈的电影、书籍，玩手机时间不宜太晚。④睡前避免摄入过多食物和水分，避免饮用啤酒、咖啡、绿茶等。⑤遵医嘱应用药物。

（3）骨质疏松：日常生活中多进食一些高蛋白、高钙质的食物。身体需要时，可以考虑补充钙剂，药物主要有钙片、维生素 D、双膦酸盐等。补钙不能速见成效，一般需要坚持服用 1 年左右。同时，多晒太阳有助于钙吸收。

68. 什么样的患者需要药物去势治疗？

目前研究表明，只有雌激素依赖性乳腺癌患者才适合行卵巢去势治疗，而非激素依赖性乳腺癌则并不一定有效。若患者的肿瘤雌激素受体为阳性，且为复发转移风险较高的绝经前女性，特别是腋窝淋巴结有广泛转移或锁骨下淋巴结有转移者，适合做去势治疗。

69. 内分泌治疗为什么要监测骨密度?

骨质疏松是以骨量减少、骨组织结构被破坏为特点的全身疾病。骨质的沉积与重建一直处在一个动态平衡中,但内分泌治疗后,雌激素水平的陡然下降,使得骨吸收功能增强,骨重建功能减弱,容易发生骨质疏松。骨质疏松最常见的症状是骨痛,如腰背疼痛,尤其是夜间、活动后更加明显,日常生活都受到阻碍。骨折是骨质疏松最需要预防的一点,常发生在脊柱、手腕部、髋部。由于骨质疏松是一个长期的过程,即使没有内分泌治疗,也会随着年龄的增长而发生,所以应该坚持定期复查,监测骨密度,做到防患于未然。

70. 内分泌治疗能间断进行吗?

药物治疗强调连续性,最好不要随意中断,以保证药物在体内 24 小时都维持在一定血药浓度之上。万一某天忘记服药,也不要惊慌,后续正常服药即可。

71. 内分泌治疗的年限是多久?

目前建议内分泌治疗的时限是 5 年,部分高危患者可延长至 10 年。

72. 血脂异常如何选择内分泌药物?

中国成人血脂异常防治指南指出,心血管事件是绝经后早期乳腺癌患者的首要死亡原因,这说明乳腺癌患者不是因为乳腺癌,而是因为血脂因素死亡的人数更多。为什么乳腺癌患者因血脂原因死亡的风险这么高呢?这主要是因为女性患者的血脂水平受激素的影响,而在患者绝经后,自身的雌激素水平大幅度下降，再加上内分泌药物的使用，使得雌激素下降得更为严重，减少了对患者血脂的保护作用，从而导致部分患者因为血脂因素而死亡。因此，绝经后乳腺癌患者的内分泌药物选择就变得尤为重要，选择一个对血脂具有突出保护作用的内分泌药物，可以减少患者因血脂原因而导致的死亡。目前内分泌药物中的芳香化酶抑制剂有甾体类和非甾体类两种，经过大量的实验研究表明，使用甾体类芳香化酶抑制剂（如依西美坦）可以非常明显地降低患者在治疗过程中的血脂风险，从而减少患者因为血脂原因而导致的死亡。这主要是因为甾体类的芳香化酶抑制剂具有一个比较独特的类雄激素样结构，与天然雄烯酮结构相似，这样的结构对保护血脂有非常好的作用。

73. 如何判断是否绝经并需要更换内分泌药物？

判断绝经可以用以下的方法。

（1）双侧卵巢切除术后。

（2）年龄 ≥ 60 岁。

（3）年龄 < 60 岁，且 FSH 与雌二醇水平在绝经后范围内。

（4）正在接受 LH-RH 激动剂或拮抗剂治疗的患者无法判断是否绝经。

（5）正在接受辅助化疗的绝经前女性，停经不能作为绝经的依据。

（6）尽管患者在化疗后会停止排卵或无月经，但卵巢功能仍可能正常或有恢复可能。对于化疗引起无月经的女性，如果考虑以芳香化酶抑制剂作为内分泌治疗药物则需要进行卵巢切除或连续多次监测 FSH 和（或）雌二醇水平以确保患者处于绝经后状态。

经医生判断确实绝经的患者，可以将他莫昔芬换成芳香化酶抑制剂，但一定要遵医嘱，不可自行换药。

74. 口服他莫昔芬治疗期间来月经了，对治疗有影响吗？

口服他莫昔芬期间来月经是不会影响疗效的。他莫昔芬会导致子宫内膜增厚，来月经也属正常，只需定期复查，随时观察即可。

75. 戈舍瑞林注射后多久开始口服来曲唑？

判断绝经后即可口服来曲唑。

76. 口服芳香化酶抑制剂还需要复查妇科超声吗？

可以做妇科检查但不是必须的。

77. 内分泌治疗期间能服用中药吗？

中医药是辨证论治，和西医是不同的用药思维，中西医结合治疗的最终目的都是为了防止以后的复发，但一定要咨询专业医生，不可擅自用药。

78. 内分泌治疗出现手指关节、膝关节疼痛，是什么原因？需要如何处理？

手指关节疼痛，一方面，可能和内分泌药物有关系；另一方面，化疗药物引起的外周神经病变，也可能表现出手指、脚趾关节的麻木、刺痛等。此外，骨质疏松、风湿性疾病等，也可能有类似的表现。患者可以先和主管医生汇报目前的症状，请医生帮助判断是否为内分泌治疗期间的副作用表现。

平时可以多注意保暖，避免接触凉水，做一些关节拉伸的运动（包括瑜伽、太极等），对缓解症状会有帮助。如果有骨质疏松的话，要注意补钙及用药治疗。如果合并麻木等，可以请医生给予营养神经的药物。如果症状不缓解，也需要请医生帮助判断是否有骨关节疾病，如关节炎或者风湿性疾病等，从而给予治疗。

79. 内分泌治疗期间需要避孕吗？

需要。因为内分泌治疗对胎儿有害。在乳腺癌的内分泌治疗期间肯定是不允许怀孕的，因为需要长期用药控制癌细胞，在这个时候如果怀孕的话，首先会使癌细胞的增殖概率增加，同时药物对胎儿发育也可能会产生一定影响。

80. 内分泌治疗期间怀孕了该怎么办？

乳腺癌内分泌治疗期间会有怀孕的可能性，但是内分泌药物存在致畸风险，建议用药期间严格避孕，如怀孕建议咨询专科医生，必要时终止妊娠。

81. 他莫昔芬和托瑞米芬可以互换吗？

他莫昔芬和托瑞米芬不能随便替换，除非经医生判断病情需要。

82. 药物去势和卵巢切除该如何选择？

药物去势还是手术切除卵巢需根据患者病情进行选择，国外对乳腺癌患者是否切除卵巢这个问题目前仍有很多争议。药物去势是指应用药物实施卵巢去势，如用诺雷得（戈舍瑞林）3.6 mg 皮下注射，每 28 天 1 次，共两年。不良反应包括潮热、性欲减退、轻度头痛、恶心等，均可耐受。它的优点是停药后卵巢功能可以恢复，不同于外科卵巢切除术及放射性卵巢去势。

83. 内分泌治疗不能耐受该如何选择？

内分泌治疗不能耐受了，需要找专科医生，根据用药史更换可替代的药物。

84. 乳腺癌患者需要忌口吗？

乳腺癌发生的原因是多样的、复杂的，目前来说，还没有证据证明任何一种食物和乳腺癌的发病有明确关系，但不良的生活习惯可能与乳腺癌的高发有一定的关联，因此作为乳腺癌患者，需要重视的是饮食结构的科学合理性。由于部分乳腺肿瘤的生长依赖于雌激素，因此蜂王浆、蜂胶、胎盘类动物性雌激素含量高的食物严禁食用；禁止烟酒、不明成分的保健品；忌肥腻、油煎、霉变、腌制食物；少吃熏、烤、腌泡、油炸、过咸的食品；不吃陈旧变质的食物。

85. 乳腺癌患者能喝绿茶和咖啡吗？

乳腺癌患者忌咖啡、辣椒、桂皮等辛辣刺激食物。由于绿茶没有经过发酵，保留了较多的营养物质，尤其是绿茶中的茶多酚类物质能抑制癌细胞的生长，因此，乳腺癌患者可以喝绿茶。

86. 喝豆浆会引起复发吗？

乳腺癌患者可以喝豆浆。豆浆中含有大豆异黄酮，属于植物雌激素，与人体的雌激素还是有区别的，对人体激素的分泌具有调节的作用，它的摄入不会增加乳腺癌患者的风险。

87. 骨头汤能补钙吗?

喝骨头汤不能有效地补钙。骨骼中三分之二以上都是磷酸钙的成分,它是不溶于水的,因此在熬骨头汤的时候,溶解的磷酸钙成分非常少。

88. 乳腺癌患者能服用海参、灵芝孢子粉吗?

乳腺癌患者可以通过服用海参和灵芝孢子粉来提高人体免疫力,增强体质,但它们只是一种保健品,不能当作治疗疾病的药物,所以不建议长期服用。

89. 白细胞降低如何用食补来改善?

乳腺癌化疗后易出现白细胞低的情况,可以在平时多食用含有优质蛋白的食物,保持自己的营养均衡,使白细胞降低的情况得到改善。可以食用鱼肉、瘦肉、鸡肉和富含维生素 A、维生素 C 的蔬菜水果等,必要时可以请中医会诊,使用中药进行调理。

90. 义乳的作用是什么?

对于不能或不愿意接受乳房重建的乳腺癌患者来说,义乳是较为理想的选择。

(1)可帮助女性恢复生活自信,重拾女性风采。

(2)科学平衡身体,避免因失乳而引发的脊柱侧弯、颈背疼痛和肩膀倾斜等常见后遗症。

（3）保护胸部，防止撞击。

91. 什么时间佩戴义乳？

义乳的佩戴必须由熟练的专业人员指导，患者可以在手术后4～6周，乳腺伤口完全愈合无不适后佩戴义乳。如患者需进行放疗，则选择海绵义乳。

92. 乳腺癌患者什么时候可以恢复性生活？

在患者身体状况良好时，适度、规律的性生活有助于患者心理健康的恢复和社会角色的适应，维持患者内分泌功能的平衡，使夫妻关系更加和谐。

93. 乳腺癌患者的避孕措施有哪些，能口服避孕药吗？

乳腺癌患者建议采取避孕措施，不推荐使用口服避孕药，可使用避孕套、避孕膜、宫内节育器等进行避孕。

94. 性生活能引起乳腺癌复发吗？

乳腺癌患者保持正常的性生活，不但不会影响乳腺癌的预后，反而有助于患者心理健康的恢复和社会角色的适应。

95. 乳腺癌患者康复后多久可以要孩子？

乳腺原位癌患者手术或放疗结束后；淋巴结阴性的浸润性乳腺癌患者手术后2年；淋巴结阳性的浸润性乳腺癌患者手术后5年。需要辅助内分泌治疗的患者，在受孕前3个月停止内分泌治疗（如戈舍瑞林、亮丙瑞林、他莫昔芬等），直至生育哺乳结束，方可继续内分泌治疗。

96. 乳腺癌会遗传吗？患者的女儿需要做基因检测吗？

对乳腺癌的统计分析表明，其家族性以母亲和姐妹之间表现较明显，若某一妇女的母亲或姐妹患乳腺癌，则她本人发生乳腺癌的可能性比普通妇女高 2 ~ 3 倍，而且发病年龄提前。如母亲和姐妹都患乳腺癌，其 40 岁以前，发生乳腺癌的危险性甚至是普通人的 40 ~ 50 倍，且发生双乳腺癌的概率也会增加。但一般认为，乳腺癌可能是多种因素共同作用的结果，家族史只是其中一种易患因素。有家族史的妇女，中年以后应提高警惕，定期参加普查和做好自查。

通过等位基因连锁分析、候选基因策略和全基因组关联分析等筛查，已鉴定出众多乳腺癌遗传易感基因，包括 *BRCA1*、*BRCA2*、*ATM* 等，多数为调控 DNA 同源重组和损伤修复的基因，与遗传性乳腺癌的发病率密切相关。*BRCA1* 基因和 *BRCA2* 基因的致病性胚系突变的携带者，终身罹患乳腺癌的风险在 60% ~ 80%，是普通人群的 10 ~ 20 倍。

97. 乳腺癌术后多久可以恢复打网球？

体育锻炼可以改善患者生存质量。在治疗的恢复期，如果体能许可，乳腺癌患者可以打网球，但严禁使用患肢进行网球运动。建议每周运动 3 ~ 5 小时，或者每天半小时。

98. 乳腺癌术后多久可以游泳？

乳腺癌患者应在医生的指导下进行体育锻炼，避免患肢过度疲劳，如伤口完全愈合且体能许可，可以进行游泳运动。

99. 术后预防淋巴水肿的措施有哪些？

上肢淋巴水肿是乳腺癌术后主要并发症之一，目前没有特效的治疗方法，以预防为主。上肢淋巴水肿预防的主要措施如下。

（1）按照循序渐进的原则，坚持患肢的功能锻炼。

（2）对患肢进行持续保护，注意避免患肢提拎重物、注射、抽血、测量血压；避免患肢做重复性多的劳动，如拖地板、搓衣物、切菜等。

（3）日常生活中避免蚊虫叮咬、过冷或过热刺激；尽量不穿着过紧的内衣、外衣或佩戴过紧的手表、首饰。

（4）均衡饮食，保持适中的体重；提高机体抵抗力，避免过度疲劳。

（5）乘坐飞机或长途旅行时戴弹力袖套。

（6）如果感到患肢肿胀或有其他不适，请及时就医。

100. 乳腺癌根治术后坐飞机需要佩戴弹力袖套吗？如何选择袖套？

弹力袖套不仅能增加组织内的压力，促进淋巴重新分布和引流，还可以通过皮肤向肢体施加压力，促进淋巴回流，防止淋巴液在体内堆积，具有很好地预防患肢淋巴水肿的效果。建议在乘坐飞机时佩戴专业的淋巴水肿弹力袖套，下飞机两小时后，再脱去弹力袖套。可以选择正规的厂家根据臂围的情况定制弹力袖套。

101. 乳腺癌患者能烫发、染发吗？

乳腺癌患者在逆境中不忘追求美丽，我们是举双手赞成的。但是我们希望大家量力而为。由于染发剂及烫发剂属于化学物品，长期高频率使用会对头皮造成刺激，容易对人体产生影响。在患者放化疗期间，由于抵抗力下降、身体疲劳等不利因素，可以暂缓烫发、染发，待患者体力恢复后，再逐渐恢复日常的生活习惯。另外，某些化疗药物会引起比较严重的脱发，这段时期，可以通过佩戴各种发型和颜色的假发来美化自己的形象。

102. 乳腺癌患者如何选择化妆品？

选用不含有激素的化妆品。

103. 什么是 BMI，和复发有关系吗？

BMI 即身体质量指数，简称体重指数，英文为 Body Mass Index，是用体重数（千克）除以身高数（米）平方得出的数字，是目前国际上常用的衡量人体胖瘦程度以及是否健康的一个标准。医学研究证明：①体重超重或者肥胖使女性患恶性肿瘤（乳腺癌、肠癌、肾癌等）的危险性增加。②在 BMI > 25 时，BMI 每增加一个单位，乳腺癌复发危险性增加 4%。③对绝经前乳腺癌患者，在 BMI > 25 时，其 BMI 每增加一个单位，乳腺癌复发危险性增加 9%。

104. 总担心复发和转移，该如何进行心理调适？

随着乳腺癌患者生存率的逐年提高，良好的心态有助于更好地康复。

（1）学会"宣泄"和正常表达情感。

（2）面对现实，相信医学科学，配合专科医生，进行专科治疗和复查。

（3）乳腺癌是慢性疾病，患者要有与癌症打"持久战"的思想，要有"耐力"和"韧劲"。自己战胜"自己"，命运其实掌握在自己的手中。

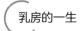

105. 乳腺癌治疗后多久可以重返工作岗位?

乳腺癌患者化疗结束后,可根据自身恢复情况适时开始工作,但注意不要劳累。

106. 乳腺癌患者治疗后多久复查?

根据患者病情及用药情况的不同,患者复查的时间间隔可能稍有不同,一般来说乳腺癌治疗结束后 2 年内,应每 3 个月到医院复查一次;3~5 年,每 6 个月复查一次;5 年以上,应每年复查 1 次。

107. 每次复查的项目是什么?每年都要做骨扫描吗?

乳腺癌复发常见于局部复发(胸壁、乳房、区域淋巴结)和远处转移(肝、肺、骨、脑等器官),因此需要进行一些针对性的相关检查。

根据术后复查时间及频率,询问病史和进行体格检查;进行腹部、妇科、乳腺、腋窝、颈部 B 超检查;进行血常规、生化全套、乳腺癌相关肿瘤标志物等实验室检查;每年一次乳腺钼靶、CT 检查,如接受过放射治疗,应在放射治疗结束后 6~12 个月开始进行此检查;需要更换内分泌药物者需要检查性激素六项;服用 AI 类药物患者需要复查血脂及骨密度;检查其他乳腺专科医生认为有必要的项目。

如出现相关提示症状需要排除骨转移者,酌情选择骨扫描检查。

108. 复查一定要在手术医院进行吗?

选择复查的医院必须以是否具备乳腺癌诊断所需要的相关设备、乳腺癌治疗需要的相关技术,乳腺专科的学科水平等作为基本参考指标,结合自己所在的地理位置、病情轻重、经济情况等因素，综合考虑。由于手术医院对患者的治疗情况比较熟悉，建议在手术医院进行复查。

109. 乳腺癌患者能不能做家务?

乳腺癌患者可以根据自身的体力情况做些轻松的家务活，比如叠衣服、晾衣服、洗碗、择菜、扫地等，不仅可以转移患者的注意力，同时也让患者意识到自己被需要，从而减少患者的消极情绪，增强他们抗癌的信心，还能减轻患者的抑郁心理。值得一提的是，虽然做家务对肿瘤患者有好处，但也需要关注患者的身体状况，不能过度疲劳，患侧负重不要超过 5 千克。

110. 乳腺癌患者患侧肢体能不能抽血和注射?

建议最好不要在患肢进行抽血和注射。乳腺癌手术后的上肢淋巴水肿是一种终身的慢性症状，实施护理管理之后可以减轻水肿，但无法根治。因此，对于做过上肢淋巴清扫的患者来说，需要时刻注意预防淋巴水肿，减少水肿的发生。有研究发现，上肢皮肤损伤的淋巴清扫患者发生淋巴水肿的最终风险是无皮肤损伤患者的 2.44 倍，因此能引起患侧皮肤破损的抽血和注射，尽量少做。2003 年美国淋巴水肿网站提出的 18 条预防上肢淋巴水肿的指南中，也指出了不宜在患肢抽血和注射这一点。

111. 乳腺癌患者能不能养宠物?

乳腺癌患者在经济条件允许的情况下饲养自己喜欢的小动物，可以得到精神支持和陪伴。是否养宠物，应结合实际，根据自身实际的身体、时间、精力、经济和家庭状况来合理选择。养宠物时的卫生问题不可小觑，在放化疗期间，由于治疗的不良反应，患者可能出现骨髓抑制、免疫力下降等，这个时候身体确实比平日更难抵御一些病毒细菌的入侵，患者可以选择少接触家里的宠物，减少抱它们的时间，避免和它们睡觉，特别是不能亲自去处理宠物排泄物。健康的宠物其实是不会对人体的健康造成任何威胁的，乳腺癌患者是完全可以养宠物的，不过需要对宠物进行定期的体检及疫苗注射，避免传染某些疾病。

112. 晚期乳腺癌患者如何运动？

生命在于运动，在肿瘤患者治疗前、后，适当的运动能帮助患者身体更快恢复，并且有可能减少并发症，有利于控制体重、改善内分泌、促进下肢静脉回流、保护心脏，同时还能够减轻患者疲劳、抑郁，提高患者的生活质量。乳腺癌患者需要根据自身具体情况来决定运动强度和时间，量力而行。运动方面，不提倡突击剧烈运动，可选择自己喜欢的项目，保持适当的运动强度，养成运动习惯，坚持终身。美国癌症协会的运动推荐：①减少久坐的时间；②每周至少积累 150 分钟中等强度运动或 75 分钟高强度运动；③锻炼最好不要集中于一周中的一天，最好每天都有合适的锻炼；④每周至少进行两次肌肉力量训练。

中等强度的有氧活动包括快步走、慢速骑自行车、慢速游泳、划船、排球、羽毛球等，简单的判断方法是在活动时能够讲话聊天，但不能唱歌。高强度的有氧活动包括快速骑自行车、耕种、登山、跳绳、武术、竞走、慢跑、篮球、足球、快速游泳等，简单的判断方法是活动中只能讲几个字的短句，不能讲话聊天。年龄＞65 周岁的老年乳腺癌患者应尽量按照以上推荐进行锻炼，如果合并使行动受限的慢性疾病，则根据医生指导适当调整运动时间与运动强度，但应避免长时间处于不运动状态。

113. 晚期乳腺癌患者的饮食有哪些注意事项？

乳腺癌患者饮食总的原则就是避免增加雌激素的摄入、减少有利于雌激素合成的因素，需要忌口的主要是高雌激素食物，如蜂王浆、雪蛤、胎盘素、蜂胶等。还应忌食辛辣刺激、生冷油腻、不易消化、含致癌物质的食物，如辣椒、烈酒、生食、冷荤及含大量动物脂肪的食物。饮食要种类多样，易于消化，多吃含优质蛋白的牛奶、鸡蛋、鱼类、肉类、家禽类、豆制品类；多吃含糖丰富的玉米、面等（糖尿病患者除外），以补充能量；多吃富含维生素的水果、动物肝脏，以及胡萝卜、西红柿、卷心菜等新鲜蔬菜。化疗期间，要适当增加蛋白质的摄入，多吃一些牛奶、大豆、瘦肉、深海鱼、动物骨髓炖的汤、花生、核桃、牛肉、海参、赤小豆等。接受内分泌治疗的乳腺癌患者内分泌治疗期间必须特别关注骨健康问题，建议多进食一些高钙食物。视患者病情的寒热、虚实和脾胃消化吸收功能的强弱，予以必要的食补或食疗，以弥补肿瘤的过分消耗，提高机体的免疫功能和抗癌能力。

我们不能机械地规定能吃什么、不能吃什么。如果这也忌口，那也忌口，连鸡蛋、豆腐、蔬菜之类都不敢吃，最终会使患者营养状况日趋恶化，影响患者治疗和康复。多吃不意味着逮住一样食品一直吃，任何食物都讲究适当，要注意多种食物搭配着吃，营养才能均衡。

114. 乳腺癌患者能不能使用护肤品和化妆品？如何选用？

在挑选护肤品的时候，应尽量避开对乳腺癌患者有高风险危害的添加物。只要购买正规生产的、避开对羟基苯甲酸酯类化学添加物质的产品，乳腺癌患者是完全可以使用护肤品的。在购买化妆品前应当先检查一下成分，含有对羟基苯甲酸甲酯的化妆品，建议不用。干性皮肤应该选择比较油性滋润的护肤品，以增加皮肤的保湿度；油性皮肤的患者，可以选择清爽型的霜类护肤品；中性皮肤的患者需要根据季节调整，选择适合当季皮肤的护肤品。有些患者在治疗过程中，皮肤受副作用的影响容易发炎、瘙痒，可以选用含有神经酰胺的护肤品，有很好的止痒、保湿作用。

115. 晚期乳腺癌患者能不能针灸、刮痧、拔罐?

针灸在我国已有两千多年的历史，也是具有民族特色的一种疗法，现已迈进国际医疗领域。很多癌症患者会使用针灸 / 刮痧 / 拔罐作为辅助治疗。但要注意以下事项。

（1）患处不能刮痧。

（2）患者刮痧必须在专业的医生指导下进行。

（3）刮痧期间有任何不舒服都应该及时停止。

（4）血小板减少、凝血功能异常的患者不宜针灸。

（5）皮肤感染，穴位皮肤破损、溃疡，以及瘢痕和肿瘤部位避免针灸。

116. 晚期乳腺癌患者能捐献器官吗?

具备完全民事行为能力的乳腺癌患者，愿意逝世后无偿捐赠器官救助他人，可填写《中国人体器官捐献志愿登记表》。如果器官捐献者意愿发生改变，可随时变更或撤销。器官捐献包括肾脏、肝脏、心脏、肺脏、胰腺、小肠等大器官和心脏瓣膜、皮肤、骨、角膜等组织。乳腺癌患者捐献大器官是对受捐者有风险的，不同的器官、组织的捐献标准有所不同，乳腺癌患者可以捐献眼角膜。乳腺癌患者表达捐献意愿后，并不意味着器官一定可用，还需要专业医生对所捐赠的器官进行医学上的评估，确认可用后方能提供给合适的受赠者。

117. 面对抑郁，晚期乳腺癌患者该如何应对呢？

约有一半的乳腺癌患者都会在某个阶段出现抑郁情绪，长期持续的负面情绪确实有损身体健康，那乳腺癌患者要如何摆脱这种心态呢？

（1）多与外界接触：最好去一些绿色植物茂盛、空气清新的地方。

（2）增加锻炼和运动的时间：最好是多参加一些户外的运动。

（3）转移注意力，为自己找一点感兴趣的事情做。

（4）多阅读一些长生存、积极乐观的抗癌明星故事，放大正能量，过滤负能量。

（5）主动倾诉，多与医生、家人、爱人、朋友们沟通，及时排解情绪。

（6）大声哭出来：哭是一种极为有效的缓解抑郁情绪的方法。

如果确认出现抑郁症，不管你现在感觉多么无望，都应该在专业的医生指导下进行心理咨询、西药、中药、针灸、音乐疗法等方式干预，及早治疗。

118. 乳腺癌患者如何办理残疾人证？

乳腺癌淋巴清扫后，患侧必须终身保护以防止造成上肢淋巴水肿，其中包括不可提重物、做高强度的运动等，属于肢体残疾中的活动受限或参与受限。因此，符合这一条件的乳腺癌患者可以去办理残疾人证。证件办理需要完成以下 4 个步骤。

（1）到户口所在地县级残联或者居委会提出办证申请，如实填写申请表、评定表。

（2）申请人带着申请表等材料到指定机构进行残疾评定。

（3）评定完成后，把盖章的评定结果及相关材料交给领取申请表处。

（4）经审核符合规定后，相关机关单位加盖公章后会电话通知领证。

符合残疾标准的，整个流程办理下来需 20 ~ 30 天，不符合残疾标准的，不予办理。残疾人证有效期为 10 年，期满可免费换领，仅限本人使用，不可转让他人。

119. 乳腺癌患者如何办理疾病退休?

首先需要明确的是，不是所有的乳腺癌患者都可以提前退休。满足疾病退休的条件如下。

（1）男性满 50 岁，女性满 45 岁。

（2）缴纳养老保险费满 15 年。

（3）经劳动能力鉴定完全丧失劳动能力的。

乳腺癌患者在出院后医疗期满可办理提前退休。其中，乳腺癌患者经综合治疗、放化疗无效或者术后复发的属于完全丧失劳动能力。另外，如果是用人单位申请劳动能力鉴定，鉴定费用由用人单位出，如果是患者提出申请，先由患者预付，鉴定符合部分丧失劳动能力及以上的，鉴定费用由用人单位支付。

提前退休需要完成以下 4 个步骤。

（1）经鉴定符合提前退休条件的职工向单位提出申请，并通过人力资源和社会保障局（人社局）官网下载打印并填写《领取基本养老保险待遇申请表》（以下简称申请表），单位及主管部门审核同意后在申请表上提意见并盖章。

（2）单位提交相关资料到人力资源和社会保障相关部门，相关部门受理初审、复审并签章。

（3）公示无异议后，人社局批复退休人员花名册。

（4）经批准同意提前退休，即可办理退休手续并按月领取养老金。

120. 晚期乳腺癌患者能不能继续工作?

罹患乳腺癌会影响患者的生活质量，同时也会影响工作，部分年纪较大的、身体负荷过重的患者可以选择办理疾病退休；而一些年轻的、身心恢复状态良好的患者则会重返工作岗位。乳腺癌患者回归工作，身体不允许患者太过劳累，所以凡事要以身体健康为先，只要尽力就好，不要高度要求自己成为最完美的那个，健康与掌声不可兼得，适度才是关键，只要做好分内工作就好。

除了上面提到的两个注意事项，工作岗位的性质也需要加以考虑。从既往的研究来看，一些工作由于工作环境、工作时间的原因，与乳腺癌的发病相关，我们建议乳腺癌患者在回归工作时，尽量不选择这 5 类工作岗位：有夜班工作的护士、昼夜颠倒飞行的空乘人员、在公路附近或在空气污染重的环境中长期暴露无遗的岗位、有内分泌干扰物的工作、放射技师等长期暴露在低剂量电离辐射环境中的岗位，这些对乳腺癌患者都是不利的。

回归工作后，需要改变从前的不良习惯，改变自己的心态，选择一个安全的、轻松的岗位，既能保证经济收入，又能保障身体健康。

121. 晚期乳腺癌患者生活中的注意事项有哪些?

即使出现复发转移，很多患者经过合理治疗后肿瘤也能够得到控制，部分患者甚至带瘤长期生存。乳腺癌病程正在被放慢，我们需要更长的生存期和更好的生活质量，对自己的生命负责。

（1）了解乳腺癌的医学知识，理解医生的医疗决策。

（2）选择专门的肿瘤医院，最好稳定在一个医院。

（3）加入一个抗癌平台、病友群，改变自我，重拾信心。

（4）建立良好的家庭、社会关系。

（5）锻炼和饮食缺一不可。

（6）定期复查不应懈怠。

（7）回归社会，重塑自我。

122. 家属如何照顾晚期乳腺癌患者？

乳腺癌患者所追求的不单是治疗效果，更重要的是治疗后生活过得怎么样，经过治疗能继续生存的患者都希望自己过幸福、舒适、健康的生活，也就是想活得好一点。

家属能做的就是把患者的营养照顾好，营养摄入充足可以有效提高乳腺癌患者的存活率，同时降低治疗毒性，在治疗期间患者的不良反应会少一些、好受一些，生活质量会有明显的改善。

123. PICC 置管后能做哪些活动？ 如何做好居家护理？

（1）日常生活指导

①睡眠：睡觉时不要受压，平躺或侧卧，置管侧手臂在上方。②穿衣：先穿置管侧再穿健侧，脱衣先脱健侧再脱置管侧。③淋浴：穿刺点用小毛巾包裹，范围大于贴膜的 2 ~ 3 cm，再用食品保鲜膜包绕 2 ~ 3 圈，上下段用胶布密封。淋浴结束后及时擦干贴膜表面的水蒸气。④活动：a.置管完成后即可开始置管侧肢体的功能锻炼，如握拳动作；b.可以进行日常生活，如吃饭、穿衣、洗脸、刷牙、梳头、上厕所、电脑打字、散步等；c.可做一般家务，如做饭、洗碗、扫地、擦桌子、晒衣服等；d.可做轻柔运动，如弯曲、伸展等，适当锻炼手臂可预防相关并发症。

（2）带管期间应避免以下动作

①桑拿、泡浴、游泳等水中运动。②捏挤置管外露部分、接触尖锐高温物品。③提重物（2.5 千克以上）、拖地、抱小孩、重体力劳动、哑铃等负重程度大的动作。④过于频繁地伸曲手臂，如打球、跳绳、擀饺子皮、搓衣板洗衣服、上举锻炼、打麻将等类似的动作。

124. 输液港有哪些好处？输液港植入术后，当日可以输液吗？

静脉输液港的优势如下。

①便利性高：避免反复穿刺的痛苦，有效保护患者外周血管。②留置时间长：数年至终身。③生活质量高：没有体外导管，美观度好，可以游泳 / 沐浴。④维护简单，治疗间歇期 4 周维护 1 次。⑤并发症少。⑥感染率低。

导管尖端须在右心房与上腔静脉交界处，经 X 线检查确认，位置正常，当日可以输液。如果 X 线显示位置不正常及导管尖端弧度不够，在置管过程中发生气胸、导管堵塞或者回抽障碍、穿刺点漏液等当日不能输液。

125. 乳腺癌治疗期间能用空调吗？

晚期乳腺癌患者身体比较虚弱，免疫力低，夏天容易出现中暑和空调病，而中暑和空调病会破坏人体免疫系统，加速癌细胞的增殖和扩散，加重病情，且空调温度过低或者温差过大容易导致感冒。因此，乳腺癌患者治疗期间可以吹空调，但建议让风吹向天花板，不要对着风直接吹，保持室内通风，空调的温度不宜过低，最好保持在 26 ℃左右。

第3部分

从中医角度看
乳房健康

中医与乳房的相关知识

1. 中医是怎样认识乳房的?

在中国古代医籍里并无"乳腺"一词的记载,但在中医经典著作《黄帝内经》中已提到对乳房的认识,后世医家也多有论述,如"男子乳头属肝,乳房属肾;女子乳头属肝,乳房属胃",指出了乳房的经络归属;"妇人乳有十二穰",指出了乳房的解剖结构;"冲任为气血之海,上行则为乳,下行则为经",指出了乳汁的生成来源。中医认为,肝、肾、脾胃功能是否正常,以及肝、胃、肾经、冲任二脉是否通调对乳腺的生理、病理影响最大。在脏腑气血津液中,以肾的先天精气、脾胃的后天水谷之气、肝的藏血与疏调气机功能对乳腺的生理、病理影响最大。

2. 乳房的生长发育和肾相关吗?

中医所说的"肾"不仅包含现代医学中"肾"所具有的泌尿系统的生理功能,更与生殖发育有关。中医经典理论认为,在男子肾是藏精的地方,在女子肾又和子宫的孕育生命相联系,所以说"肾藏精,主生殖和生长发育"。肾所藏的"精"包括禀受于父母的"先天之精"和来自水谷精微的"后天之精"。我们可以这样认为,"先天之精"就相当于现代医学所说的遗传学,DNA 将所携带的遗传信息传递给子孙,"后天之精"就相当于血液运输的被人体吸收的各种营养物质。

《黄帝内经》更具体地将肾气盛衰的变化和生殖、生长发育的阶段变化讲得更清楚。"女子七岁,肾气盛,齿更发长;二七而天癸至,任脉通,太冲脉盛,月事以时下,故有子……丈夫八岁,肾气实,发长齿更;二八肾气盛,天癸至,精气溢泻,阴阳和,故能有子",也就是说男女少年自七八岁开始，肾气就渐渐得到充盈，女子十四岁、男子十六岁，肾气渐趋旺盛，肾气旺盛机体内就会产生促使生殖功能成熟的"天癸"物质。天癸至，标志着女子性器官的生长发育，也包括了乳房的生长发育，于是女子就会有规律地按月出现月经，乳房也受"天癸"物质的刺激而发育长大，两乳渐见丰隆，孕育后乳汁充盈而哺，完成孕胎、产育等生理功能。"七七，任脉虚，太冲脉衰少，天癸竭，地道不通，故形坏而无子也"，意思是女子四十九岁左右，肾气虚衰，天癸衰竭，于是月经就闭止，生殖能力消失，乳房内的腺体组织逐渐萎缩。

3. 肾虚会引发乳房疾病吗？

根据中医理论，肾气上通脑髓，下连冲任，"肾"与性腺的发育、子宫卵巢的功能有关，同时性激素也可引起乳房周期性的变化。"肾"气虚不但可以导致不孕不育或月经不调，同时也会引起乳房结块或胀痛，所以中医治疗不孕不育及乳房病都可采用补肾的方药，许多患者用补肾药治疗后，月经和排卵能力恢复正常，从而受孕，同时乳房疾病也得到治愈。所以中医所说的"肾"，既是人体性功能的物质基础和动力能源，也是孕育新生命的生殖之本，又和乳房的生长发育、生理病理均有密切的联系。

4. 肝气疏泄失常会对乳房产生什么样的影响？

古人把"木喜条达"的特性沿用到中医学中，就变成了"肝主疏泄"。肝主疏泄，即肝气的疏泄作用，最主要的就是畅达全身的气机和调畅情志。一个人郁闷了，天天自己生闷气，我们就把他的表现称为"肝气郁滞"；一个人大怒发火，我们会说他的肝火比较大，原因是"肝主疏泄"这一功能无法正常进行了。再加上足厥阴肝经贯膈，在两侧胸胁分布，上注于肺，绕乳头而行，所以有"乳头属肝"之说。如果肝失疏泄，则人体气血不能正常运行，肝气郁结，就会出现胸部憋闷，乳房胀痛；如果一个人脾气很大，容易动怒，肝气就会升发太过，叫作"肝气上逆"，就会出现头胀、头痛、目赤面红、血随气逆而吐血、咯血、乳衄。血的运行和津液的输布，均凭借气的推动，肝疏泄有度，则气血运行畅通，如果肝的疏泄功能减退，造成肝郁气结，就会导致血行不畅，引起血瘀病变，如外伤性乳房脂肪坏死；如果影响津液的输布而导致水液停滞，就会产生痰、饮等病理产物，痰气互结，可发生乳腺炎、乳腺增生、乳房结核、乳腺纤维腺瘤、乳房湿疹等。

5. 肝失疏泄时要用什么药物治疗?

对于肝失疏泄引起的乳房疾病，在治疗时常常会选用清肝疏肝的方法，选择具有清肝疏肝作用的药物，如丹皮、栀子、夏枯草、川楝子、薄荷、茵陈、柴胡、青皮、木香、玫瑰花、香橼、佛手等。选方常用逍遥散、柴胡清肝汤、神效瓜蒌散等加减。在具体用药上，要根据患者的病情随证加减、灵活运用，比如有血瘀症状的要加入活血的药物，如桃仁、红花等；有痰凝症状的要加入化痰的药物，如瓜蒌、天花粉等；乳房胀痛明显的加入理气之品如橘叶、香附等；乳房肿块不消的加入散结之品如山慈菇、土贝母、牡蛎等。

6. 肝失疏泄和神经功能有什么关系?

现代医学研究已经证实中医学肝主情志谋虑、藏魂的观点与神经系统的功能活动有关。情志变化可引起大脑皮质功能改变，致使自主神经功能紊乱而出现肝证。同时乳房作为一个靶器官，受下丘脑－垂体－卵巢轴的调控，而下丘脑的活动由更高级的神经中枢（大脑皮质）通过神经递质所控制，外部环境中的各种感觉刺激、精神刺激等通过传入神经在神经中枢转化成化学信号，最后通过兴奋性或抑制性神经递质（如多巴胺、5－羟色胺、褪黑素等）影响下丘脑的神经激素分泌，进而调控垂体和卵巢的激素分泌，对乳房和子宫产生不同的作用。因此肝主疏泄实际上是通过大脑皮质和自主神经系统的作用来调节机体的神经内分泌功能，从而影响下丘脑－垂体－卵巢轴的功能，并与内分泌激素的代谢有关。

7. 为什么脾胃不和会导致乳腺疾病？

现代人生活压力越来越大，朝九晚五的上班作息规律时常被打破，加班、熬夜的生活方式已经成为某些人的常态。不能按时吃饭，同事聚餐就暴饮暴食，甚至三天一小宴，五天一大宴，过多摄入肥甘厚味，长此以往，脾胃不堪重负，不能正常地运化水谷精微，继而产生痰湿、水饮等病理产物，从而对人体的健康产生不利的影响。著名医家李东垣指出"百病皆由脾胃衰而生"。脾胃为后天之本，气血生化之源，脾主运化，若脾失健运，痰湿内生，痰核结于乳房，则会出现乳腺肿瘤。

8. 脾胃功能下降会产生哪些乳房疾病？

中医认为，脾主运化水液，通俗地说就是脾主管体内的水液代谢。脾运化水液的功能健康旺盛，就能防止水液在体内发生不正常的停滞，如果脾运化水液的功能减退，那么水液的运行就会受阻，就会产生湿、痰、饮等病理产物。在乳房疾病中，脾代谢水液的功能失调，造成水积生痰，加上心情郁闷、恼怒等精神因素，导致肝气郁滞，就会引发乳核（即乳腺纤维腺瘤）、粉刺性乳痈（即浆细胞性乳腺炎）等。如果在脾代谢水液功能失调的基础上，兼有肝火旺盛、肝经湿热胶结于乳房就会变生乳房湿疹。如果患者因为其他疾病，如肺结核、肾结核、甲状腺功能亢进等，造成身体虚弱，影响肝脾功能的发挥，就会引发乳房结核（即乳痨）。

胃的功能主要是受纳饮食，通过脾的运化传降于肠，即饮食物入胃，经胃的腐熟后，下行入小肠，进一步消化吸收，所以说胃主通降，以降为和。胃功能的正常与否对乳房也具有重要作用。当胃功能正常，全身气血旺盛时，乳房能够受到健康的滋养，相反地，如果胃功能不正常也会引起相应的乳房疾病。比如胃火旺盛引起的胃功能亢进，就会引发乳痈（即急性化脓性乳腺炎）、乳发（即乳房蜂窝织炎）等；脾胃虚寒引起的胃功能减弱，也会引发乳核（即乳腺纤维腺瘤）等疾病。乳房缺少气血的濡养，就会发生乳少（即乳汁缺乏）、乳泣（即溢乳症）等。乳汁是由气血所化生，所以产后乳少的妇女，常常治以健脾生血。脓水也是气血化生的，乳房破溃后，大量脓液排出，就要给患者健脾胃以补气血；如果脓水清稀，患处长期不收口就更加要从脾胃上调治。

9. 为什么治疗乳房疾病要调理脾胃？

中医藏象学说认为，脾胃五行属土，居于中焦，共同承担着化生气血的重任，所以说脾胃同为"气血生化之源"，并且认为人体的气血，相当于我们所说的能量，是由脾胃将食物转化而来的，所以说脾胃是"后天之本"，是人生存的根本。另外，中医经络学认为，胃经贯穿乳房，沿乳中线下行至腹股沟处。如果脾胃功能失常，气血化生不足，胃经中的气血不能荣养乳房，则会导致一系列乳房疾病，因此，在治疗乳房疾病时要调理脾胃。

10. 和乳房相关的经络有哪些？

中医经络学认为乳房为众经所属，但与足阳明胃经、足少阴肾经、足厥阴肝经关系最为密切，这三条经络属乳房，是"乳房属胃，属肾，乳头属肝"的理论依据。足阳明胃经贯乳中；足厥阴肝经上贯膈，布胸胁，绕乳头；足少阴肾经上贯肝膈而与乳联；足太阴脾经络胃上膈，布于胸中。正是由于经络的通调、濡养作用，将肾中之先天精气、集聚于五脏六腑之后天精气和脾胃运化水谷精微化生之气血用来濡养乳房，肝也通过经络对乳房施行其藏血和疏泄作用，使乳房维持正常生理功能。

11. 什么是冲任二脉？

冲脉和任脉是奇经八脉中的两支。冲脉起于胞中（即子宫），下出会阴后，从气街部（相当于现代医学所称的股动脉经行腹股沟处）起与足少阴经相并，夹脐上行，散入胸中，上达咽喉，环绕口唇。冲脉能调节十二经气血，所以称它为"十二经脉之海"；并且冲脉与生殖功能关系密切，冲、任脉盛，月经才能正常，因此又称"血海"。

任脉起于小腹内胞宫（即子宫），下出会阴毛部，经阴阜，沿腹部正中线向上经过关元等穴，到达咽喉部（天突穴），再上行到达下唇内，左右分行，环绕口唇，交会于督脉之龈交穴，再分别通过鼻翼两旁，上至眼眶下（承泣穴），交于足阳明经。任脉与六阴经有联系，所以称为"阴脉之海"，具有调节全身诸阴经经气的作用。此外，由于任脉起于胞中，能调节月经，促进女子生殖功能，与妇女妊娠有关，故任脉还有主持妊养胞胎的作用。

12. 为什么治疗乳腺疾病要调理冲任二脉？

冲、任二脉都起源于子宫内，这两条经脉的虚实盛衰和妇女的经、带、胎、产有着十分密切的联系。根据中医理论，"冲为血海""任主胞胎"，冲脉盛则上行为乳，下行为血，任脉充盈则可受孕种胎，冲任二脉上连乳房，下络胞宫。大多数中年妇女由于冲任虚衰上不能濡养乳房经络，下不能充养胞宫，在临床上会出现腰膝酸软、经量减少、经行淋漓不尽、经期紊乱，同时乳房可以出现肿块、胀痛，产生乳腺腺病、乳腺增生等表现，这些证候在中医辨证时都归属为冲任二虚、冲任失调。中医又认为，冲任二脉又受肾的支配，虚则同虚，盛则同盛，因此可以说补冲任就是补肝肾。调摄冲任的药物，如仙茅、仙灵脾、鹿角、肉苁蓉、熟地黄等也是补肾养肝的常用药。调冲任、补肝肾既可治疗月经不调的病症，也对多种乳房病有良好的治疗作用。现代药理研究表明，温补肾阳、调摄冲任的中药可以提高卵泡期的雌激素分泌，可以调节和纠正雌二醇、孕酮的比例失调，因此调补冲任的药物对乳房疾病的康复有积极的治疗作用。

13. 经络不通会对乳房产生哪些影响？

"经络以通为用"，就像我们的马路要保持畅通无阻，交通才能正常和谐一样。经络通畅，那么五脏六腑的精、气、血、津、液都能够得滋养，进而荣肤充身，光泽皮毛，濡养五官九窍。乳房的生长发育也离不开经络的滋养，如果经络闭塞不通，就会出现气机不畅，冲任不能濡养乳络，瘀血凝滞，痰瘀互结，形成乳房疾病。这些在中医古籍中早有记载，如《医宗金鉴》有云："痈疽原是火毒生，经络阻隔气血凝。"《诸病源候论》中有云："足阳明之经脉，有从缺盆下于乳者。劳伤血气，其脉虚，腠理虚，寒客于经络。寒搏于血，则血涩不通，其气又归之，气积不散，故结聚成痈。""足阳明之经脉，有从缺盆下于乳者，其经虚，风冷乘之，冷折于血，则结肿。夫肿，热则变败血为脓，冷则核不消。"薛己《立斋外科发挥》中云："大抵乳房属阳明胃经，乳头属厥阴肝经。若忿怒伤肝，或厚味积热，以致气不行，窍不通，乳不出，则结而为肿为痛。""大抵郁闷则脾气阻，肝气逆，遂成隐核，不痛不痒，人多忽之。最难治疗……凡势下陷者，皆曰乳岩，盖其形岩凸似岩穴也。"故中医论治乳房病无论是乳痈、乳疽、乳痰、乳癖、乳岩，皆不离疏通乳络、活血化瘀、疏肝理气、化痰散结等法。

14. 中医所说的"气"是指什么？

气，对于大部分人来说，都可能被视为一种很玄很奇妙而难于理解的东西，它看似无形无相无色，却又力量无穷。在中医学中，"气"是一个运用非常广泛而又难以用一句话解释清楚的概念。中国的古人认为万事万物都是由气生成的，宇宙间的一切事物都是气运动变化的结果。"气"有着像气体一般的流动特性，是一种微小的、难用肉眼看见的极精微物质，并可以理解为人体内构成生命的"能量"或"动力"。这种能量会流遍全身，以维持人体的生命活动。

气的生成来自于三个方面，一是先天之精气，即受之于父母的先天禀赋之气，其生理功能的发挥有赖于肾藏精气；二是水谷之精气，即饮食水谷经脾胃运化后所得的营养物质；三是吸入之清气，即由肺吸入的自然界清气。

15. 乳房与气有什么关系？

气是维持人体生理功能的物质基础，同样乳房正常生理功能的维持也离不开气。《医门法律·先哲格言》说："真气所在，其义有三，曰上中下也。上者所受于天，以通呼吸者也；中者生于水谷，以养营卫也；下者气化于精，藏于命门，以为三焦之根本者也。故上有气海，曰膻中也，其治在肺；中有水谷气血之海，曰中气也，其治在脾胃；下有气海，曰丹田也，其治在肾。人之所赖，惟此气耳，气聚则生，气散则死。"

气是一种动力，可生发、气化、营养、推动、输布。正是由于气的这一功能，维持了人体的正常生理功能，在乳房表现为肾气盛，天癸至，则乳房就会发育、成熟，功能健全；胃气盛，则体格健壮，产后乳汁多而厚。气有温煦、固摄、防御的功能，脏腑中肺主气，肾纳气，肺气主升，胃气主降，肝气疏达，心气鼓动共同完成了人体正常的新陈代谢。

16. 气机失调时可以发生哪些乳房疾病？

（1）气虚：是指人体内正气的亏损虚弱。根据虚弱的脏腑部位不同变化出各种具体的名称，如肾气虚、心气虚、脾气虚、肺气虚等。中医学认为，各脏器的气虚均会对乳房产生重要影响，如先天肾气不足，可出现先天性乳房发育不良症，加上后天脾气不足，乳房就会失去濡养；胃气虚，受纳不足，脾气无力运化，气血化生无源，可出现乳汁不足、清稀，乳房松弛不收；脾气虚乳汁无权收涩出现乳泣；气虚脾失健运，恣食甘厚之品，蕴热于阳明，可产生乳痈、乳发等症。

（2）气滞：气不行则滞。肺气不宣则可为"滞"，表现为腑气不通、大便不畅，在乳房疾病中宣肺通便是治疗的一个重要环节；肝气郁滞是乳房疾病病机中的一个重要部分，其因在于足厥阴肝经贯膈，布胁肋，绕乳头，乳房与肝息息相关。肝脾气滞可致痰凝血瘀结于乳络产生乳癖；产后忧郁、肝气郁结化火易发乳痈。

（3）气郁化火：气不行则滞而不通，气属阳，有温煦机体的功能。气聚不散时久就会壅积为瘀，温之有余则可化热，热极生火，临床可见热邪迫血外溢的乳衄，外伤后气滞血瘀、瘀久化热成脓，肝气郁结，化火结毒的乳岩等。

17. 六淫邪气如何导致乳房疾病？

六淫之邪导致乳房疾病者，以火邪为主，次为风邪、湿邪、寒邪等。

（1）火邪。从阴阳的属性上讲，火邪属于阳邪，具有燔灼、升腾的特性，所以火热之邪易伤津耗气、生风动血及导致疮痈。临床上，乳痈、粉刺性乳痈脓肿形成、乳疽、乳发、乳房部丹毒、带状疱疹等，大多由于感受火热之邪而起。中医认为，"女子乳头属肝，乳房属胃"，肝郁则易化火，所以肝郁胃热是乳房急性炎症的常见病因。乳房位居胸前和人体之中部，乳房的痈、发等急性感染性疾病，其主要病因乃"火毒"。火毒蕴于乳房，则见乳房某部灼热、焮红肿硬，甚或紫黯，疼痛剧烈，肿处皮薄光泽，容易化脓腐烂，常伴有口渴喜饮、小便短赤、大便干结等全身症状。

（2）湿邪。从阴阳的属性上讲，湿邪属于阴邪，因为它具有重浊、黏腻的特性，而且病程缠绵难愈。湿邪引起的乳房病，从其重浊、黏腻的特性上讲，常见水疱、糜烂、渗出、结痂、痒痛并作，缠绵难愈。临床上乳晕、乳房湿疹，乳腺湿疹样癌等疾病多由湿邪所致。如湿疹，产生的原因可能是内衣或者胸罩过紧，或者是其采用化学纤维材料制成，在夏日汗液排出较多，水气得不到散发，留滞于乳头、乳络，从而发为湿疹。

（3）寒邪。从阴阳的属性上讲，寒邪属于阴邪，因为它的性质是收引凝聚，可使经络受阻，气血运行障碍，从而引发一系列属于阴证的病症，在乳房病中就表现为慢性炎症样病变。寒邪侵犯乳房时，因为寒邪收引凝聚的特性，乳房的经络气血就会受阻，从而在局部形成肿块。通常肿块处皮肤颜色暗红或者不红，皮温不高，肿势散漫，痛有定处，得暖则减，久不成脓；或成脓破溃后，脓水清稀，较难收口，如乳房结核、慢性乳房脓肿、浆细胞性乳腺炎等。

（4）风邪。风邪属于阳邪，因为风具有上行的特性，多侵犯人体上部。"风为百病之长"，中医认为，绝大多数疾病的发生都与感受风邪有着密切的关系。同时，风邪还喜欢和其他邪气夹杂伴行，比如风湿、风寒等。当风邪侵犯乳头、乳晕，常在该处引发皮疹，挟湿则渗出流津，局部糜烂，久不得愈，如乳头皲裂、乳晕湿疹等。

风邪所致的乳房病虽不多见，但文献中多有记述，如乳头破碎，《疡科心得集》谓之乳头风；乳晕、乳房部湿疹、乳房部荨麻疹、乳痈等在《外科全生集》中谓"妇人被儿鼻风吹入乳孔，以致闭结，内生一块，红肿作痛，大者谓痈"。

（5）暑邪。暑邪也属于阳邪，是盛夏火热之气变化而成的，我国夏天炎热，天气对流剧烈从而雨水较多，故中医认为暑多挟湿。在夏天因为感受暑热，汗出过多或汗出不畅，以致暑湿逗留，易生痱子。乳房过大，在其紧贴皮肤的褶皱处由于汗出不畅，更易引发痱疹，瘙痒不止。

（6）燥邪。燥邪侵犯乳房较为少见，常与风邪共存，客于乳房则可引起干燥、结痂、皲裂，如乳头皲裂等。

18. 乳房疾病中西医相对应的名称是什么？

乳痈：相当于西医的急性化脓性乳腺炎。痈者，壅也，指气血被邪毒壅聚而发生的化脓性疾病。粉刺性乳痈，相当于西医的浆细胞性乳腺炎。

乳发：相当于西医的乳房蜂窝织炎或乳房坏疽。"痈之大者名发"，一般把来势迅猛且病变范围大于痈的外疡称之为发。

乳痨：相当于西医的乳房结核。因病变后期会出现虚损的表现，故而得名。

乳癖：相当于西医的乳腺增生症。"癖"和"痞"是一个意思。"癖"和"癥"是相对而言的两类性质的肿块。"癥"是"真"的意思，也就是说肿块不会因为时间、地点、条件的改变而改变，它是始终存在的。而"痞"就不同了，它的肿块大小或触痛程度会变化，所以说乳癖能随喜怒而消长。

乳疬：相当于西医的乳房异常发育症。

乳核：相当于西医的乳腺纤维腺瘤，古籍对其描述为"乳中结核，形如丸卵"，在历代文献中，将其归属"乳癖"范畴。

乳衄："衄"的意思是"出血"，乳窍不时溢出少量血液，称为乳衄。引起乳衄的疾病有多种，如乳腺导管内乳头状瘤、乳腺癌、乳腺增生等。

乳泣：相当于西医的溢乳症，指妊娠期中乳汁自行流出。

乳岩：相当于西医的乳腺癌。"岩"在中医里指病变部肿块坚硬如石，高低不平，固定不移，形似岩石，破溃后疮面中间凹陷较深，状如岩穴，故称之谓岩。"岩"与"癌"相同。

19. 先天正气不足对乳房有何影响？

现代医学证明，先天遗传因素可影响乳房疾病的发生与发展。现代医学讲的遗传因素，中医称之为"先天正气不足"，又称"禀赋不足"，即父母阴阳和合、胚胎形成之时，因为疾病的遗传或者因为怀孕期间服用不当的药物伤了胎气，或者因为母体羸弱，胎儿在母亲体内得不到充分的营养，导致婴儿一出生就有肾精亏损、形体瘦弱、畸形等，如果发生在乳房则有可能产生先天性乳房缺如症、先天性多乳症、先天性乳头畸形、先天性乳房不对称、先天性小乳症等。医学统计发现遗传在乳腺癌的发病学上有重要意义，如果一位女性的姐妹或者母亲或者祖母患有乳腺癌，那么这名女性罹患乳腺癌的概率要比其他女性高出许多。大众所熟知的好莱坞女星安吉丽娜·朱莉正是因家族乳腺癌病史，而选择在可能患病前将乳房切除。

20. 还有哪些原因会导致乳房疾病？

除了上述人体正气不足和外感六淫邪气会导致乳房疾病的发生外，另有外伤、虫、毒等也可致病。

（1）外伤。乳房为突出于胸前的器官，容易遭受外伤。轻者伤于肌表，可见皮肤青肿或有紫斑；重者伤于深部可发生血肿，如瘀久感染化热可导致瘀血外痈，甚至引起脂肪坏死、皮肤凹陷，很难与癌肿区别。

（2）虫。虫毒所致的乳房部疾病不多，如果饮食不洁，吃煮食不透的猪肉，沾染在猪肉上的链状带绦虫卵进入人体后，孵化成六钩蚴，寄生在乳房皮下或乳腺组织内，形成圆形或椭圆形结节，名曰乳房囊虫病。食入肉类中的包虫卵，孵化成棘球蚴，寄生于乳房，形成生长缓慢、进行性增大的囊性肿块，名曰乳房包虫病。在丝虫流行区，丝虫进入人体后，侵入淋巴管、淋巴结，寄生于乳房，在皮下或表浅乳腺组织内，少数在较深乳腺组织内形成豆大或鸽蛋大小、中等硬度结块，称之为乳房丝虫病。其他如感染疥螨，可在乳房褶缝处发生疥疮；感染痨虫（结核杆菌），可发生乳痰；为螨虫叮咬可发生虫咬皮炎等。

（3）毒。中医所说的毒邪，泛指各种致病性剧烈且发展迅速，或者顽固难愈的病因。在乳房疾病中所见的毒邪致病，有火毒导致的乳房部带状疱疹，药毒所致的乳疬和乳泣，癌毒所致的各种乳腺癌等。火毒致病急骤，灼热如火燎，疼痛难忍。癌毒致病，病势凶险，多难克制，后期发展迅速，坚硬似岩石，药石难化，溃若泛莲、岩穴蚁穿，恶臭异常。药毒，如过量的雌激素可致乳疬、乳腺增生、乳癌等；氯丙嗪、利血平可致溢乳症。时毒，如流行性腮腺炎，发生的同时，女子可以并发病毒性乳腺炎，来势迅猛，一侧或双侧乳房肿大，有自觉疼痛和压痛，一般不化脓，随腮腺肿胀之起落而起落。

21. 青春期男孩乳房突起是怎么回事？

男子单侧或双侧乳房异常增大或突起，乳晕下出现扁圆形肿块，甚或呈现女性型乳房，伴有胀痛症状，称为男性乳房异常发育症，中医称之为乳疬。现代医学认为乳房异常发育的病因是乳腺内分泌失调，雌激素水平相对增高，导致乳腺组织发育和异常增生。乳疬的中医病因病机为先天禀赋不足，肝肾亏虚，肾精不足，或睾丸外伤，睾丸失养，痰湿内生；又因肝经绕阴器，过少腹，布两胁，气滞痰凝，痰浊循经流注两胁乳房，致乳房肿大。后天脾气虚，运化无力，痰湿内生；肝气郁结，疏泄失司，郁而化火，灼津成痰，凝滞于乳络，亦发为本病。

22. 青春期女孩一切正常，乳房却未明显发育的原因是什么？

青春期时乳房最初是胸部扁平，乳头凸出；接着是胸部微微隆起，超出皮肤表面，乳晕形成，能摸到稍硬的块状物；然后乳房变得圆润，乳晕的色素加深，乳头高凸；成形期，乳房有弹性和坚挺度、乳峰更高，整体更丰满。当出现乳房发育停留于第一阶段时，中医方面病因病机主要为先天肝脾肾亏虚，肝血亏虚，肾精不足，生长发育迟缓；脾气虚，运化无力，固摄失司；情志不畅，肝郁气滞，肝失疏泄，肝木克脾土，脾失健运，中焦枢机不利，水谷精微运化无力，无法充盈肌肉骨骼，发育延迟。因此，要注意加强营养和体育锻炼，从而有助于青春期女孩儿的身体健康发育。

23. 中医如何理解乳腺增生症的发病机制？

乳腺增生症属传统中医"乳癖""乳中结核"范畴。多由于情志不畅、劳倦、饮食不节等导致肝气郁结、肝肾不足、任冲失调、痰凝血瘀，聚结成块而发为乳癖。

其病因病机多为情志不畅，怒郁伤肝、思虑伤脾；或饮食不节，损伤脾胃，或木旺土虚，肝气乘脾；或肾气亏损，冲任失调，从而导致气滞、血瘀、痰湿、寒凝等凝结于乳络而形成肿块，日久不通则痛，多与女子的肝、脾（胃）、肾、胞宫、冲任等有着密切的联系。本症本虚标实，病位在肝、脾（胃）、肾，气滞、痰凝、血瘀、寒湿等为其标，肾虚为其本。

24. 中医如何理解男性乳腺发育？

男性乳房发育症（gynecomastia，GYN）又称男性乳腺增生症或男子女性型乳房，是指男性乳房组织异常发育、乳腺结缔组织异常增生的一种临床病症，通常表现为乳房无痛性进行性增大或乳晕深部团状肿块，有时可伴疼痛或触痛，偶有乳汁样分泌物，占男性乳房疾病的 60% ~ 80%。

《疡科心得集·乳痈乳疽证》认为："男子乳头属肝，乳房属肾，以肝肾血虚，肾虚精怯，故结肿痛"。《外证医案汇编·乳胁腋肋部》认为："男子之乳房属肾，何也？男以气为主，女以血为先，足少阴肾之脉，经膀胱，其直者从肾上贯肝膈，入肺中，水中一点真阳，直透三阴之上。水不涵木，木气不舒，真阳不能上达。乳中结核，气郁……虽云肝病，其本在肾"。《外科正宗·乳痈论》认为："男子乳节与女子微异，女损肝胃，男损肝肾，盖怒火房欲过度，以此肝虚血燥，肾虚精怯，血脉不得上行，肝经无以荣养，遂结肿痛。"这一论述为后世大多医家所承袭。

　　肾藏精，肝藏血，精血互化，为母子之脏。肝藏血及主疏泄功能有赖于肾气的温煦资助。若先天禀赋不足，肾气不充，或年老体弱，肾虚精亏，或久病及肾，肾失濡养，可致肾虚精亏等使肾之阴阳失调，肾气不足，冲任失调。冲任两脉起于胞中，任为阴脉之海，循腹里，上关元至胸中，冲为血海之脉，夹脐上行，至胸中而散；冲任失调导致经脉气血循行失调、循经聚于乳络而引起乳病。本证多以肝肾损伤为本，气滞、血瘀、痰凝为标。

25. 乳腺增生的中医外治法有哪些？

　　中医外治法优势在于药物不用通过胃肠吸收，药物可直接作用于病灶部位，疗效独特、作用迅速、历史悠久，具有简、便、廉、验的特点。

　　（1）针刺疗法：短针刺法、火针刺法、电针刺法。

　　（2）推拿疗法。

　　（3）艾灸疗法：艾灸疗法是用艾绒或艾炷点燃后，对腧穴或病变部位进行烧灼或熏烫治疗，可温通气血、活血止痛。

　　（4）中药外敷疗法：中药外敷疗法，能够使药物中的有效成分透过皮肤直达病灶，从而舒筋活血、改善局部微循环。

　　（5）穴位贴敷疗法：穴位贴敷疗法是以中医经络学说为主要依据，将药物研成细末，用水、酒、油、醋等调成糊状，贴敷于相应穴位的一种无创中医外治法。

　　（6）穴位埋线疗法。

　　（7）耳穴疗法。

　　（8）刺络拔罐疗法：刺络拔罐疗法是在拔罐的负压吸力下，同时加强了刺血的效果，改善局部微循环，起到"祛瘀生新"的作用。

　　（9）刮痧疗法：刮痧疗法是使用边缘光滑的工具，蘸取油或清水，直接作用于皮部，即脏腑经络气血的外在反应部位，从而起到治疗效果。

26. 中药湿热敷疗法治疗乳腺疼痛和乳腺结节的原理是什么?

湿热敷疗法相当于古代的药熨疗法,药熨疗法是指将药物或其他物品加热后在人体局部或一定穴位,适时来回移动或回旋运转,利用温热之力,将药性通过体表毛窍透入经络、血脉的一种治疗操作方法。临床实践证明,药熨疗法有温经通络、活血行气、散热止痛等作用。中药湿热敷疗法是中医传统外治法"熨法"的改良,主要作用是"中药 + 透热"。湿热敷使用的湿热物理治疗袋正是利用布袋中的聚热材料,加热后散发出的热量和水蒸气作用于治疗部位。湿热敷疗法还可加快清除疼痛部位的代谢废物、炎性渗出物及致痛物质,从而使疼痛得到缓解。

27. 湿热敷疗法适用于哪类乳腺疾病?

湿热敷疗法适用于乳痛症、部分乳腺结节、乳腺增生症、粉刺性乳痛等乳腺疾病。常用的药物主要有黑附子、肉桂、姜炭、红花、天南星、白芥子、法半夏、麻黄等。

28. 外治法有不良反应吗?

可能会引起局部过敏反应,如局部皮肤发红、发痒等。对于乳房红肿热痛的患者也应慎用,或在医生的指导下使用。

29. 中医如何治疗经前乳房胀痛?

(1)中药内服,包括中成药和中药煎剂。
(2)针灸。
(3)心理治疗。

（4）耳穴。

（5）食疗。

（6）推拿按摩。

（7）中药外敷。

30. 治疗乳腺增生常用的中成药有哪些?

小金丸、乳癖消片、夏枯草胶囊、乳癖散结颗粒、乳宁颗粒、平消胶囊等。

31. 中医如何理解乳腺癌的发病机制?

乳腺癌属中医"乳岩""乳石痈""奶岩""石奶""乳痞"等范畴。目前对于乳腺癌的病因病机的研究，普遍认为与肝气郁结等情志因素及冲任失调有关。陆德铭教授认为，乳腺癌的发病机制包括冲任失调、气机不畅、七情郁结，其中冲任失调是发生乳腺癌最主要的致病因素。肝肾虚，天癸竭，冲任空虚，则气血运行失常，气虚无力推动血行，气滞血瘀，久而聚痰酿毒，互结于乳房而生癌瘤；或因饮食不节，情志不畅，导致肝郁脾虚，冲任失调，气血痰瘀凝滞于乳络，形成乳癖，日久化为癌。唐汉钧教授认为，乳腺癌症候整体属虚，局部属实，正虚邪实；其发病的内因是正气亏虚，七情内伤，外因为六淫入侵，进而导致机体阴阳失调，脏腑功能出现障碍，气血运行失常，痰浊瘀血相互交结。吴良村教授也指出，乳腺癌的发病不外乎内外二因所主，外因指六淫外邪停留经络，形成瘤病，内因为七情内伤导致脏腑失和、气滞血瘀、痰凝毒结发而为病；若脏腑虚损，功能失调，阴阳不和，既可致痰瘀内生发为积，又易招致外邪。还有调查研究表明，乳腺癌患者在确诊前所遭遇负性生活事件的频率、强度明显较高，而且在遭遇负性生活事件时，乳腺癌患者多采用消极的应对方式；这就提示了乳腺癌的发生与忧郁、思虑、悲伤等情志因素有关。负性生活事件所带来的不良情志因素作为一种应激源，在一定时间、程度上作用于患者，如果消极应对，就可能影响相应的脏器（如肝、脾、肾等），造成脏腑功能失调，导致乳腺癌的发生。

32. 中医在乳腺癌治疗中的作用是什么？

乳腺癌的主要治疗方法一般是以手术、放疗、化疗为主，中医中药为辅的综合全面诊疗，从而起到更好的治疗效果。中医讲究辨证论治，可以根据患者不同的体质，结合患者的症状、体征、舌苔、脉象等来进行判断，采用最适合个体患者的中药组合，在药组中加入疏肝健脾、活血化瘀、软坚散结的药物，进一步减轻手术和放化疗带来的不适反应，同时能够对患者进行整体的调节，提高患者免疫力，更好地控制疾病的发展，提高患者的生活质量。中医的辨证论治，能够更好地贴合患者自身情况，做出及时有效的调整，保障患者预后。但要注意中医中药是不能代替手术、放化疗及内分泌治疗的。

33. 中医如何治疗乳腺癌？

目前乳腺癌的治疗已很规范，中医治疗乳腺癌的优势在于中药能够缓解放化疗带来的不良反应，能够增强机体免疫力。中医治疗乳腺癌的原则是以扶正祛邪为主，同时再根据不同的患者、不同的证型进行疏肝理气、健脾化湿、调理冲任、清热解毒、补益气血等治疗。中医治疗乳腺癌的常用方剂包括柴胡疏肝散、逍遥散、小柴胡汤、四物汤、八珍汤等，以及各自的经验方的加减运用，其中最常用的中药有柴胡、白芍、白术、当归、黄芪、枸杞子、女贞子、熟地黄、蒲公英、茯苓等，对乳腺癌均有较好的治疗效果。

34. 中医的辨证论治适合西医的手术治疗分期吗？

适合。现代病证结合的模式指的是中医辨证论治和西医辨病相结合，患者处于西医治疗的不同时期，中医的治疗方法也不同，围手术期、放化疗期间，中医治疗应该以减毒增效为主，急则治标，缓解患者的手术并发症，减轻放化疗的不良反应。术后中药治疗以调节机体为主，增强患者免疫力，促进机体康复。化疗期间中药治疗可以预防手足综合征，减轻胃肠道反应；内分泌药联合中药治疗，可以治疗潮热、盗汗等类更年期综合征。所以中医的辨证论治适合西医的手术分期治疗，且提高患者生命质量的效果更加显著。

35. 手术及化疗对乳腺癌患者中医体质的影响有哪些？

调查数据显示，乳腺癌术后的患者中医体质会发生一定的改变，患者术前体质由高到低占比一般为气郁质、气虚质、瘀血质、阴虚质，而在经历过乳腺癌手术后，中医体质由高到低的占比为气虚质、气郁质、阴虚质、瘀血质。所以乳腺癌手术对患者的体质改变有很大的影响，尤其是乳腺癌手术属于消耗人体正气的手术，术后患者元气受损，加之后续的放化疗等现代医疗手段，更加重了气虚的表现，所以体质最容易变为气虚质。患者在术后心情紧张且容易焦虑，容易抑郁，所以气郁质体质占比第二。多数乳腺癌好发于40～60岁，患者可能处于更年期，所以阴虚体质也比较多。女子乳房的气血与肝肾脾胃经络之气相关，经络之气以通为用，如果气机不畅，气不能推动血液运行，血液瘀滞，易形成乳岩，所以瘀血质也比较多。综上，乳腺癌患者术后易形成气虚质、气郁质、阴虚质、瘀血质等。

36. 中医的刺血拔罐可以治疗乳腺癌术后上肢水肿吗？

可以。中医认为乳腺癌患者发生上肢水肿的原因在于手术会损伤患者的血脉神经，导致患者气虚，气血运行不畅，气不能推动津液运行，加之体虚肺脾肾不能合理调节津液代谢，水液行于皮下，瘀血内停，发为水肿。利用三棱针法在患者体表穴位和浅表血络放出少量血液，可以通经活络，起到消肿的作用，同时配合拔罐疗法更能排毒祛瘀，明显减轻患者的临床症状。此原理可能与西医学的促进血液运行、加强新陈代谢相关。且经过临床证实，水肿发生后及时应用刺血拔罐法效果更好。

37. 中医如何认识乳腺纤维腺瘤？

中医将乳腺纤维腺瘤称为乳核，顾名思义，乳核的特点为形如完卵、边界清楚、质地坚实、活动度大，触诊常有滑脱感，发生恶变的概率较低。一般认为本病是情志内伤，肝气郁结，或者忧思伤脾，运化失职，痰浊凝聚，导致气血、痰浊凝聚于乳房而成。

38. 中医如何缓解并预防多发性乳腺纤维腺瘤？

乳腺纤维腺瘤在中医称为乳核，一般是由情志不畅，肝气郁结引起，所以需要告知患者管理情绪，尽量少发脾气，也可以服用一些辅助疏导情绪的药物，比如逍遥丸。同时，需要注意饮食结构合理性，少食肥甘厚味的油炸食品，保持激素水平稳定，同时也要限制脂肪的摄入量，补充维生素 D。在注意情绪和饮食的同时配合身体锻炼，提高身体素质，能够更好地预防乳腺纤维腺瘤。当然还要保持胸罩的松紧适当，综合全面地为乳房营造健康的发育环境。保持心情舒畅，不熬夜、不纠结、定期体检，更好地预防乳腺纤维腺瘤的发生。

39. 育龄期乳房结块一定要手术吗？哪种情况可以中医调理？

育龄期扪及乳房结块，需要先做乳房检查，比如 B 超、钼靶、磁共振成像等，以确定是否需要进行手术。如果只是单纯乳腺增生，可以考虑服用中药调理，一般乳腺增生与月经周期及情绪变化密切相关，服用中药时运用疏肝解郁、畅达情志的治疗原则，从调理患者情绪方面下手，达到疏肝的目的，气机畅达则气血得通，经络通达则肿块得消，能取得意想不到的效果。如果乳腺纤维腺瘤或者乳腺癌的结块需要手术取出，也可在术后服用中药促进康复进程。手术耗伤患者气血，此时需要加入一定量的补气补血的中药进行调理，提高患者术后生活质量。

40. 乳头湿疹严重吗？

乳头湿疹样改变时，往往需要与一种特殊类型乳腺癌鉴别，即乳腺湿疹样癌，又称 Paget 病。乳腺湿疹样癌的主要临床特点为乳头、乳晕区糜烂、渗出、反复结痂，深入发展可出现乳头内陷、乳头受损，甚至乳头形态消失变平，部分患者有瘙痒感、刺痛感和局部灼烧感。而乳头单纯湿疹好发于哺乳期妇女，临床也表现为乳头部的瘙痒、糜烂渗出，边界不清。因 Paget 病初起时大部分患者乳房肿块不明显，仅表现为皮肤改变，肉眼往往难以与乳头单纯湿疹相鉴别，故必须行病理检查明确诊断，但乳头单纯湿疹往往不会侵蚀乳头正常形态，即乳头不会变形，单纯的乳头湿疹可通过局部外涂加口服中药进行治疗。当依照湿疹进行治疗并无好转迹象时，或是可触及同侧腋下淋巴结肿大时，往往考虑 Paget 病可能性大，此时需要行病理检查明确诊断。

41. 乳房部位长了红疹，疼得厉害是什么问题？

红疹与红斑不同，疹为突起于皮肤的小粒，数目多少不一，散在分布。而斑与周围皮肤平齐，如乳腺炎即表现为皮肤大片红斑。因此乳房部位红疹，且疼痛剧烈时，不考虑乳房组织的炎症，往往考虑带状疱疹初起。虽然带状疱疹典型的临床表现为排列成带状的成簇水疱，但本病初起不严重时，往往仅表现为红色斑丘疹，继而才出现粟米至黄豆大小簇集成群的水疱，而剧烈的灼热刺痛感出现较早，有助于诊断。中医疗法对带状疱疹有很好的治疗作用。

42. 有没有外用中药治疗乳房疼痛和结节？

有。治疗乳房疼痛和结节可以采用药物敷贴的方法，如定痛膏和紫色消肿膏，二者调匀外敷疗效显著，治疗疼痛性疾病效果尤佳，共同组成药物包括紫草、防风、当归、红花、乳香、没药等。还有中药湿热敷疗法，主要原理是利用"中药＋透热"，作用于治疗部位，使相应治疗部位的血络充分扩张、开放，从而有利于药物的吸收，使治疗效果更加显著，同时湿热敷能够加快清除疼痛部位的代谢废物，能使疼痛得到有效缓解，适用于中度及重度乳房疼痛，湿热敷时间一般为 20 ~ 40 分钟，根据患者情况可适当延长至 1 小时。

43. 影响乳房疼痛、结节的原因有哪些？

乳房疼痛可以分为周期性乳房疼痛和非周期性乳房疼痛。周期性乳房疼痛一般与月经周期及情绪密切相关，在月经周期来临之前，情绪波动大，肝气郁结，致使乳络不通，就可能产生疼痛和结块；非周期性乳房疼痛不随月经变化而变化，一般情况下由乳腺增生引起，表现时轻时重。另外还有各种炎症引起的疼痛，包括急性乳腺炎、浆细胞性乳腺炎、肉芽肿性小叶性乳腺炎等，当然也存在乳腺癌的可能。

乳房结节一般是郁怒伤肝，肝气不能条达舒畅，思虑伤脾，脾失健运，痰湿内蕴，以致肝脾两伤，痰气互结，凝结成块。

乳房疼痛、结节和体质也有一定关系，患者气郁质也易诱发疼痛和结节。综上，情志和体质会影响乳房产生疼痛和结节。

44. 针灸、耳穴能预防乳腺疾病吗？

针灸、耳穴预防乳腺疾病主要基于中医脏腑经络理论。足厥阴肝经绕乳头而行，足太阴脾经循行过胸中。经络所过，主治所及，早在《黄帝内经》中便有"女子乳头属肝，乳房属胃"理论，因此针刺肝经、脾经、胃经相应穴位可起到疏理肝气、畅达气机、健脾化痰的作用。

人体十二经络均直接或间接走行于耳，刺激耳穴可引起相应经络感传，调节脏腑功能。研究表明，刺激神门、内分泌、皮质下等耳穴能双向调节下丘脑－垂体－性腺轴，具有调节生理功能和内分泌的作用，从而逐步调节雌孕激素水平使其恢复生理平衡，预防乳腺疾病。

45. 乳腺有结节，可以怀孕吗？

乳腺结节可包括乳腺增生、乳腺囊肿、乳腺肿瘤性疾病（包括良性肿瘤、癌前病变、恶性肿瘤）。备孕期女性若考虑恶性肿瘤或癌前病变，建议先行手术切除，待恢复后再计划备孕。若考虑良性病变时应具体情况具体分析。

根据乳腺彩超 BI-RADS 分级，I级提示未发现乳腺病变，II级提示良性病变，此时可正常备孕，而若 BI-RADS III级提示已发生良性病变，恶性率＜ 2%，此时应根据触诊及彩超下肿块形态或穿刺病理除外纤维腺瘤，若考虑纤维腺瘤则不建议备孕。妊娠期间体内激素水平的变化不仅作用于乳腺，同时还会不同程度地加速纤维腺瘤的生长，甚至增加其恶变的风险，因此建议先行手术切除再计划备孕。

46. 中医怎么理解急性乳腺炎？

中医将急性乳腺炎称为乳痈。在中医理论中，女子乳房属胃，乳头属肝，如果产后心情郁闷不舒或急躁易怒，导致肝胃蕴热，气滞血瘀，或过食滋补厚味的食品，或泌乳多而哺乳少，导致乳汁淤积于乳络中，或乳头破损外伤，热毒邪气从破损的乳头入侵乳房，从而出现乳房结块、红肿热痛、化脓破溃后出脓稠厚等症状，形成急性乳腺炎。

47. 急性乳腺炎可以运用推拿疗法治疗吗？

早期因乳汁瘀积而引起急性乳腺炎的患者可采用推拿疗法。利用推拿疗法排乳可以疏通乳络，促进瘀积的乳汁排出，并增强局部的血液循环，有效缓解局部肿胀疼痛的症状。但超声下若提示有成脓表现时，最好不要使用推拿法治疗。

48. 急性乳腺炎早期怎样运用推拿按摩疗法治疗？

急性乳腺炎早期，可通过推拿疗法排乳以达到疏通乳汁、减轻肿胀疼痛、缩小肿块的目的。具体操作为先取润滑剂涂抹于乳房皮肤，也可直接涂抹乳汁润滑，然后轻提乳头数次，引出泌乳反射，在乳晕部有效挤压乳窦，再从乳房四周向乳晕方向单向推揉，重复动作，可配合热毛巾湿敷，将淤滞的乳汁排出，但时间不宜过久，一般不超过 20 分钟，还要掌握好排乳力度，勿损伤乳络。

49. 仙人掌外敷可以治疗乳腺炎吗?

可以。仙人掌性寒，味苦，有行气活血、清热解毒、消肿止痛的功效。在乳腺炎初期，将仙人掌去刺去皮后捣烂成糊状湿敷于患处，能抗菌消炎、消肿止痛。每日换药，一般 1 周内即可明显减轻局部红肿疼痛的症状，缩小或消除肿块。并且，仙人掌外敷能使乳汁更易排出，降低乳腺炎再次发生的概率，减轻哺乳的痛苦，增强母乳喂养的信心。但也要注意有无过敏的情况，如果出现皮肤瘙痒或出现红疹就要立即停用。

50. 哺乳期乳头破溃如何护理?

注意乳头的清洁卫生，常用温水擦拭清洗，可在破损局部用蛋黄油、甘草油、凡士林等涂擦，或直接用乳汁涂抹乳头，有助于破损部位表皮的滋润与修复。哺乳时先让婴儿吸吮健康或损伤较轻的一侧乳头，减轻对损伤较重一侧的吸吮力。对于乳头破溃严重者，一般暂停亲喂，改用吸奶器吸出乳汁哺乳、排空乳房。哺乳后，用蛋黄油、甘草油等涂抹破溃的乳头，能够滋润表皮，加快破损修复，也可物理治疗局部破溃的乳头。

51. 乳头破损常用哪些外用药?

常用的外用药有蛋黄油、凡士林、甘草油、康复新液、羊毛脂乳膏、维生素 AD 油乳、维生素 E 乳、湿润烧伤膏等。

52. 治疗乳头破损的民间偏方有哪些?

方法一：取新鲜熟鸡蛋黄放入锅内，文火加热 1 ~ 2 小时，直至出现蛋黄油，取蛋黄油涂抹在破损的乳头上，有滋阴润燥的作用，能够减轻疼痛，加速破损部位结痂。

方法二：剥取熟鸡蛋内膜，产妇哺乳后用温水清洗乳头并充分擦干，将熟鸡蛋内膜敷于破损的乳头上，至再次哺乳时取下。

方法三：取鲜芦荟叶刮去表皮，挤出芦荟汁滴于皲裂部位涂抹均匀，哺乳前清洗乳头。芦荟汁能清热消炎，滋润皮肤，从而减轻疼痛，加速愈合。

此外，用橄榄油、麻油涂擦乳头，均能滋润皮肤，不同程度上可治疗乳头破损。

53. 乳头皲裂该怎样调护？

在孕晚期，每天用温水清洗乳头，尽量避免用肥皂、酒精等容易造成皮肤干燥的清洁用品清洗，清洁后适量涂抹凡士林等油剂，以增强乳头皮肤的韧性。

哺乳前，用热毛巾湿热敷乳房及乳头 3～5 分钟，通畅乳管，可先挤出少量乳汁，使乳晕变软利于婴儿含吮。哺乳时诱导婴幼儿正确含接乳头，使其口唇含裹整个乳头及乳晕，一侧哺乳时间以 10～15 分钟为宜，避免由于乳儿衔乳姿势不正确或长时间用力吮吸而导致乳头破溃。

哺乳结束后，应轻柔拉出乳头，或轻轻按压婴儿下颌，缓慢中止吮吸，不可用力强行拉出乳头，以防乳儿反射性用力吸吮而发生乳头破裂，用少量乳汁涂抹乳头，滋润表皮，防止乳头皲裂的发生。

哺乳期应饮食清淡，禁食生冷辛辣之物，避免过多食用油腻之品，以防乳汁稠厚，排出不畅。注意放松心情，避免因乳头疼痛而惧怕哺乳，增强母乳喂养的信心。

54. 什么是哺乳期乳腺炎？它的临床表现有哪些？

哺乳期乳腺炎是发生于哺乳期的急性化脓性乳腺疾病，尤其好发于产后

1～2 个月的初产妇。临床表现有初期乳房肿胀疼痛，局部可能有结块，乳汁排泄不畅，可能出现胸闷、食欲减退、大便干结等症状。7～10 天之后乳房部结块逐渐增大，疼痛加重，乳房表面皮肤色红灼热。若不及时治疗，乳房局部化脓后可破溃。

55. 哺乳期乳腺炎常用的外治法有哪些？

早期有结块时可用芙蓉膏外敷，以清热解毒、活血消肿。外敷范围需盖过肿块边缘处 2 cm，并暴露患者乳头。中药外敷每天两次，除喂奶时揭下，其余时间均外敷患处，对于乳头破溃者可外涂蛋黄油、甘草油等。

（1）穴位按摩（初期）：指导患者取舒适体位，选择少泽、膻中、肩井、乳根、内关、太冲穴，操作者使用消毒液消毒双手后涂上润滑油，拇指指腹依次在以上穴位进行点压揉按，需根据患者的耐受程度逐渐加重力量，直至穴位出现麻、胀感。每穴按揉 5 分钟，每次按摩 30 分钟，一天一次。

（2）手法排乳（初期）：用拇、示指先提拉挤捏乳头及乳晕区，拇指或四指并拢，从外侧开始沿乳管走行方向向乳晕区用力适度推挤，并且与提拉挤捏乳头、乳晕区交替进行，若疼痛减轻，乳房变小、变软，结块缩小，相应乳孔有射乳反射出现时，说明乳管已疏通。

（3）穿刺抽脓（成脓期）：对于已经成脓者采用穿刺抽脓及垫棉压迫法治疗。

56. 产后乳少用中药能调理吗？

产后乳少是哺乳期妈妈常见的现象，通过中医辨证用药，可以达到促进乳汁分泌的目的。产妇乳汁甚少或全无，中医称之为"缺乳"。主要归之于三大类病因："虚""瘀""先天不足"。

"虚"责之于气血虚弱。中医认为妇人乳汁乃气血所化，而脾作为气血生化之源，产妇常因脾胃素虚或分娩失血过多，导致气血衰少，影响乳汁生成。中药治疗常选用黄芪、党参等健脾益气之品，配以补血活血、滋阴填精、温阳健胃、通乳络之品。

"瘀"责之于肝气郁结或痰湿阻滞。女性产后经历成为母亲的角色转换，承担的职场压力也与日俱增，若不能正确疏解自身情绪或过度劳累，常导致肝气郁结。此时乳汁虽能分泌但气机不通，乳络不畅，从而泌乳不畅。中药治疗常选用疏肝解郁、通络下乳之品。素体肥胖或产后过食油腻的产妇，容易导致脾胃健运失调，中医认为脾为生痰之源，痰湿内阻于乳络，从而出现乳汁不畅。中药治疗常选用化湿通络、顾护脾胃之品。

"先天不足"常因女性曾行各类美胸手术导致乳房结构发生变化，或盲目减肥导致乳腺发育不良从而乳少，此时中药常常不能起到治愈的效果。

57. 回乳需要吃药吗？

中医常用的回乳方式有以下几种。

（1）中药汤剂治疗：中药回乳较西药溴隐亭更为安全，产妇仍可适当喂奶，且副作用较小。中医认为气血上行则为乳汁，下行而为经水。因此回乳的原则在于行气活血，重者佐以散结、引血下行，在保证有效回乳的同时预防乳汁淤积形成肿块，常用谷芽、麦芽、槟榔、当归、莪术、三棱、川牛膝等。大剂量麦芽煮水代茶饮，连服 3 ~ 5 日，回乳同样有效。

（2）局部外敷：利用芒硝在高渗环境中吸收周围水分的原理，手法排乳后，取布袋包芒硝 300 克外敷于双乳，潮湿更换，可起到软坚、止痛、消炎的作用。

（3）针灸治疗：针灸回乳的临床研究较少，南昌大学第三附属医院田海燕提出，取特定穴 1（位于前臂内侧大陵穴与内关穴的连线上，腕横纹上 0.5 寸）透刺内关；取特定穴 2（位于前臂外侧阳池穴与外关穴的连线上，腕横纹上 0.5 寸）透刺外关，留针 30 分钟，3 日为 1 个疗程，1 个疗程后乳房胀痛程度、泌乳程度、乳房肿胀硬度均明显改善。

（4）饮食调护：回乳时期饮食宜清淡，避免油腻汤水、发物及蛋白质含量丰富的食物，多食味酸涩的蔬菜水果，宜食山楂、麦芽等健胃消食之品。

58. 麦芽能回乳吗？

麦芽为植物大麦生芽干燥而得，《本草纲目》便有记载其为退乳之良药，现代《中华人民共和国药典》也明确记载麦芽有退乳消胀的功效，麦芽回乳的作用在临床中现已达成专家共识。

乳汁分泌与体内催乳素水平密切相关。现代药理研究证实，麦芽中所含麦角类化合物能直接抑制乳汁分泌，与多巴胺能神经有关的药物能直接影响催乳素的分泌，麦芽中含有维生素 B_6 成分可促进合成多巴胺，从而抑制催乳素分泌。结合各地名老中医经验，麦芽同时具有回乳与下乳双向调节作用，取其回乳功效时常应用 60 g 以上大剂量，取其下乳时常应用 30 g 以下小剂量。

59. 炒麦芽和生麦芽哪个回乳好？

麦芽由于炮制方法不同有生麦芽、炒麦芽、焦麦芽之分，炒焦即为焦麦芽。对于回乳，自朱丹溪起古人多用炒麦芽，疗效甚佳并沿用至今，近代一些医家临床应用生麦芽回乳也取得不错疗效，因此对于炒麦芽与生麦芽哪个回乳疗效更佳的问题颇有争议。回顾文献不难发现争议之处主要为生麦芽中含有的 B 族维生素成分不耐高温，理论上所得炒麦芽中维生素 B_6 成分损耗将影响回乳效果，而生麦芽中有效成分损失最少，理论上治疗效果应高于炒麦芽，但在各临床疗效研究中单用生麦芽的临床疗效相比单用炒麦芽略有不足。如郭晓东对 2512 例要求回乳的产妇进行麦芽回乳的疗效观察，单用生麦芽组临床有效率 61.4%，单用炒麦芽组临床有效率 84.5%，生炒麦芽联用组临床有效率 77.9%，单用焦麦芽组临床有效率 29.9%。

因此，综合临床、药理等研究来看，生麦芽与炒麦芽均有回乳之功，单用时炒麦芽作用稍强。但值得肯定的是，麦芽不论生熟，取其回乳之功必需大剂量应用（60 g 以上），否则小剂量（30 g 以下）麦芽生乳作用更加明显。

60. 用了回乳药还能再喂奶吗？

中药回乳安全性较强，可继续哺乳。回乳是循序渐进的过程，正确的回乳方式应当是通过逐渐减少喂奶次数、缩短喂奶时间、增加辅食等方式来断乳，逐渐减少对乳头的刺激。服用回乳药后乳汁不会立即停止分泌，假如停止喂奶也应适当排乳缓解乳房张力，防止乳汁淤积引发急性乳腺炎。

61. 中医帮您做好围绝经期乳腺疾病的过渡治疗

围绝经期卵巢功能衰退，激素水平波动较大，乳腺是雌孕激素的靶器官之一，因此会受到激素水平波动的影响。中医认为围绝经期是肾气渐衰、精血不足、冲任亏损、脏腑失去濡养、阴阳失衡、生殖功能下降的时期，因此整体以虚证为基调，尤其以肾虚为主，同时涉及肝、心、脾，常有肝肾阴虚、心肾不交、脾肾阳虚诸证。这个时期乳腺疾病的调治既要遵循整体的阴阳偏盛，又要考虑乳房本身的脏腑与经络归属，乳房疾病与肝、胃、脾、肾经及冲任二脉关系最密。这个时期乳腺疾病的治疗以滋补肝肾、调补冲任为主，可口服汤药，也可行针灸、耳穴压豆、贴敷、中药离子导入等治疗。

62. 中医如何调体质，改善围绝经期乳房疼痛、结节？

一般来说，根据王琦教授的中医体质理论，可知人有 9 种体质，分别为平和体质、气虚体质、阴虚体质、阳虚体质、痰湿体质、湿热体质、气郁体质、血瘀体质、特禀体质。围绝经期特殊的生理时期，往往肝肾亏虚、冲任失调、阴阳失衡，造成肝郁、痰凝、血瘀的病理状态，出现乳房疼痛或者结节。如果本身体质类型为气郁体质、痰湿体质或血瘀体质，这个时期会比其他体质类型的人更容易出现乳房的疼痛、结节。因此，调理体质可帮助改善。参考吴为的《中医九种体质的正确调理方法》改善方法如下。

气郁质：室内装修宜明亮，常通风；加强户外体育运动；主动寻找快乐，常看喜剧、相声，多听轻快音乐，多进行社交活动以开朗豁达；多吃行气食物，如佛手、橙子、韭菜、茴香等；常用香附、乌药、川楝子、小茴香、青皮、郁金等疏肝理气解郁药组成的方剂。

痰湿体质：远离潮湿，阴雨季节避免湿邪侵袭，多做户外活动，穿透气散湿衣物，常晒太阳；长期坚持锻炼，如散步、慢跑、练武术、八段锦，活动量逐渐加强，让疏松的皮肉逐渐坚固致密；多参加活动，多听轻音乐，以动养神；少食甜腻油腻食品，少喝酒，勿过饱，多食健脾利湿、化痰祛湿的清淡食物，如白萝卜、葱、姜、白果、红小豆；重点调补肺脾肾，可用温燥化湿之品，如半夏、茯苓、泽泻、瓜蒌、白术、车前子等。

血瘀体质：居住易温不易凉，冬天应防寒，作息规律，睡眠充足；多做有益心脏血脉的活动，如舞蹈、太极拳、八段锦、保健按摩；培养乐观情绪，则气血和畅，有利于血瘀改善；常食用红糖、丝瓜、玫瑰花、月季花、桃仁等，酒可少量常饮，醋可多吃，常喝山楂粥、花生粥；可用当归、川芎、怀牛膝、鸡血藤等活血养血药物，成方可选择四物汤。

63. 按摩乳房真的能疏通乳房经络吗？

中医的按摩是治疗疾病的一种重要手段，当乳房出现问题时，有些是可以通过按摩来治疗的，比如乳房增生疼痛、积乳、少乳等，通过适当的按摩手法，刺激穴位，可以达到疏肝解郁、化痰散结、疏通乳络的治疗目的。所以说，乳房按摩是乳腺疾病的一种治疗手段。但需要强调的是，这里的按摩不是非医疗机构中所谓的"乳腺保养按摩"，所以还需仔细甄别。

64. 逍遥丸、六味地黄丸可以治疗更年期乳房疾病吗？

更年期乳房疾病多因肝郁、肾虚、痰凝、血瘀所致，中医治疗常选用疏肝健脾、化痰散结、补肾、活血类药物。逍遥丸主要的功效是疏肝健脾，养血调经，因此常用来治疗肝郁、脾虚导致的乳房疼痛、乳腺增生、月经失调、心烦、食欲减退等症，可以缓解更年期妇女的乳房胀痛、月经紊乱、烦躁易怒等症状，但是在更年期使用逍遥丸类药物时一定要确定自己是否符合其所主功效。六味地黄丸的主要功效是滋阴补肾，更年期女性常肾精渐衰，治疗乳房疾病也应以肾虚为本，因此可以通过服用六味地黄丸来滋阴补肾，缓解更年期乳房疼痛、潮热、盗汗、失眠、腰膝酸软等症。

65. 为啥更年期乳房胀痛脾气大，中医怎么说？

女性到了更年期，最先受累的脏腑是肝和肾，常肾精亏虚、肝阴不足。中医里，肝的主要功能之一是"主疏泄、调情志"。中医认为肝可以调节全身的气血流通，还可以调节人的情绪。生理上，女性乳房和肝的关系最为密切，肝的功能失调会影响到乳房。更年期女性的这种特点使肝失去了正常的"主疏泄、调情志"功能，从而全身气血运行出现障碍，导致气机郁滞，情志失调。表现在情绪上会出现脾气暴躁、烦躁易怒等，表现在乳房上是气机不畅的胀痛。

66. 针灸对围绝经期乳房疼痛的治疗

中医认为，疼痛无外乎"不通则痛""不荣则痛"两种，乳房疼痛也不例外。"不通则痛"指气滞、血瘀、痰凝等病理因素闭阻经络导致的疼痛，是一种实痛。"不荣则痛"是指气血不足、阴精亏损，不能濡养经络而导致的疼痛，是一种虚痛。针灸治疗围绝经期乳房疼痛是通过针灸的方法刺激体表穴位而疏通经脉，激发经气濡养经脉来止痛，不同的穴位具有或祛邪或补虚的特性，不同的针刺手法也有补与泄的区别，因此针灸可以根据具体情况进行合理的选穴与操作手法进行治疗。

女性乳房疼痛多数为肝郁气滞、痰凝血瘀闭阻乳房经络造成，可采用针灸疏肝解郁，化痰散瘀进行调治，是一种祛邪的治疗方法。但围绝经期女性处于特殊的生理时期，多伴有肝肾不足、冲任失调，因此针灸治疗的同时要适时中药调补。

67. 自己能学会的缓解围绝经期乳房疼痛的止痛穴位

穴位按摩属于中医治疗围绝经期乳房疼痛的一大特色，可通过刺激穴位来缓解疼痛。这里介绍两个简便易学的穴位。一个是膻中穴，位于两乳头连线的中点，膻中穴能够宽胸理气、解郁散结，是调节人体气机运行的一个重要穴位。《黄帝内经》中有记载："膻中者，臣使之官，喜乐出焉。"意思是说膻中穴可以祛除心中的郁闷，使心情快乐。另一个是乳根穴，位于乳头下方，乳房的根部。乳根穴对于乳房具有很好的宽胸止痛的作用。这两个穴位用中指或者示指的指腹用力按揉，每天 5 分钟，对缓解围绝经期乳房疼痛有很好的作用。

68. 中医治疗围绝经期乳腺增生（疼痛）

中医对围绝经期乳腺增生治疗的方法有中医内治、中医外治、针灸推拿治疗等。其中中医内治是通过望闻问切收集患者的临床信息，开出相对应的中药汤剂，或疏肝解郁，或调补冲任，或化痰散结，从而调整机体病理状态达到治疗的目的。中医外治是将药物直接作用于乳房局部，使之吸收，发挥治疗作用，如各种中药膏剂、散剂等，或者采用物理手段进行局部的治疗，如熏、渍渍、湿热敷等。目前常用于围绝经期的湿热敷，就是将药物敷于乳房局部，再进行局部的加热，一方面促进药物吸收，另一方面使经络疏通，气血流畅。针灸推拿是采用刺激体表穴位的方法，来调整气血和脏腑功能，对于围绝经期乳腺增生，运用这种方法可以疏通乳房局部经络达到治病的目的。中医治疗围绝经期乳腺增生方法众多，以上仅为简单介绍。

69. 治疗乳腺问题的中成药可以随便买来吃吗？

市面上治疗乳腺疾病的中成药有很多种，每种中成药的组方结构都不一样，所治疗的病症也有所不同。中成药治疗疾病是建立在中医辨证论治的基础之上的，而不是针对一种单一的疾病，一种中成药治疗一种对应的疾病的想法是错误的。就乳腺疾病而言，一种乳腺疾病会有多种不同的证型，比如，乳腺增生症可以有肝郁痰凝证、冲任失调证，所以不能一看说明书能治疗乳腺增生就随便买来吃，一定要看它能够治疗的证型。一种中成药最佳的适应证一定是符合这种中成药所对应的证型的。如果已知一种治疗乳腺疾病的中成药治疗的证型是肝郁痰凝证，如何知道自己是哪种证型呢？那就需要一个专业的中医大夫来帮您了。所以中成药不可以随便买来吃，没有效果事小，吃出问题就事大了。

70. 乳房疾病怎么来的？

早在汉代就有关于乳房疾病的记载。中医认为乳房和脏腑、经络的关系紧密，和乳房直接相关的脏腑、经络有肝、胃、脾、肾及冲任二脉。女性乳房具有哺乳和参与性活动的特殊功能，乳房的一生中经历的从生长、发育、妊娠、哺乳到衰退的变化都和这些脏腑经络息息相关。乳房的生理变化，依赖于先天之精的禀赋和后天之精的补充。肾为先天之本，先天之精气藏于肾；脾胃为后天之本，水谷精微气血由此化生；除此之外，肝藏血，主疏泄，调节乳房气机运行；冲脉调节十二经脉的气血，任脉与妊娠有关，"任主胞胎"。因此乳房受五脏六腑气血津液所养，在肾－天癸－冲任性轴调控下完成生理功能。

以下环节出现问题就会导致乳房疾病。

第一，先天禀赋不足。先天之肾精不足、发育不良、畸形、父母遗传性疾病、胚胎发育时期药物致畸等。

第二，饮食损伤。饮食十分重要，是与乳房疾病尤其是乳腺癌发病密切相关的因素。暴饮暴食，偏食少食，喜欢高脂肪、高热量食物，过食肥甘鱼腥，可损伤脾胃，致后天之精不足，痰湿内生，闭阻乳房经络而导致乳房疾病，食用添加激素类保健品也可刺激乳房。

第三，情志损伤。乳房疾病发病与情志密切相关，"气生百病"，"怒伤肝、思伤脾、喜伤心、忧伤肺、恐伤肾"。乳癖（乳腺增生）可由情志不畅产生；妇女产后郁闷可致乳汁不足或无乳；七情过度，脏腑功能紊乱、气机失调、气滞痰瘀湿聚成肿块，是乳房疾病的重要病因。

第四，劳倦损伤。劳伤肾，肾不藏精，冲任失养而发乳病。

第五，外来邪气。如外邪来势猛，机体正气不足，也可致乳腺疾病，火邪、风邪、湿邪、毒邪、痰邪、瘀邪均能致病。火邪常发实证、热证，发病快、来势急、全身发热，出现乳房红肿热痛，容易化脓与破溃，如急性乳腺炎。风邪一般容易挟热、挟湿共同致病，特点是乳房起病急、变化快，发病表浅、瘙痒，如乳房风团。湿邪致病缠绵难愈，常出现水疱、糜烂。毒邪，如火毒、药毒，一般致病剧烈。痰邪，如痰结乳络，容易产生乳腺增生、乳房结核、乳腺癌等。瘀邪常和痰邪一起，致乳房肿瘤性疾病。

71. 术后感觉"虚"，气短无力，中医有什么办法?

如果进行了乳腺的手术，很多患者会感觉很虚弱，甚至气短无力，尤其乳腺癌的患者。造成这种虚弱感有两个原因：一方面是手术本身对身体的打击；另一方面是术后放化疗带来的机体损伤。中医认为这些打击损伤会造成元气的耗伤，中医中药可以帮助患者更快地恢复元气，恢复体力。通常会根据患者的实际情况进行辨证治疗。如果患者面色不华、头晕眼花、神疲乏力、少气懒言、舌质淡、苔薄白、脉沉细，多认为是气血两虚证，在使用中药的时候应注重益气养血。如果患者食欲不振、恶心、神疲乏力、肢体困倦、舌淡胖、苔薄、脉细弱，且多发生在术后放化疗后，多认为是脾胃虚弱证，用药时要注重健脾和胃药物的使用。

72. 中医视角看绝经后乳房

中医经典古籍《黄帝内经》中记载"男子乳头属肝，乳房属肾；女子乳头属肝，乳房属胃"，指出了乳房的经络归属。和乳房关系密切的脏腑、经络有肝、肾、脾、胃以及冲任二脉。女子到了绝经期，逐渐步入老年，形体逐渐虚衰，各脏腑逐渐虚损，冲任二脉衰少，往往会出现肝肾不足，脾胃虚弱。肾为先天之本，脾胃为后天之本，女子以肝为本，肝主疏泄，肝调节乳房气机运行。肝肾、脾胃的不足使乳房接受的肾精与脾胃化生的水谷精微减少而逐渐萎缩。病理情况下肝的疏泄能力下降，气血运行无力，同时脾肾两虚易生痰湿，老年女性会比年轻者更容易出现痰凝血瘀、闭阻于乳络的状态，最终造成乳房结节或者乳腺癌的发生。因此绝经后乳房如果突然出现新的变化，哪怕是轻微的变化，也应立即到医院就诊。

73. 绝经后的乳房保养靠谱吗？

绝经之后因为乳房会生理性地出现松软下垂、体积变小，一些爱美女士为了延缓或者逆转这种趋势而选择乳房保养。通常的乳房保养方法有服用各种"丰胸""提高免疫力"的保健品；进行防止乳房下垂的乳腺按摩和理疗，以及做乳腺操。

首先说说服用保健品，不建议通过服用保健品来进行乳腺的保养，一方面是因为部分保健品中会有激素类的添加剂，短时间内确实有可能使乳房变得丰满，但是长久的激素刺激会使得乳腺疾病的机会大大增加；另一方面是因为目前医学上没有发现能明显促使乳房重返年轻或者丰满的物质（木瓜也不例外），因此服用保健品来进行乳房保养可能要交智商税。

关于乳腺的按摩和理疗，有些朋友轻信了某些机构的广告，认为通过这类方式可以纠正下垂，或者"揉散"乳房里的小结节。乳房下垂主要是因为乳房中的韧带随着年老失去了弹性，是一种不可逆的现象，通过按摩理疗不能使之恢复。通过按摩来揉散乳房里的小结节更是无稽之谈，不正确的乳房按摩可能会造成乳房水肿等损伤。

74. 绝经后乳腺问题都是虚引起的吗？适合大补吗？

绝经后女性随着机体的衰老，各脏器功能也会出现相应的减退，经常会出现肝肾亏虚、脾胃虚弱等。但是绝经后乳房问题并非都是虚引起的，比如乳腺结节或者乳腺癌，主要的发病原因可能是肝郁气滞、痰瘀互结，因此这个时候治疗原则也应以疏肝理气、化痰、活血为主，如果大补则会加重病情。

75. 哪些乳房疾病需要看中医？

中医对乳房疾病的记载最早始于汉代，随着历史的发展，对各种乳腺疾病都有了详细的描述。当今社会，现代医学发展迅速，对中医也提出了更高的要求，正规中医院或中医科的大夫也很好地掌握了现代医学的知识。在这种形势之下，哪些疾病需要看中医也要根据不同的病种来决定。

一般来说，对于需要进行手术治疗的乳腺疾病，西医治疗更加具有优势，比如乳房肿物、乳腺癌。对于需要改善症状及功能性的疾病，中医治疗更具有优势，比如乳痛症、缺乳、乳腺癌术后及放化疗后。另外，对于炎症性疾病，中医具有鲜明的特色，如急性乳腺炎，目前西医院普遍无排乳门诊，中医院可以中药内服加外用中药及门诊手术排乳，疗效较佳；浆细胞性乳腺炎及肉芽肿性小叶性乳腺炎中医治疗方法较多，疗效满意，首都医科大学附属北京中医医院已经治愈大量患者，在全国属前列。

76. 中医认为哪些人容易患乳腺癌？

现代医学对乳腺癌的易感人群进行了详细的研究，并有了清楚的认识。如有乳腺癌家族史的女性，无生育史及哺乳史的女性，月经初潮年龄早、绝经年龄晚、行经时间长的女性都更容易患乳腺癌。中医对女性乳腺癌的易感因素有着独特的认识。首先，先天禀赋异常的人易患乳腺癌，这类似于现代医学所讲的家族遗传因素。其次，情志失调的女性易患乳腺癌，典型的是长期郁郁寡欢的"林黛玉"性格，女子以肝为先天，肝喜调达而恶抑郁，情志不畅会使肝失调达，气血运行不畅，不畅则生瘀血。另外，肝脾关系密切，肝郁会克脾，导致脾胃运化功能降低而生痰湿，最终肝脾两伤，经络阻塞，痰瘀互结于乳房，导致乳腺癌。最后，饮食失节，喜欢油腻、油炸、辛辣刺激食物（如烧烤），长期酗酒等饮食习惯都会损伤脾胃，致痰湿内生，长此以往痰湿阻塞，血行不畅，闭阻于乳房经络，导致乳腺癌。

77. 不能手术的晚期乳腺癌，中医能做些什么？

中医治疗是乳腺癌综合治疗的重要部分，对于不能手术的晚期乳腺癌患者，中医干预能够提高其生活质量，延长生存时间，对放、化疗有减毒增效作用。通常来说，中医会根据每位患者的症状、体征的具体情况，通过望闻问切，辨证地予以中药内治、针灸治疗、中医外治等。例如，针对化疗后引起的恶心、食欲不振、倦怠无力等，可中医内治予以中药汤药口服；对于肿瘤已溃不愈的创面，也可中医外治使用丸散膏丹辨证治疗。

中医日常养护乳房

1. 过度劳累会影响乳房吗？

在现代社会，女性常由于工作操劳过度，特别是超龄在职且较长时间体力透支自我加压，以及社会环境、生活习惯、心理、生理诸多因素，消耗元气，损伤肾脏及脾胃。脾胃为后天之本、气血生化之源，脾胃虚弱则气血亏虚，不能灌溉冲任，导致冲任失调从而产生乳癖、乳疬、乳岩等乳房疾病。

2. 乳房疾病与饮食有关吗？

民以食为天，良好、健康的饮食习惯对于养生及防治疾病具有十分重要的作用。饮食入于脾胃，化生出人体所需的营养物质，灌溉五脏六腑，来维持人体正常的生理功能。如果恣食膏粱厚味、醇酒炙煿或辛辣刺激之品，或者饮食没有节制、暴饮暴食，或贪凉饮冷，损伤脾胃，则可导致脾虚胃弱，无力推动人体活动的正常运行。当气血运行不畅时，就容易产生气滞、血瘀、痰凝等病理产物，而这些病理产物停滞于乳房就可引发乳痈、乳核、乳癖、乳岩等乳房疾病。

3. 情绪对乳房会产生哪些影响？

中医学中的情志，是指人体的内在精神活动，包括喜、怒、忧、思、悲、恐、惊七种精神活动，所以又简称为"七情"。长期的或强烈的精神刺激超过了人体生理活动所能调节的范围，可导致体内的气血、经络、脏腑功能失调，继而引发乳房疾病。在现代社会中，女性同男性一样，肩负着社会重担，同时还有家庭的责任，所要承担的担子不轻，加之每月月经来潮，情绪更易波动。中医认为，过分的情绪波动多先伤气，最易伤肝，因为肝禀将军之性，主情志，且体阴而用阳，异常的情绪活动会使肝气自郁于本经，导致疏泄失常。中医学又认为，"男子乳头属肝，乳房属肾；女子乳头属肝，乳房属胃"，异常情绪活动会导致肝的疏泄失常，从而常常引发乳房疾病。所以保持豁达心态、良好心情对预防乳腺疾病可起到较好的作用。

4. 乳腺结节会消掉吗？能按摩吗？

临床常将较小的乳房肿物称为结节，换言之乳腺结节只是一种临床表现，并非疾病诊断。乳腺结节可包括乳腺增生、乳腺囊肿、乳腺肿瘤性疾病，大致可通过乳腺彩超进行区分。

乳腺增生是一种乳腺正常结构的紊乱，常由紧张焦虑、饮食作息不规律导致的体内激素水平紊乱引起，属于正常现象。通过调整自身情绪与作息规律，或通过中药行气散结结节可以消失。

乳腺囊肿是由于乳腺小叶内不断分泌液体或乳管阻塞形成的，因其外有包膜，故药物透皮吸收效果欠佳，常不能通过服药使其消失。单纯乳腺囊肿一般为良性，若无疼痛等症状一般不予治疗。绝经后的乳腺囊肿往往因为激素水平的变化自行萎缩甚至消失。乳腺肿瘤性疾病常不能通过单纯服药消失，可根据乳腺彩超下 BI-RADS 分级与钼靶下肿块情况制定治疗方案。

除哺乳期妇女建议适当手法排乳外，其他情况如乳腺结节，为防止刺激肿块生长，一般不建议乳房按摩。

5. 哺乳期间能吃韭菜、茴香吗？会回乳吗？

哺乳期间食用韭菜、茴香会回乳是没有经过任何临床研究证实或是古籍记载的，但不除外韭菜与茴香的气味较大，出现婴儿排斥乳汁的味道的现象。并且中医认为韭菜与茴香均具有温阳的功效，因此也能起到补血养气的作用，出现回乳的概率不大。

6. 围绝经期的乳房保健与日常调护有哪些?

围绝经期往往激素水平不稳定，乳房也会变得敏感，因此学会合适的乳房保健和日常调护方法很重要。

佩戴胸罩：胸罩是保护乳房的第一道防线，合适的胸罩具有托举、稳定乳房的作用，可避免外界的物理伤害。佩戴胸罩不是年轻人的特权，尤其是随着年龄增大，乳房松弛下垂者更应佩戴胸罩进行乳房保健。应选购棉质、舒适、吸汗、柔软度较好且尺寸宽松的聚拢型胸罩，最好选择比自己乳房大一号的尺码，并且佩戴时间不宜全天，做到白天佩戴，晚间放松。

合理饮食：饮食以低脂高纤维饮食为主，如花菜、番茄、红萝卜、黄豆等，避免高脂、油炸、油腻、炙烤食物的过多摄入。

体育锻炼：一般来说上肢运动、扩胸运动、哑铃操、游泳等对乳房健康都有很好的作用，坚持体育锻炼，做到每周不少于 4 小时。

规律的性生活：健康、规律的性生活，有益乳房疾病的预防。已有研究表明，性生活不和谐或者独身的女性乳腺癌和乳腺增生的发病率都高于有良好性生活的女性。

保持良好心态：积极乐观对待生活，对疾病重视而不恐惧。精神因素可影响神经内分泌系统、免疫功能、脏器协调和抗病能力，可通过禅坐、旅游等保持心态放松。

保健按摩：可选择乳腺周围穴位按摩，促进局部血液及淋巴循环，也可适当选择与乳腺相关的保健穴点按或艾灸，增强免疫力，如三阴交、足三里、肩井、期门、腋渊等。

耳穴预防乳房疾病：通过刺激耳部穴位调节脏腑功能，简便易行。可取耳穴肾上腺、乳腺、肝、胃区等贴王不留行籽，不断刺激，保健乳房。

7. 围绝经期乳房用哪些饮食或中药代茶饮调理？

中医经典著作《黄帝内经》中记载"七七，任脉虚，太冲脉衰少，天癸竭，地道不通，故形坏而无子也"。意思是说，七七四十九岁差不多这个年纪，任脉已经亏虚，太冲脉也已经衰少，肾气不足，月经紊乱，生殖能力下降。这个时期类似于现代医学所讲的围绝经期。从《黄帝内经》的描述中可以看出，这段时间，主要是以虚损为主，其中以肾精亏虚为本，在调理乳房时除了疏肝健脾，还要兼顾肾精不足。食疗可用具有理气健脾功效的食物搭配滋补肝肾的食物，如白萝卜、莲藕、山药、薏苡仁、茴香、韭菜、柑橘、橙子、黑芝麻、桑椹、木耳、海参、牡蛎等。也可采用中药代茶饮，如橘皮、金橘、薄荷、玫瑰花、枸杞子、西洋参等。

8. 大豆、蜂王浆可以吃吗？

大豆可以吃，通常认为大豆中含有类似雌激素样物质，会刺激乳房的增生。其实大豆中类似雌激素的物质是大豆异黄酮，它是一种和雌激素结构相似的物质，具有雌激素样和抗雌激素双重作用，当人体雌激素水平低的时候，它会和雌激素受体结合发挥雌激素样作用，当人体雌激素水平高的时候，它会干扰雌激素和受体的结合，表现为抗雌激素作用。因此不用担心摄入豆浆等豆制品会刺激乳房的增生。

蜂王浆不建议吃。虽然现代科学已经检测出蜂王浆中雌激素含量极低，但是在门诊我们经常会见到年轻女性服用蜂王浆后出现乳腺问题而就诊，蜂王浆是蜂王的食物，蜂王吃后性腺发达，负责生殖，因此不建议服用蜂王浆。

9. 为什么一生气乳房就疼痛？

人有七情"喜、怒、忧、思、悲、恐、惊"。这七种情志活动中"生气"

属于"怒"，中医认为"怒"为五脏中肝所主的一种情绪，所以有"肝在志为怒""怒伤肝"等说法。一般来说，生气人人皆有，一定限度的情绪发泄是正常的生理现象。但是如果过于生气、大怒、暴怒或长时间生气、郁郁寡欢则会对身体产生不良的影响，通常会导致肝气郁结、肝气上逆，其表现主要有胸肋部的胀满、疼痛及烦躁易怒、激动亢奋等。为什么有些人一生气乳房就疼痛呢？因为乳房和肝的关系密切，肝经走行经过乳房，当生气时，肝气郁结，不能调达舒畅，气结于乳络，不通则痛，所以生气时往往感觉乳房疼痛，这种疼痛多是胀痛。不仅如此，肝气郁结还能导致胸闷、烦躁、月经不调等症状。

10. 美容养颜、预防衰老的保健品可以用吗？

保健品的使用在乳腺疾病中并非禁忌，但是要充分考虑三个问题：第一，疗效问题。保健品的疗效到底怎么样是一个需要思考的问题，切勿轻信他人或广告。第二，是否含有雌激素。针对更年期女性的保健品要特别关注这个问题，如果含有雌激素，会刺激乳腺组织，有增加乳腺疾病发病的风险，不建议食用。第三，安全性问题。保健品的监管不像药品，往往会有一些不正规、不符合国家标准的产品出现。这个时候一定要甄别清楚，防止出现安全问题。

11. 吃什么可以远离乳腺癌？

通过饮食来预防乳腺癌一直是人们感兴趣的话题，但是结果总是不那么让人满意，目前还没有证据表明多吃什么食物可以预防乳腺癌，通常所谓的防癌食物只是根据所含成分进行的推测而已。

总的来说，低脂饮食对乳腺癌预防有一定帮助，因为高脂肪饮食中类固醇可以转化为雌激素，刺激乳腺组织。优化饮食结构，多吃富含膳食纤维的食物，如蔬菜、水果、全谷类等。豆制品对乳腺有潜在的好处，应当多吃。鱼肉、牛奶等优质蛋白的摄入可以提高免疫力，增加抵抗力，可以适当多吃。

食物千万种，很难做到每天该吃什么不该吃什么。做到健康饮食，只需远离垃圾食品，注重饮食种类丰富即可。

12. 绝经后对乳房有益的生活习惯有哪些?

良好的生活习惯可使正气充足，全身气血运行通畅，不容易遭受邪气侵犯，从而减少疾病发生。绝经后做好下面几点可以帮助减少乳房疾病的发生。

首先，保持心情舒畅。对于所有来乳腺科就诊的患者，我们基本都会交代一句"少生气，保持心情愉快"。因为乳房是情绪的"晴雨表"，不论是中医还是现代医学都把情绪作为影响乳腺的一个重要因素，更年期女性也不例外，愉悦的心情能使肝气调畅，乳房经络气血运行通畅，则不易发生乳腺疾病。

其次，良好的作息规律。熬夜已经成为大家公认的健康杀手，中医认为夜里 11 点至凌晨 3 点是肝胆经气最旺的时期，这个时期如果没有得到休息就会影响肝胆两经经气运行，所谓"熬夜伤肝"。女子以肝为本，肝的功能正常与否直接影响到女性乳房健康。绝经后也正是肝肾不足、肝肾阴虚之时，如果熬夜，势必更加伤肝，进而影响到乳房的健康。

最后，饮食有节。均衡、营养、清淡饮食是健康的基本保证。乳房疾病最怕油炸、炙烤、高糖、高热量的食物，这些食物易使体重增加。绝经后妇女肥胖是乳腺癌发病的危险因素之一。

参考文献

［1］SMALLEY M，ASHWORTH A. Stem cells and breast cancer：a field in transit. Nat Rev Cancer, 2003, 3（11）：832-844.

［2］DONTU G，EL-ASHRY D，WICHA M S. Breast cancer, stem/progenitor cells and the estrogen receptor. Trends Endocrinol Metab, 2004, 15（5）：193-197.

［3］FAGUNDES C P，GLASER R，JOHNSON S L，et al. Basal cell carcinoma：stressful life events and the tumor environment. Arch Gen Psychiatry, 2012, 69（6）：618-626.

［4］CROSSWELL A D，BOWER J E，GANZ P A. Childhood adversity and inflammation in breast cancer survivors. Psychosom Med, 2014, 76（3）：208-214.

［5］HARTER S L，VANECEK R J. Cognitive assumptions and long-term distress in survivors of childhood abuse，parental alcoholism，and dysfunctional family environments. Cogn Ther Res, 2000, 24（4）：445-472.

［6］NIEHOFF N M，WHITE A J，SANDLER D P. Childhood and teenage physical activity and breast cancer risk. Breast Cancer Res Treat, 2017, 164（3）：697-705.

［7］NORAT T，AUNE D，CHAN D，et al. Fruits and vegetables：updating the epidemiologic evidence for the WCRF/AICR lifestyle recommendations for cancer prevention. Cancer Treat Res, 2014, 159：35-50.

［8］AUNE D，CHAN D S，GREENWOOD D C，et al. Dietary fiber and breast cancer risk：a systematic review and meta-analysis of prospective studies. Ann Oncol, 2012, 23（6）：1394-1402.

［9］ALEXANDER D D，WEED D L，CUSHING C A，et al. Meta-analysis of prospective studies of red meat consumption and colorectal cancer. Eur J Cancer Prev, 2011, 20（4）：293-307.

［10］ALEXANDER D D，MORIMOTO L M，MINK P J，et al. A review and meta-analysis of red and processed meat consumption and breast cancer. Nutr Res Rev, 2010, 23 (2): 349-365.

[11] ZHENG J S, HU X J, ZHAO Y M, et al. Intake of fish and marine n-3 polyunsaturated fatty acids and risk of breast cancer: meta-analysis of data from 21 independent prospective cohort studies. BMJ, 2013, 346: f3706.

[12] DONG J Y, ZHANG L, HE K, et al. Dairy consumption and risk of breast cancer: a meta-analysis of prospective cohort studies. Breast Cancer Res Treat, 2011, 127 (1): 23-31.

[13] WU A H, YU M C, TSENG C C, et al. Epidemiology of soy exposures and breast cancer risk. Br J Cancer, 2008, 98 (1): 9-14.

[14] SHU X O, JIN F, DAI Q, et al. Soyfood intake during adolescence and subsequent risk of breast cancer among Chinese women. Cancer Epidemiol Biomarkers Prev, 2001, 10(5): 483-488.

[15] WU A H, WAN P, HANKIN J, et al. Adolescent and adult soy intake and risk of breast cancer in Asian-Americans. Carcinogenesis, 2002, 23 (9): 1491-1496.

[16] THANOS J, COTTERCHIO M, BOUCHER B A, et al. Adolescent dietary phytoestrogen intake and breast cancer risk (Canada). Cancer Causes Control, 2006, 17 (10): 1253-1261.

[17] KORDE L A, WU A H, FEARS T, et al. Childhood soy intake and breast cancer risk in Asian American women. Cancer Epidemiol Biomarkers Prev, 2009, 18 (4): 1050-1059.

[18] BHATIA S, YASUI Y, ROBISON L L, et al. High risk of subsequent neoplasms continues with extended follow-up of childhood Hodgkin's disease: report from the Late Effects Study Group. J Clin Oncol, 2003, 21 (23): 4386-4394.

[19] KENNEY L B, YASUI Y, INSKIP P D, et al. Breast cancer after childhood cancer: a report from the Childhood Cancer Survivor Study. Ann Intern Med, 2004, 141 (8): 590-597.

[20] METAYER C, LYNCH CF, CLARKE E A, et al. Second cancers among long-term survivors of Hodgkin's disease diagnosed in childhood and adolescence. J Clin Oncol, 2000, 18 (12): 2435-2443.

[21] TAYLOR A J, WINTER D L, STILLER C A, et al. Risk of breast cancer in female survivors of childhood Hodgkin's disease in Britain: a population-based study. Int J

Cancer, 2007, 120 (2): 384-391.

[22] TRAVIS L B, HILL D, DORES G M, et al. Cumulative absolute breast cancer risk for young women treated for Hodgkin lymphoma. J Natl Cancer Inst, 2005, 97 (19): 1428-1437.

[23] TRAVIS L B, HILL D A, DORES G M, et al. Breast cancer following radiotherapy and chemotherapy among young women with Hodgkin disease. JAMA, 2003, 290 (4): 465-475.

[24] BHATIA S, YASUI Y, ROBISON L L, et al. High risk of subsequent neoplasms continues with extended follow-up of childhood Hodgkin's disease: report from the Late Effects Study Group. J Clin Oncol, 2003, 21 (23): 4386-4394.

[25] KENNEY L B, YASUI Y, INSKIP P D, et al. Breast cancer after childhood cancer: a report from the Childhood Cancer Survivor Study. Ann Intern Med, 2004, 141 (8): 590-597.

[26] TAYLOR A J, WINTER D L, STILLER C A, et al. Risk of breast cancer in female survivors of childhood Hodgkin's disease in Britain: a population-based study. Int J Cancer, 2007, 120 (2): 384-391.

[27] 吴祥德, 董守义. 乳腺疾病诊治. 2版. 北京: 人民卫生出版社, 2009: 1-2.

[28] 程蔚蔚, 胡修全. 乳腺疾病. 北京: 中国医药科技出版社, 2009: 12-65.

[29] MICHALA L, TSIGGINOU A, ZACHARAKIS D. Breast disorders in girls and adolescents. Is there a need for a specialized service? J Pediatr Adolesc Gynecol, 2015, 28 (2): 91-94.

[30] MOON S, LIM H S, KI S Y. Ultrasound findings of mammary duct ectasia causing bloody nipple discharge in infancy and childhood. J Ultrasound Med, 2019, 38 (10): 2793-2798.

[31] WEIMANN E. Clinical management of nipple discharge in neonates and children. J Paediatr Child Health, 2003, 39 (2): 155-156.

[32] MONROE J R. A puzzling, persistent rash under the breasts. JAAPA, 2004, 17 (10): 43.

[33] FADEN H. Mastitis in children from birth to 17 years. Pediatr Infect Dis J, 2005, 24(12): 1113.

[34] NELSON J D. Suppurative mastitis in infants. Am J Dis Child, 1973, 125 (3): 458-

459.

[35] LEE E J, CHANG Y M, OH J H, et al. Breast lesions in children and adolescents：diagnosis and management. Korean J Radiol, 2018, 19（5）：978–991.

[36] BOND S J, BUCHINO J J, NAGARAJ H S, et al. Sentinel lymph node biopsy in juvenile secretory carcinoma. J Pediatr Surg, 2004, 39（1）：120–121.

[37] LONGO O A, MOSTO A, MORAN J C, et al. Breast carcinoma in childhood and adolescence：case report and review of the literature. Breast J, 1999, 5（1）：65–69.

[38] SZANTO J, ANDRAS C, TSAKIRIS J, et al. Secretory breast cancer in a 7.5–year old boy. Breast, 2004, 13（5）：439–442.

[39] RICHARDS M K, GOLDIN A B, BEIERLE E A, et al. Breast malignancies in children：presentation, management, and survival. Ann Surg Oncol, 2017, 24（6）：1482–1491.

[40] GUTIERREZ J C, HOUSRI N, KONIARIS L G, et al. Malignant breast cancer in children：a review of 75 patients. J Surg Res, 2008, 147（2）：182–188.

[41] KIM J Y, KIM Y J, KIM S H, et al. Invasive ductal carcinoma of the breast in a 14–year–old girl. Pediatr Radiol, 2014, 44（11）：1446–1449.

[42] DE SILVA N K. Breast development and disorders in the adolescent female. Best Pract Res Clin Obstet Gynaecol, 2018, 48：40–50.

[43] 蒋铮铮, 蒋末台, 蒋伯熙. 小乳症伴乳房下垂及乳晕过大的综合矫治. 中国美容医学, 2017, 26（4）：47–48.

[44] 靖昌瑞. 小乳症、乳房肥大症的基础和临床研究. 蚌埠：蚌埠医学院, 2011.

[45] ISHIDA L H, ALVES H R N, MUNHOZ A M, et al. Athelia：case report and review of the literature. British Journal of Plastic Surgery, 2005, 58（6）：833–837.

[46] 祁倩. 针对中年女性胸部下垂情况的文胸结构优化研究. 西安：西安工程大学, 2014.

[47] 张建兴. 乳腺超声诊断学. 北京：人民卫生出版社, 2012.

[48] 卢红玉. 腋窝部副乳腺的诊断和治疗. 长春：吉林大学, 2010.

[49] 王佳宁. 高泌乳素血症的病因及诊疗进展. 医学综述, 2012, 18（21）：3629–3632.

[50] 季立津, 鹿斌, 史虹莉. 泌乳素瘤发病机制研究进展. 医学综述, 2016, 22（1）：55–59.

[51] 马榕, 吴土金. 乳头溢液的诊断及对策. 中国实用外科杂志, 2016, 36（7）：738–

741.

［52］储呈玉，邹强．乳头溢液的诊疗进展．中华乳腺病杂志（电子版），2013，7（2）：33-38.

［53］詹璐，庄纬，胡薇．乳头内陷的外科治疗进展．第二军医大学学报，2019，40（6）：651-658.

［54］温冰，谢昆．乳头内陷的外科治疗．中国实用外科杂志，2016，36（7）：747-751.

［55］韩景健，晏文华．男性乳腺发育症的病因及发病机制研究进展．中国美容整形外科杂志，2020，31（2）：89-91.

［56］孔刘明，李孟圈，苏静，等．男性乳腺发育症病因探讨．肿瘤基础与临床，2013，26（2）：146-148.

［57］中国抗癌协会乳腺癌专业委员会．中国抗癌协会乳腺癌诊治指南与规范（2008版）．中国癌症杂志，2009，19（6）：448-474.

［58］陈凌枫，吴包金．男性乳房发育的分类与分级．中华整形外科杂志，2019，35（10）：1045-1048.

［59］张欢，余海燕，陈杰．克氏综合征的临床认知．实用医学杂志，2017，33（9）：1526-1528.

［60］郑新宇．"乳腺增生症"与"乳腺纤维囊性变"的概念交集与认识偏差．中华乳腺病杂志（电子版），2016，10（5）：260-263.

［61］HARRIS J R，LIPPMAN M E，MORROW M，et al. Diseases of the breast. 5th ed. Philadelphia：Lippincott Williams & Wilkins，2014.

［62］SAKORAFAS G H . Nipple discharge：current diagnostic and therapeutic approaches. Cancer Treat Rev，2001，27（5）：275-282.

［63］COTE M L，RUTERBUSCH J J，ALOSH B，et al. Benign breast disease and the risk of subsequent breast cancer in African American women. Cancer Prevention Research，2012，5（12）：1375-1380.

［64］马薇，金泉秀，吴云飞，等．乳腺增生症诊治专家共识．中国实用外科杂志，2016，36（7）：759-762.

［65］杜娟，李莉．青春期乳腺纤维瘤30例报告．哈尔滨医药，2003，23（2）：59.

［66］吴友谊，邱承志，刘祖民．青春期乳腺纤维腺瘤的诊断与治疗．齐齐哈尔医学院学报，1999，20（3）：215-216.

［67］包刚．乳腺巨腺纤维瘤34例报告．贵阳医学院学报，2005，30（1）：76-78.

［68］张晓琰. 青春期乳腺巨大腺纤维瘤临床病理特点探讨. 中国实用医药, 2014, 9 （17）: 51-52.

［69］刘战丛, 王丽萍, 李贺鹏. 乳腺叶状肿瘤的诊断与治疗. 中国癌症防治杂志, 2014, 6（1）: 64-66.

［70］谢菲, 王殊. 乳腺叶状肿瘤的诊断及手术治疗. 中国实用外科杂志, 2016, 36（7）: 741-743.

［71］赵红梅, 雷玉涛, 侯宽永, 等. 乳腺导管扩张症和浆细胞性乳腺炎差异的探讨. 中国现代普通外科进展, 2005, 8（4）: 234-236.

［72］杨维良, 李福军. 乳腺导管扩张症的诊断及治疗. 中国医师进修杂志, 2006, 29 （26）: 1-3.

［73］王品, 余之刚, 吴剑, 等. 乳腺导管扩张症的治疗. 中国普外基础与临床杂志, 2013, 20（12）: 1428-1431.

［74］戚沛霖. 幼年性乳头状瘤病和乳腺癌. 国外医学（肿瘤学分册）, 1985, 12（6）: 381.

［75］吴恢升, 伍建春, 郑昶, 等. 120 例肉芽肿性小叶性乳腺炎保守治疗的临床研究. 中国普外基础与临床杂志, 2016, 23（2）: 225-228.

［76］周飞, 刘璐, 余之刚. 非哺乳期乳腺炎诊治专家共识. 中国实用外科杂志, 2016, 36（7）: 755-758.

［77］朱林波, 李鹏飞, 张鹏斌. 浆细胞性乳腺炎的诊断与治疗研究进展. 浙江医学, 2019, 41（5）: 496-498.

［78］LU L, ZHOU F, PIN W, et al. Periductal Mastitis: An inflammatory disease related to bacterial infection and consequent immune responses? Mediators of Inflamm, 2017, 2017: 5309081.

［79］王永南, 王颀. 乳腺结节的评估、诊断及处理. 中华乳腺病杂志（电子版）, 2016, 10（6）: 321-325.

［80］刘璐, 郑新宇. 乳腺良性病变的组织学分型及其乳腺癌风险. 中国实用外科杂志, 2016, 36（7）: 720-724.

［81］雨菡. 青春期女孩忌束胸束腰. 解放军健康, 2004（3）: 33.

［82］杨冬梓, 石一复. 小儿与青春期妇科学. 2 版. 北京: 人民卫生出版社, 2008: 325.

［83］郝晓莹, 梁婷婷, 郝敏. 小儿及青少年女性乳腺问题. 中国计划生育和妇产科,

2019，11（12）：13-14.

［84］容小翔．少女乳房过小咋办．当代护士，2000（10）：52-53.

［85］高花兰．平胸少女的食养法．家庭医学，2007（11）：55.

［86］依瑶．青春期营养，不"因噎废食"！健康生活，2019（4）：50-51.

［87］古水．少女要学会乳房保健．青春期健康，2019（13）：46.

［88］范扬帆．乳腺癌的预防以及日常饮食相关问题．健康人生，2019（11）：30-35.

［89］刘晓荻．低脂饮食可以帮助预防乳腺癌．基础医学与临床，2019，39（10）：1524.

［90］虞琳．运动可使乳房丰满．养生月刊，2013，34（5）：436-437.

［91］朱灵．乳房健美有术．家庭医学，1991（10）：37.

［92］叶媚娜．胸前的小困扰：乳房的发育．中医健康养生，2019（2）：66-68.

［93］常微．乳房的健美塑造．健康生活，1994（1）：50-51.

［94］庞广赫，夏仲元．丰胸、哺乳、防癌，乳房保健究竟有多少误区？家庭中医药，2017，24（11）：49-52.

［95］段爱平，王喜梅．避孕药致幼女乳房肥大治验．河南中医药学刊，1995（1）：49.

［96］林蓓．女性激素及口服避孕药对乳腺的影响．中国实用妇科与产科杂志，2008，24（11）：861-863.

［97］杨德．性激素——每个女性不可缺少的终生伴侣．知识就是力量，1994（9）：16-18.

［98］彭兰苏．青春期，如何和孩子谈"性"．班主任之友，2020（4）：16-20.

［99］姜允申．癌症不会传染 但致癌因素会．家庭医学，2020（4）：57.

［100］李宏．癌症会传染吗．农村百事通，2017（7）：59.

［101］张丹．如何对化疗患者进行心理引导呢．保健文汇，2020（9）：38.

［102］崔孝生．乳腺分叶状囊肉瘤误诊2例报告．辽宁医学院学报，2008，29（2）：102.

［103］中国抗癌协会乳腺癌专业委员会．中国抗癌协会乳腺癌诊治指南与规范（2019年版）．中国癌症杂志，2019，29（8）：609-679.

［104］李乐之，路潜．外科护理学．6版．北京：人民卫生出版社，2017.

［105］刘运江，马力．乳腺癌的手术与辅助治疗．北京：科学技术文献出版社，2018.

［106］曾媛媛．小儿颈外静脉输入化疗药物外渗护理及观察1例．中国民康医学，2015（1）：127-128.

［107］丁玥．肿瘤科护理必备．北京：北京大学医学出版社，2011：16-123.